AF456989

Dr Fleury CHAVANNE

OREILLE

ET

HYSTÉRIE

Avec 84 Diagrammes dans le texte

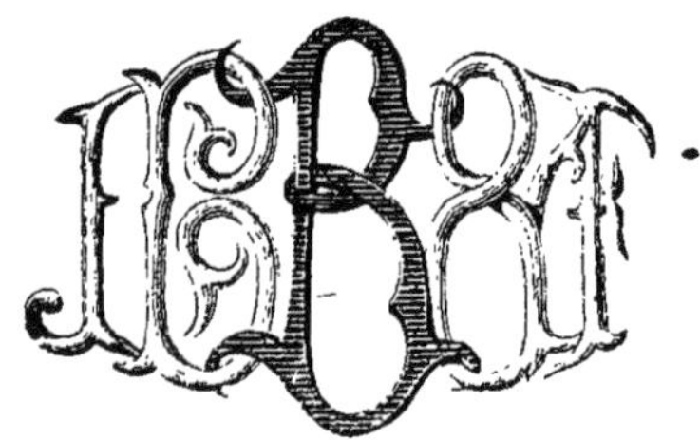

PARIS

LIBRAIRIE J.-B. BAILLIÈRE ET FILS

Rue Hautefeuille, 19, près du Boulevard Saint Germain

1901

OREILLE

ET

HYSTÉRIE

Dr FLEURY CHAVANNE

OREILLE

ET

HYSTÉRIE

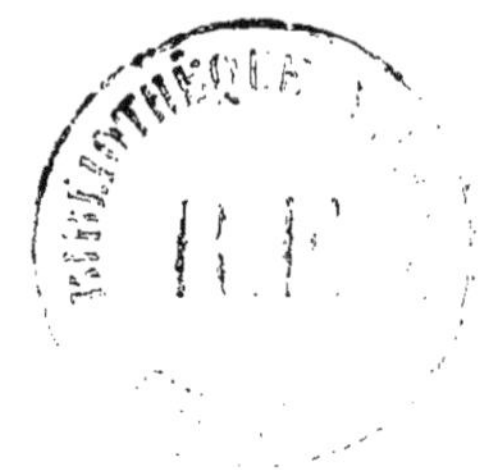

Avec 84 Diagrammes dans le texte

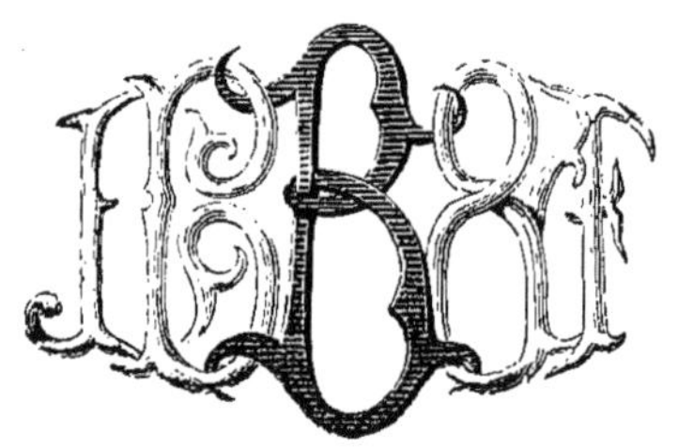

PARIS

LIBRAIRIE J.-B. BAILLIÈRE ET FILS

Rue Hautefeuille, 19, près du Boulevard Saint Germain

1901

A mon Maître

MONSIEUR LE DOCTEUR LANNOIS

Professeur agrégé à la Faculté,

Médecin des Hôpitaux.

Hommage de profonde et respectueuse reconnaissance.

F. C.

Sur les conseils de notre maître, M. Lannois, nous avons essayé d'écrire l'histoire des rapports de l'oreille et de l'hystérie et de grouper les diverses manifestations auriculaires de la névrose. Peut-être y avait-il quelque peu de témérité à vouloir fixer sous l'un de ses aspects cette apparition si merveilleusement fugace qu'est l'hystérie ; n'y avait-il pas aussi quelque danger à s'aventurer sur un terrain où l'entente n'a pu s'effectuer entre des observateurs mutuellement armés de faits contradictoires? Aussi n'aurions-nous pas osé venir seul jeter dans le débat notre contingent d'observations personnelles et combattre ici l'opinion sur laquelle le plus grand nombre des auteurs aime à se reposer ; car, pour soutenir une contradiction, il faut plus que des faits, il faut une autorité. Cette autorité nous l'avons rencontrée dans notre maître M. Lannois : non content de mettre à notre disposition les ressources de sa bibliothèque et de son service, il a bien voulu s'intéresser à nos recherches et en vérifier les résultats ; enfin, par quelques observations qu'il nous a personnellement fournies, il a contribué plus directement encore à notre travail et nous a permis d'isoler définitivement cette entité clinique, dont il a nettement constaté la réalité, l'algie mastoïdienne.

Ayant passé dans son service la plus grande partie de notre existence médicale, nous sommes heureux de trouver une occasion qui nous permette de lui exprimer toute notre reconnaissance.

F. C.

OREILLE ET HYSTÉRIE

PREMIÈRE PARTIE

CHAPITRE PREMIER

HISTORIQUE

A en croire la littérature médicale, les rapports de l'oreille et de l'hystérie seraient de date toute récente. Est-ce à dire que la connaissance de la grande névrose soit une conquête absolument moderne de la clinique ? Non certes : Démocrite et Platon, aussi bien qu'Hippocrate, en décrivaient déjà quelques manifestations ; et, à défaut de documents historiques, du reste en fort grand nombre, les productions artistiques suffiraient à nous permettre de constater l'hystérie aux différentes étapes de la vie de l'humanité. La pathologie auriculaire non plus n'est pas née d'hier : les œuvres d'Hippocrate sont encore là pour le prouver.

Mais, tandis que l'attention était captivée d'un côté par les modes de réaction dramatiques et d'apparence plus ou moins mystérieuse de la névrose, elle était exclusivement retenue de l'autre par les lésions banales de l'oreille : l'hystérie auriculaire était à la fois trop discrète pour s'imposer à des neurologistes rudimentaires et trop délicate pour être dépistée par des otologistes dont la science était restée toute primitive.

Il ne s'ensuit pas pourtant que l'on doive attendre jusqu'à Charcot et jusqu'aux otologistes contemporains pour rencontrer des traces de la réaction hystérique de l'oreille [1].

C'est *Fabricius Hildanus* qui doit être considéré comme le grand ancêtre, bien irresponsable d'ailleurs, de l'hystérie auriculaire ; il rapporte l'observation d'une enfant qui présenta en 1595 des phénomènes hystériques des plus nets, à la suite de l'introduction d'une perle de verre dans le conduit auditif ; ces phénomènes, naturellement qualifiés d'épileptiques par *Fabrice*, disparurent à la suite de l'ablation du corps étranger, et c'est précisément à propos de cette opération que l'inventeur du spéculum figura pour la première fois son instrument.

Schenk (1600), *Spendler*, *Glaser*, *Harder* (1687) viennent ensuite, chacun avec une observation de menstruation par l'oreille ; mais aucun de ces auteurs ne songe à rapporter à l'hystérie le phénomène qu'il signale. *Baerhaave*, le premier, parle dans ses *Aphorismes* (1757) de la possibilité d'hémorragies menstruelles par l'oreille dans l'hystérie ; c'est décidément cette manifestation qui semble avoir attiré d'abord l'attention : successivement *Jouilleton* (1813), *Pinel* (1817), *Barnes* (1826) en publient des exemples.

[1] Dans tout le cours de ce travail nous supposons connus l'historique, l'étiologie, la symptomatologie, etc. de l'hystérie ; pour ces différents points, v. *Gilles de la Tourette*.

Dans le *Traité des maladies de l'oreille d'Itard* (1821) nous relevons quelques cas de surdité, attribués par l'auteur à la congestion sanguine ou à une paralysie du nerf, qui en réalité sont nettement entachés d'hystérie.

On le voit, il ne s'agit jusqu'à présent que de faits isolés observés superficiellement, insuffisamment compris ; mais, avec l'étude des anesthésies, la question va s'élever et prendre une allure plus générale.

Piorry (1843) montre à ses élèves de la Pitié l'existence des anesthésies de la peau, des sens et des muscles.

Macario (1844) signale à son tour des anesthésies sensorielles.

Favrot (1844) rapporte un cas d'hémiplégie hystérique avec paralysie sensitive et motrice.

Enfin *Gendrin* (1846) acclimate définitivement la notion d'anesthésie sensitivo-sensorielle. « Dans tous les cas d'hystérie, sans exception, écrit-il dans une lettre adressée à l'Académie de médecine (séance du 11 août 1846), depuis le début de la maladie jusqu'à sa terminaison, il existe un état d'insensibilité générale ou partielle. Au plus léger degré, l'anesthésie n'occupe que certaines régions de la peau ; au plus haut degré, elle occupe toute la surface tégumentaire et celle des membranes muqueuses accessibles à nos moyens d'investigation, telles que la conjonctive, la pituitaire, la muqueuse bucco-pharyngienne, celle du rectum, du canal de l'urètre, de la vessie, du vagin. Il n'est pas très rare que l'anesthésie existe dans les organes des sens et qu'elle s'étende dans les parties profondes. Certains malades perdent jusqu'à la conscience de la position de leurs membres et des actes de la locomotion. »

L'année suivante (1847), un élève de *Gendrin, Henrot*, est encore plus affirmatif que son maître : « L'anesthésie hystérique, dit-il, peut être constatée sur tous les organes, sur tous les tissus qui dans l'état physiologique manifestent de la sensibilité, quel qu'en soit le mode. » Et plus loin : « L'odorat, le goût, la vue, l'ouïe peuvent être complètement abolis. » Plus loin encore : « Parmi les anesthésies des sens spéciaux, les plus fréquentes sont celles du goût et de l'odorat, puis celle du tact. J'ai souvent constaté la diminution de l'ouïe d'un côté. Enfin, les auteurs rapportent plusieurs faits d'anesthésie rétinienne, d'amaurose. »

Ces conclusions de Gendrin et d'Henrot sont tour à tour confirmées par *Landouzy* (1846), *Beau* (1848), *Mesnet* (1852), *Voisin* (1858), et en Allemagne par *Szokalsky* (1851), ce dernier insistant sur la rareté relative de l'anesthésie hystérique des organes des sens par rapport à celle de la peau, des muscles ou des muqueuses ; il signale également l'anesthésie incomplète de l'organe de l'ouïe. Dans le *Traité clinique et thérapeutique de l'hystérie* de *Briquet* (1859), nous trouvons plus de détails, mais aussi plus d'erreurs. Pour lui, l'anesthésie sensorielle ne saurait être primitive : « Tous les sens, dit-il, peuvent être frappés d'anesthésie comme les muqueuses et la peau. La vue, l'ouïe, l'odorat et le goût peuvent être atteints, soit séparément, soit simultanément, d'un affaiblissement capable d'aller jusqu'à la perte complète des sens. Jamais ces anesthésies ne paraissent d'emblée. Elles ne se voient que quand les troubles hystériques existent déjà depuis un temps plus ou moins long, et quand une portion plus ou moins étendue de la peau ou des membranes muqueuses a été déjà prise par l'anesthésie.

Lorsque l'insensibilité occupe toute la peau, les organes des sens sont atteints des deux côtés ; lorsqu'elle n'occupe que l'une des moitiés latérales du corps, les organes des sens sont le plus souvent atteints seulement du même côté que celui où la peau est anesthésiée.

Ainsi, après la négation de l'anesthésie sensorielle primitive, voici une loi de superposition de cette anesthésie sensorielle à l'anesthésie sensitive.

Pour ce qui est des muqueuses, Briquet n'est pas moins catégorique : « Quand l'anesthésie, écrit-il, intéresse toute la peau, elle occupe aussi toutes les muqueuses. Lorsqu'elle n'affecte qu'une des moitiés du corps, les membranes muqueuses ne sont anesthésiées que d'un côté et toujours du côté où la peau l'est. » Voilà certes bien de l'absolu, mais ne discutons pas pour l'instant.

Quand nous aurons ajouté que Briquet avait signalé l'otalgie, l'hyperacousie douloureuse, qu'il avait remarqué la ressemblance de la surdité hystérique avec celle due à des lésions de l'appareil de perception, on comprendra l'importance de son œuvre et l'influence qu'elle exerça sur les auteurs suivants.

Nous ne trouvons en effet rien de nouveau, au point de vue qui nous occupe, dans les travaux de *Hasse* (1875), de *Desbrosse* (1876), de *Jaccoud* (1877), de *Rosenthal* (1878), d'*Hammond* (1879).

Mais déjà *Charcot* avait publié ses Leçons (1875), et la Salpêtrière était devenue la grande Ecole de l'hystérie ; les conclusions de Briquet étaient bouleversées, non sans laisser cependant après elles d'assez profondes racines. Charcot écrivait en effet : « L'hémianesthésie n'atteint pas uniquement la sensibilité commune, elle frappe aussi les appareils sensoriels sur le côté du corps où siège l'anesthésie cutanée, et cette hémianesthésie sensorielle n'intéresse pas seulement le domaine des nerfs qui prennent naissance dans le bulbe, tels que les nerfs du goût et de l'ouïe ; elle porte aussi sur les nerfs de l'odorat et de la vision, dont l'origine est dans le cerveau proprement dit. » On le voit, c'est la confirmation de la doctrine de Briquet sur la superposition des anesthésies sensitive et sensorielle.

En même temps les élèves de Charcot apportaient des matériaux à l'édifice commun ; Charcot avait signalé la parfaite ressemblance de l'hémianesthésie hystérique avec l'hémianesthésie cérébrale organique en ce qui concernait la sensibilité commune ; *Magnan* affirmait la même ressemblance par les troubles de l'ouïe, de l'odorat et du goût.

Gellé, au cours de ses études sur la métallothérapie, découvrait l'importante loi du transfert, sur laquelle nous aurons à revenir.

Féré (1882) confirmait à son tour les idées de Briquet et de Charcot sur la superposition des anesthésies sensitive et seusorielle : « Il y a dans l'hémianesthésie hystérique, disait-il, un rapport constant entre l'insensibilité cutanée et l'insensibilité sensorielle. Et ce rapport constant existe non seulement lorsque l'anesthésie est étendue à toute la moitié du corps, mais encore lorsqu'elle est plus ou moins limitée. »

Enfin *Walton* (1883), étudiant l'audition de quelques hystériques de la Salpêtrière, arrivait aux conclusions suivantes :

« 1° La sensibilité des parties profondes de l'oreille, y compris le tympan et l'oreille moyenne, disparaît dans l'hémianesthésie hystérique avec celle des autres parties du corps, et dans le même degré.

« 2° Le degré de surdité correspond à celui de l'anesthésie générale, la surdité étant complète quand celle-ci est complète, et incomplète quand l'anesthésie est incomplète. »

C'est l'hémianesthésie sensitivo-sensorielle dans toute sa splendeur !

Quelques dissidents cependant refusaient de se laisser éblouir par cet éclat : *Jolly* (1877) affirmait la possibilité d'anesthésie des organes des sens sans coexistence d'anesthésie cutanée.

Thomsen et Oppenheim (1884), au cours de leur lutte contre certaines opinions de Charcot, disaient n'avoir pas constaté « une relation intime, un parallélisme constant entre les appareils sensoriels et la sensibilité cutanée ». Par contre, ils avaient observé « de l'anesthésie sensorielle avec conservation complète et constante de la sensibilité cutanée » et, d'autre part, « de l'anesthésie complète de la peau de la tête avec des organes des sens presque normaux ». Enfin, pour eux, l'odorat, le goût, l'ouïe pouvaient être frappés séparément.

Localisée tout d'abord en Allemagne avec les auteurs

précédents, l'opposition prenait pied en France, avec *Lichtwitz* pour champion (1887) ; armé de son remarquable travail sur les anesthésies hystériques des muqueuses et des organes des sens, celui-ci écrivait : « D'une manière générale, l'anesthésie des muqueuses suit la disposition, le degré et la nature de l'anesthésie cutanée, mais cela n'a rien d'absolu, car fréquemment, et même toujours pour certaines muqueuses, on trouve cette règle en défaut. » Et ailleurs : « Nos examens de l'ouïe démontrent que cette relation intime entre l'anesthésie auditive et l'anesthésie cutanée d'une part, et l'anesthésie du tympan d'autre part n'existe pas non plus. Car, comme nous l'avons vu, il est des cas où on trouve, par exemple, de l'hémianesthésie de la peau et du tympan sans anesthésie aucune de l'ouïe ou même avec anesthésie auditive du côté du corps sensible. »

Pitres, dans le service de qui les recherches de Lichtwitz avaient été faites, se croyait (1891 - 9e leçon) « autorisé à maintenir *in integro* » les conclusions de celui-ci, et, à l'appui de son affirmation, il présentait deux malades à ses élèves. Mais, tant était puissante la force de la tradition, il devenait plus timide et ajoutait : « Cette indépendance relative de l'anesthésie sensitive et de l'anesthésie sensorielle dans l'organe de l'ouïe ne s'observe pas très fréquemment. » Et il admettait comme règle générale la loi de Walton.

Cette loi de superposition, *Gilles de la Tourette* (1891) la défend comme « l'une des mieux établies de l'hystérie » et, tout en regardant comme « indéniables » les faits de Lichtwitz, il voit en eux une série

« d'exceptions venant confirmer la règle », conclusion qui n'était guère dans l'esprit de leur auteur, non plus que dans ses observations.

Ces idées, successivement adoptées par *Löwenfeld* (1894), par *Sollier* (1897), sont généralement, presque universellement admises aujourd'hui.

Mais, dira-t-on, quelle est, dans ce débat, l'opinion des otologistes ? Il est à remarquer en effet que, parmi les auteurs cités jusqu'à présent, seuls Walton, Thomsen et Oppenheim et surtout Lichtwitz, ont fait mention dans leurs observations d'un examen objectif du tympan. Et pourtant nous verrons dans la suite l'importance immense de cet examen absolument indispensable ; mais pour savoir regarder un tympan, il fallait être otologiste.

Enfant tard venue de la Médecine, l'Otologie s'était bien vite développée ; profitant des progrès accomplis autour d'eux, ses représentants avaient appris à connaître l'hystérie à l'école des neurologistes : ils n'avaient pas eu longtemps à attendre pour rencontrer dans leur propre domaine des traces de la névrose ; ils avaient signalé chacune de ses visites : c'est ainsi que successivement avaient été publiées des observations de surdité, de surdi-mutité, d'otalgie, etc. hystériques, tandis que les traités des maladies de l'oreille se voyaient obligés de consacrer quelques pages à ce nouveau cadre pathologique. A l'étude faite jusqu'alors des symptômes auriculaires s'ajoutant à l'état d'épiphénomène à l'histoire clinique des hystériques, les otologistes venaient d'adjoindre celle d'une hystérie auriculaire monosymptomatique, ou du moins dominant absolument les autres manifestations de la névrose. Quant à la loi de Walton, ils ne s'en inquiétaient guère ; ils semblaient même l'admettre généralement, à l'exception de Lichwitz, mais sans beaucoup de conviction cependant ; en tout cas, ils professaient le plus grand respect envers cet héritage que leur avait légué la neurologie, craignant sans doute de ressembler à « ces enfants drus et forts d'un bon lait qu'ils ont sucé, et qui battent leur nourrice ».

Pour éviter des redites, nous n'insisterons pas ici sur la part revenant à chacun des otologistes dans l'édification de l'œuvre commune : l'analyse de leurs travaux sera mieux à sa place dans les divers chapitres de notre étude. Nous signalerons seulement l'important ouvrage d'ensemble publié par *Gradenigo* « sur les manifestations auriculaires de l'hystérie » (1895) ; dès lors les observations se multiplièrent sur un sujet devenu d'actualité, et devant leur nombre croissant *Eeman* pouvait dire : « Il y a là un chapitre neuf d'otologie. » Mise à l'ordre du jour de la Société belge d'otologie, la question de l'hystérie auriculaire y était, en 1898, l'objet d'un intéressant rapport de *Boland* et *Coosemans*. Enfin, l'année suivante, la Société française d'otologie entendait à son tour sur cette même question un rapport de *Castex*.

CHAPITRE II

DIVISION DU SUJET

De l'exposé précédent il ressort que l'hystérie auriculaire comprend tous les modes de réaction de l'oreille sous l'influence de la névrose. Quant à la nature intime de cette réaction, c'est celle de l'hystérie elle-même, c'est-à-dire que l'on assiste à l'un de ces empiétements de l'inconscient sur le conscient, qui forment le fond du processus psychique de l'hystérie.

Dans le cours de cette étude, nous rencontrerons deux catégories de malades :

Les uns, des hystériques, chez qui les manifestations auriculaires demanderont à être cherchées comme on le fait pour les divers symptômes, pour le rétrécissement du champ visuel, par exemple ;

Les autres, des porteurs d'affections de l'oreille (surdité, otorrhagie, etc.), dont il faudra mettre en lumière le caractère hystérique.

L'analyse de l'*épiphénomène* présenté par les premiers nous conduira à la connaissance du SYNDROME OTIQUE DE L'HYSTÉRIE ; nous l'étudierons successivement :

1° Chez les hystériques non hémianesthésiques, ne présentant pas de lésion auriculaire ;

2° Chez les hystériques hémianesthésiques, ne présentant pas de lésion auriculaire ;

3° Chez les hystériques présentant des lésions auriculaires.

Chez ces derniers nous essaierons de différencier les symptômes qui dépendent de la lésion auriculaire et ceux qui relèvent de l'hystérie.

L'étude du *vertige de Ménière hystérique* sera résumée en un chapitre spécial.

Quant à la seconde série d'observations, elle nous fournira le cadre de l'HYSTÉRIE AURICULAIRE MONOSYMPTOMATIQUE. Elle comprend :

1° Des cas où la manifestation auriculaire est le seul symptôme ressortissant à la névrose ;

2° Des cas où il existe d'autres symptômes hystériques, l'élément auriculaire dominant la scène.

L'hystérie peut se manifester ici :

A. Par des phénomènes d'*anesthésie ;* ils engendreront :

α. De la surdité,

β. De la surdi-mutité,

γ. De la surdi-cécité,

δ. De la surdi-muti-cécité.

B. Par des phénomènes d'*hyperesthésie, les algies otiques ;* celles-ci peuvent, d'après leur localisation et leur caractère, être réparties en :

α. Hyperacousie douloureuse,

β. Zones hystérogènes,

γ. Otalgie,

δ. Algie mastoïdienne.

C. Par des *otorrhagies.*

Enfin, dans un dernier chapitre, nous étudierons l'*hystéro-traumatisme* de l'oreille.

CHAPITRE III

EXAMEN DE L'OREILLE

Quand il s'agit d'une recherche aussi délicate que celle de la détermination du degré d'une sensation, on ne saurait se montrer trop précis ; quelle que soit du reste la subtilité des méthodes employées, il est impossible, on le conçoit, de mesurer l'acuité auditive avec une rigueur mathématique : il importe donc de réduire au minimum le coefficient obligatoire d'inexactitude.

En présence d'une oreille hystérique, le premier souci devra être d'examiner s'il ne se trouve pas *in situ* une cause capable d'expliquer les phénomènes que l'on constate ; c'est seulement après cet examen objectif que l'on commencera l'examen fonctionnel.

I. — EXAMEN OBJECTIF

Celui-ci portera successivement sur les parties constituantes de l'oreille externe et de l'oreille moyenne et sur les cavités avoisinantes.

1. Pavillon et méat. — Les malformations ont ici leur valeur habituelle comme stigmates de dégénérescence, valeur qui du reste a été considérablement

exagérée, ainsi que l'a montré notre maître M. Lannois. Elles nous intéresseront davantage si, par leur étendue ou leur disposition, elles peuvent apporter un obstacle à la libre pénétration des ondes sonores dans le conduit auditif externe.

La présence d'une cicatrice, d'une tumeur, d'une lésion quelconque, siégeant au niveau du méat ou à son voisinage sera également notée.

La recherche de la sensibilité aux trois modes se fait ici comme sur le reste du corps, sans dispositif spécial.

2. Conduit auditif externe. — Atrésie du conduit, corps étrangers, furoncles, otite externe, bouchon de cérumen, tumeurs, etc., devront être tour à tour éliminés.

Pour l'appréciation de la sensibilité, on se servira de petites sondes, l'une mousse, l'autre pointue, montées sur les manches habituellement employés en otologie. A ce point de vue, on examinera séparément les portions cartilagineuse et osseuse du conduit, des différences de sensibilité existant fréquemment entre ces deux parties.

3. Tympan, oreille moyenne. — Ce n'est pas seulement une nyringite, une perforation liée à une otite aiguë ou chronique, une sclérose généralisée qu'il faudra rechercher ; la moindre bride cicatricielle, la moindre plaque calcaire aura ici, au point de vue qui nous intéresse, une importance d'autant plus grande qu'il sera toujours absolument impossible de savoir exactement la diminution d'acuité auditive qu'elle engendre.

Aussi, quand il s'agira d'établir la formule otique de

l'hystérie, rejetterons-nous impitoyablement tous les tympans présentant la plus légère trace morbide.

Une grande prudence sera de mise dans la recherche de la sensibilité, qui se pratiquera pour le tympan comme pour le conduit auditif.

Après avoir vu si la membrane est ou non rétractée on examinera sa mobilité : le Siegle, le Valsalva, le tympano-moteur de Bonnier fourniront des indications suffisantes.

Le degré de mobilité de l'étrier sera donné par l'épreuve de Gellé, que nous étudierons plus loin.

L'état de la caisse sera noté s'il y a lieu.

4. Trompe. — La rhinoscopie postérieure et le Politzer ou le cathétérisme permettront de se rendre compte de l'intégrité anatomique et fonctionnelle de celle-ci.

5. Cavités avoisinantes. — Le nez, le naso-pharynx, le larynx, la cavité buccale seront attentivement explorés; c'est là en effet qu'il faudra parfois venir chercher la cause d'une manifestation auriculaire : une carie dentaire produira de l'otalgie, une épistaxis cheminera à travers le conduit tubaire et viendra simuler une otorragie, etc.

6. L'état de l'apophyse mastoïde sera parfois d'une importance extrême pour le diagnostic.

7. Enfin on s'inquiétera de la possibilité de la coexistence d'une affection (névralgie du trijumeau, par exemple) capable de réagir sur le système nerveux de l'oreille.

C'est pour avoir négligé cet examen objectif que nombre d'auteurs ont enrichi la littérature otologique d'observations, que l'on ne saurait considérer comme démonstratives, car peut-être existait-il dans leurs cas une lésion susceptible de donner la clé des symptômes observés. Le pour-cent est énorme en effet des gens en état d'infériorité otique : chez les enfants des écoles, la proportion serait de 22 à 23 pour 100 d'après Gellé, de 17 pour 100, d'après Moure, de 35 pour 100, pour Weil (de Stuttgart). Nous-même avons trouvé 36 fois des lésions de l'oreille, dont 7 fois d'un seul et 29 fois des deux côtés, sur les 50 hystériques examinés au cours de cette étude ; et ces malades, nous insistons sur ce point, étaient en traitement pour leur hystérie, et la phrase : « Mais, Monsieur, je n'ai jamais rien eu aux oreilles » servit fréquemment de prélude à nos examens. C'est donc une proportion de 72 chez les adultes (l'âge de nos malades était compris entre 12 et 45 ans).

Après de telles constatations, il nous semble superflu d'insister.

Inutile d'ajouter que seul un professionnel du miroir et du spéculum pourra pratiquer un examen valable : cette affirmation ne saurait faire de doute pour quiconque a notion de la différence qui existe entre reconnaître un tympan et le savoir analyser.

II. — EXAMEN FONCTIONNEL

Les investigations portant sur le passé et le présent auriculaire des malades (bourdonnements, vertiges, etc.) seront les mêmes pour l'hystérie que pour les autres affections de l'oreille ; nous ne nous y arrêterons pas. Nous appelerons seulement l'attention sur un symptôme que nous avons rencontré chez quelques-unes de nos hystériques, l'agoraphobie. Cette manifestation, d'ordinaire liée à la neurasthénie, peut, on le sait, être dans certains cas d'origine auriculaire (Lannois et Tournier, Guye) et d'autres fois se rattacher à une névrose d'angoisse (Lannois et Tournier) ; il existe également, croyons-nous, une agoraphobie purement hystérique ; il faudra donc, en présence de ce symptôme, s'efforcer d'en établir nettement la cause.

Mais la plus grosse part de l'examen fonctionnel résidera dans l'appréciation de l'acuité auditive : quelques détails nous paraissent ici indispensables.

ACOUMÉTRIE

Aussi bien l'acoumétrie est-elle une question toujours reprise et jamais résolue, tant sa solution se ressent du caractère si merveilleusement ondoyant de cette sensation acoustique, qu'il s'agit de mesurer.

En vain, depuis les Congrès de Bruxelles et d'Amsterdam, les otologistes de tous les pays ont-ils multiplié leurs efforts réciproques, Schiffers et Hartmann, dans leur rapport au Congrès de Paris (1900), sont obligés d'avouer que l'acoumètre uniforme idéal n'existe pas.

Si cependant, pour un instant, nous cessions de nous laisser hypnotiser par la contemplation de ce mirage, peut être la question de l'acoumétrie, dégagée des utopies qui l'enveloppent, nous apparaîtrait-elle considérablement simplifiée.

On ne saurait, sous peine de se priver de renseignements précieux, réduire à une seule les méthodes auxquelles on demande l'acuité auditive : les indications fournies par la voix, la montre, les diapasons se complètent, mais ne se répètent pas.

Supposons néanmoins l'adoption d'une mesure étalon, le diapason, par exemple ; il faudrait encore que tous les diapasons employés dans le monde fussent absolument identiques, de la même coulée : il existe en effet fréquemment des différences appréciables entre la durée de vibration de plusieurs diapasons de mêmes dimensions, de même tonalité, pris chez le même constructeur, mis en vibration avec la même force : c'est là un point qu'il est facile à chacun de vérifier, comme nous l'avons fait nous-même. Les examens devraient de plus être tous pratiqués dans des salles de dimensions semblables, placées par rapport au voisinage dans des conditions acoustiques pareilles, etc. Nous voilà donc enlacés dans un tissu d'impossibilités.

Si, au contraire, renonçant à cette unité d'expression des résultats fournis par l'acoumétrie, on se contente de leur unification, l'accord devient facile : nous allons le voir en passant en revue les différentes méthodes d'examen fonctionnel de l'oreille.

Elles ont toutes pour but l'évaluation :

1. De la perception aérienne ;

2. De la perception cranio-tympanique.

Les moyens à notre disposition pour arriver à cette appréciation sont :

1. La parole ;

2. La montre ;

3. Les acoumètres ;
4. Les diapasons ;
5. La réaction galvanique de l'acoustique.

Ces divers procédés nous permettront d'étudier la perception acoustique entre ses limites extrêmes, qui sont, comme on le sait, comprises entre 16 et 38.000 vibrations doubles par seconde. Mais on ne distingue nettement la hauteur des sons qu'entre 30 et 4000 vibrations : aussi les pianos ont-ils leurs 7 octaves du *la*₋₂ au *la* ₆, c'est-à-dire de 27,18 à 3480 vibrations doubles ; quelques grands modèles vont jusqu'à l'*ut* ₇.

Quant à la parole, elle s'étendrait d'après Wolf des 16 vibrations fournies par la prononciation de R à 4032 vibrations données par celle de S. D'après Kœnig les voyelles auraient les équivalences suivantes :

ou	*o*	*a*	*e*	*i*
si ♭$_2$	*si* ♭$_3$	*si* ♭$_4$	*si* ♭$_5$	*si* ♭$_6$

Mais l'unanimité est loin d'être faite sur ces points si délicats.

1. **Parole.** — Le langage est évidemment le moyen d'investigation qui le premier s'impose à l'esprit pour l'étude de la conduction aérienne : c'est aussi le moins précis, et cela non seulement pour la *voix haute* et la *voix de conversation*, qu'il est difficile de reproduire toujours identiques à elles-mêmes, mais encore pour la *voix chuchotée*, d'un maniement plus aisé cependant. Celle-ci a l'avantage en outre d'amortir le son des voyelles, et l'on sait, depuis les travaux de Wolf, que l'intensité de ce son dépasse considérablement celle des

consonnes, d'où une autre cause d'inexactitude dans l'emploi du langage.

• Quant à rechercher à quelle distance chaque lettre est entendue et à comparer ensuite le chiffre obtenu avec celui de l'échelle chromatique de Wolf, le jeu n'en vaut vraiment pas la peine.

La voix chuchotée, malgré son imperfection comme moyen de diagnostic, doit cependant être conservée, car l'audition pour les sons composés, comme la parole, ne suit pas dans les affections auriculaires une marche exactement en rapport avec celle des sons simples, comme ceux que nous rencontrerons plus loin. De plus, chez l'enfant, cette épreuve acquiert, on le sait, une valeur spéciale.

La distance normale moyenne de l'audition de la voix chuchotée est de 20 mètres, d'après Hartmann et Wolff (25 m. dans le silence absolu), de 21 mètres selon Chimani.

On exprimera en mètres le résultat obtenu ; on indiquera les lettres ou les mots employés, en ayant soin, bien entendu, de choisir ceux-ci dans le répertoire courant du malade examiné.

Nous signalerons seulement pour mémoire :

Le *phonomètre à maxima* de *Lucæ*, construit sur le principe du phonautographe de Scott, et permettant, d'après son auteur, de déterminer l'intensité de la voix, égale, pour lui, à celle de l'expiration ;

Le *pneumographe* de *Lennox-Brown* et *Behnke* ;

Le *spiromètre* de *Guillet*.

Ces instruments, intéressants sans doute, ont une valeur clinique médiocre.

2. **Montre**. — Autant d'observateurs, autant de montres : c'est dire que chacun devra connaître, en ayant pris une moyenne sur un certain nombre d'individus à oreilles saines, la distance normale d'audition de sa montre. On aura soin aussi, et c'est là une remarque générale qui s'appliquera également aux diapasons, de pratiquer toujours ses examens dans le local pour lequel on a déterminé la distance ou la durée normale d'audition des divers instruments.

Pour éviter l'erreur pouvant provenir du plus ou moins de tension du ressort, la montre sera, suivant le conseil de Trœltsch, montée au début de chaque examen.

Après avoir fermé l'autre oreille, on place la montre dans l'axe de celle en expérience, à une distance où elle ne puisse être entendue ; on la rapproche ensuite progressivement : la distance de l'oreille au point où le tic-tac commence à être perçu formera, exprimée en mètres, le numérateur d'une fraction, dont le dénominateur sera le chiffre moyen représentant la distance d'audition d'une oreille saine.

Cette notation ne sera peut-être pas physiquement exacte, puisque l'ouïe n'est pas proportionnelle à la distance, mais au carré de celle-ci. Elle aura du moins l'avantage d'être claire : c'est tout ce qu'un otologiste doit lui demander.

Ce n'est pas, du reste, une épreuve parfaite : en effet, le tic-tac est un bruit monotone, qui, étant donné l'habitude que l'on a dans la vie courante d'éliminer ses pareils (pendules, etc.) nécessite pour être perçu une réaction à cette accoutumance ; Bezold a trouvé des différences considérables dans les distances d'audition de la montre par la même oreille chez des écoliers, qui revenaient irrégulièrement à leur élimination instinctive.

On peut aussi, dans certains cas, rencontrer une cause d'erreur dans le phénomène du *scotome de l'oreille* de Brunschwig, Baratoux, Longhi, étudié par Guye sous le nom d'*ombre auditive*. Dans une observation, un malade de vingt-deux ans, entendait la montre de 20 centimètres à 16 centimètres, il cessait de la percevoir de 16 à 13 centimètres, puis l'entendait à nouveau à partir de ce point. Mais c'est là un fait exceptionnel.

Une objection plus sérieuse résulte de ce que la distance de perception du son aigu du tic-tac diminue chez les gens âgés.

Malgré les efforts de Gellé et de Luzzati à faire du *champ auditif* quelque chose de précis, celui-ci n'a pu obtenir droit de cité.

Quant à l'usage de la montre pour la recherche de la perception ostéo-tympanique des ondes sonores, il fait double emploi avec celui des diapasons, et la montre dans ce cas n'a pas la même précision que ces derniers.

Elle semble donc devoir être réservée à l'étude de la conduction aérienne.

3. **Acoumètres**. — Mais, dès longtemps, le besoin s'était fait sentir d'instruments plus précis pour l'étude de la capacité de perception des sons de différentes hauteurs ; successivement il avait suscité l'apparition d'une série d'acoumètres qui, pour la plupart, n'offrent plus aujourd'hui qu'un intérêt historique.

Ils permettent de calculer l'acuité auditive :

Les uns, d'après la distance à laquelle est entendu un son d'intensité constante ;

Les autres, d'après la durée de perception d'un son d'intensité variable partant d'une distance constante.

Dès 1802, *Wolcke* se servait d'un petit marteau métallique tombant d'une hauteur déterminée sur une planchette.

Itard (1821) employait un anneau de cuivre contre lequel venait frapper une boule de métal fixée à l'extrémité d'une tige ; l'intensité du son était mesurée au moyen d'un arc gradué sur lequel se lisait la course de la tige.

Conta faisait usage de l'ut_1 (c. 64 v. d.) ; il en transmettait les ondes sonores à l'oreille examinée, par l'intermédiaire d'un cornet acoustique aboutissant à une sorte de tube otoscopique, et notait la durée de leur perception.

Magnus frappait la branche du diapason avec l'extrémité d'un pendule, dont la force d'impulsion était donnée par son degré d'écartement.

Lévy (1892) prenait pour unité le bruit d'une goutte d'eau tombant d'une hauteur déterminée sur un plat métallique.

L'audiomètre d'*Henry*, construit d'après le même principe que celui d'*Hélot*, est constitué par un tube dans lequel est placée une montre ; on apprécie l'intensité du son perçu en faisant varier les dimensions d'un diaphragme interposé entre le tube et l'oreille.

Mais de tous les acoumètres à un seul ton, le seul qui soit entré dans la pratique est celui de *Politzer ;* il est d'un usage trop courant pour que nous songions à le décrire ; son cylindre est accordé avec l'*ut*$_4$ de 512 v. d. (c^2). La distance normale moyenne de son audition est de 15 mètres ; une distance d'audition de 1 mètre, par exemple, correspond donc à une acuité de 1/15. L'acoumètre de Politzer peut aussi servir à l'examen de la perception par la voie cranio-tympanique.

Quelques otologistes jugeant insuffisante cette épreuve de l'ouïe unique, cherchèrent à faire embrasser à leurs instruments une série de tons.

Hessel (1875) employait un cylindre sur lequel étaient fixées de petites pointes ; celles-ci, pendant les mouvements communiqués au cylindre au moyen d'une manivelle, mettaient en vibration une lamelle métallique. C'était en somme un instrument analogue aux boîtes à musique ; il permettait d'expérimenter sur une échelle de six octaves et d'obtenir par l'emploi de plusieurs lamelles un nombre considérable de bruits.

L'harmonica d'*Urbantschitsch* donne une série continue de sons, mais l'intensité de ces derniers en restreint notablement l'emploi.

L'harmonium, le piano peuvent servir à apprécier la justesse d'une oreille, mais ne sauraient être que de mauvais acoumètres.

Blake (1873) examinait l'audition des sons élevés au moyen d'une série de cylindres de König donnant de 20.000 à 100.000 vibrations par seconde.

Le sifflet de *Galton* donne du *la*$_6$ (a_4 — 3680 v. d.) au *fa*$_{10}$ (f_8 — 44.193 v. d.).

Acoumètres électriques. — L'emploi de l'électricité devait donner naissance à une série d'acoumètres.

Déjà *Helmholtz* faisait usage d'un diapason électro-magnétique dont il renforçait les sons au moyen de résonateurs.

Hughes se servait du bruit produit par le passage dans un appareil téléphonique d'un courant dont il mesurait l'intensité.

Gellé employait un diapason électro-magnétique, comme celui d'Helmholtz, relié à un téléphone. Au moyen de cet appareil, il étudiait l'intervalle de silence interposé entre deux sensations rapidement successives dont la première est très forte et la seconde le plus faible possible. Normalement insignifiant, le retard de la seconde sensation s'observe dans les scléroses du tympan.

Hartmann utilisait également le son d'un téléphone ; il le faisait varier à son gré en introduisant dans le circuit des résistances variables.

Dalby, *Urbantschitsch*, *Cheval*, *Cozzolino*, *Jacobson*, *Gradenigo*, etc., sont partisans, eux aussi, de l'emploi des acoumètres électriques ; mais la difficulté de discipliner et l'électricité et les piles ou accumulateurs qui la fournissent, en fait des instruments assez peu précis ; aussi leur usage n'est-il adopté que par leurs seuls inventeurs.

Lichtwitz (1889) avait pensé rencontrer dans le phonographe d'Edison l'acoumètre universel ; mais bientôt la distance apparaissait grande de la pratique à la théorie, et Schwabach signalait l'impossibilité d'obtenir de façon satisfaisante, au moyen de cet appareil, la voix aphone, le tic-tac de la montre, le sifflet de Galton, les diapasons graves, etc. Wolf constatait que la voix était mieux perçue directement que par l'intermédiaire du phonographe. Aussi, tout en reconnaissant le grand intérêt de l'appareil de Lichtwitz, lui préfère-t-on néanmoins les épreuves ordinaires dans la plupart des cas.

4. **Diapason.** — Le diapason est certainement le plus précieux des instruments d'acoumétrie ; il permet en effet d'étudier l'audition tant aérienne qu'ostéo-tympanique, et cela sur une série de tons, et de façon suffisamment précise.

Mais avant d'entrer dans le détail de son emploi, il nous faut essayer de dissiper une source de confusion plus apparente que réelle, et qui tient à une différence de nomenclature. En effet, tandis qu'en France nous désignons les notes de la gamme par les vocables *ut*, *ré*, *mi*, etc., les Allemands et les Anglais les représentent par des lettres ; en Italie *ut* est remplacé par *do*.

En France nous avons l'habitude de compter par vibrations simples (en abrégé v. s.) ; ailleurs on compte par vibrations doubles (en abrégé v. d.), 128 v. s. et 64 v. d. représenteront donc une seule et même note. A côté de ces deux notations aussi légitimes l'une que l'autre, s'en trouve parfois une troisième, celle-ci absolument défectueuse ; on la rencontre fréquemment dans les ouvrages italiens : v. s. y est mis pour vibrazione al secondo et les vibrations, dont il s'agit, sont des vibrations doubles ; il y a donc là matière à erreur.

L'emploi de la notation en vibrations doubles tend de plus en plus à se généraliser.

Enfin l'octave désignée en France par l'indice 1 ne

comporte pas d'indice à l'étranger, mais est figurée avec une majuscule ; l'octave française à indice 2 est représentée à l'étranger par une minuscule sans indice ; l'indice 3 français correspond à l'indice 1 étranger. Au dessous de l'octave, qui sert de point de départ, les indices sont précédés partout du signe —.

Quelques auteurs, Bezold entre autres, écrivent les indices positifs en chiffres romains et les indices négatifs en chiffres arabes sans signe —.

Les tableaux suivants, dans lesquels les différentes désignations figurant dans la même colonne verticale se rapportent à la même note, montrent clairement les diverses équivalences.

La portée, que nous figurons ci-dessous, permettra de se rendre compte de la valeur des indices par rapport à l'échelle musicale. Nous rappellerons que le *la* dont se servent les accordeurs est le *la* $_3$.

France . .	ut	ré	mi	fa	sol	la	si
Italie . . .	do	ré	mi	fa	sol	la	si
Allemagne et Angleterre .	c	d	e	f	g	a	b

France. . .		ut_{-2}	ut_{-1}	ut_1	ut_2	ut_3	ut_4	ut_5	ut_6
	v. s.	32	64	128	256	512	1024	2048	4096
Allemagne et Angleterre .	v. d.	16	32	64	128	256	512	1024	2048
		C^{-2}	C^{-1}	C	c	c^1	c^2	c^3	c^4
		C^{I}	C^{2}	C	c	c^{I}	c^{II}	c^{III}	c^{IV}
Italie . . .		Do^{-2}	Do^{-1}	Do	do	do^1	do^2	do^3	do^4

ut_1 ut_2 ut_3 ut_4 ut_5

Pour n'être pas d'une énorme importance, ces divergences n'en constituent pas moins une imperfection ; il serait à souhaiter qu'une entente aboutît à une notation unique. Pour ce qui est de la dénomination des notes de la gamme, sans doute, dans les théories anciennes, les sons étaient désignés par les lettres de l'alphabet ; mais si l'on veut bien se rappeler que la gamme proprement dite date de la réforme musicale de Gui d'Arezzo, peut-être conviendra-t-on qu'il est juste de conserver la nomenclature du réformateur lui-même : c'est précisément ce que l'on a fait en France. Les noms *ut*, *ré*, *mi*, etc., viennent en effet d'une strophe saphique que Gui d'Arezzo employait dans son enseignement par l'hexacorde suivi d'une septième corde variable ; cette strophe est la suivante :

Ut queant laxis *re*sonare fibris
*Mi*ra gestorum *fa*muli tuorum
*Sol*ve polluti *la*bii reatum
*S*ancte *J*oannes.

Elle est tirée d'un hymne à saint Jean-Baptiste dû à Warnefride, secrétaire du roi des Lombards, Didier. Les notes de la gamme doivent donc, semble-t-il, être dénommées *ut*, *ré*, *mi*, etc., et non pas *c*, *d*, *e*, etc.

Quant aux indices, il y aurait également avantage à en unifier l'emploi, et là encore la notation française nous paraît préférable, car elle est plus simple et ne fait pas intervenir tantôt des majuscules, tantôt des minuscules.

Mais sur tous ces points la parole est à l'un des prochains congrès internationaux d'otologie.

Ceci posé, quel usage va-t-on faire du diapason ? Et d'abord, en emploiera-t-on un ou plusieurs ?

Bonnier, dont les travaux ont tant contribué au perfectionnement de l'acoumétrie, *Baratoux*, *Schiffers*, proposent l'adoption d'un diapason étalon de 100 v. d.; l'employer seul, c'est réduire à la seule étude de la perception des sons graves l'examen de l'ouïe : c'est insuffisant. De plus, pourquoi 100 vibrations ? « Ce diapason, dit Bonnier, est en dehors de tout système musical, et répond, non à une tonalité esthétique, mais à une division décimale de l'unité de temps. » C'est précisément là son tort ; car si l'introduction du système décimal dans les vibrations des diapasons peut être utile aux physiciens, elle est absolument indifférente aux otologistes, qui ne s'en inquiéteront pas dans les calculs exclusivement cliniques qu'ils auront à pratiquer. Le diapason sol_1 (G 94 v. d.) du système musical fournirait exactement les mêmes renseignements que celui de 100 v. d, et il aurait sur lui l'avantage de ne pas être désagréable à l'oreille examinée, justement parce qu'il est musical ; la perception ostéotympanique du diapason de Bonnier nous a en effet été signalée comme pénible pour la plupart de nos malades, et cela d'autant plus que nous avions affaire à une oreille moins sourde et d'une justesse musicale moins rudimentaire.

Hartmann se sert de six diapasons : deux graves, la_1 (A) et ut_3 (c^1) ; deux moyens, ut_4 (c^2) et sol_4 (g^2) ; deux aigus ut_6 (c^4) et sol_6 (g^4).

Baratoux emploie la série des *ut*, de ut_1 à ut_6 (C à c^4).

Gradenigo y ajoute l'ut_7 (do^5).

Enfin *Bezold* et les partisans de sa méthode font usage de la série continue des tons obtenue au moyen des curseurs : l'examen devient alors très long, mais il est parfois des plus utiles et peut donner des résultats fort intéressants : le récent travail de *Saint-Hilaire* sur les sourds-muets est là pour le prouver.

Le plus souvent cependant, une série d'octaves, celle d'ut_1 à ut_6 par exemple, suffit à fournir une courbe acoumétrique complète ; quant à l'ut_7 nous ne l'avons pas fait figurer dans nos diagrammes ; la perception osseuse de ses 4096 v. d. n'est en effet qu'apparente, elle s'opère par voie aérienne, et comme le sifflet de Galton-Edelmann donne déjà le la_6, l'étude de la perception aérienne de l'ut_7 ressortit donc à ce dernier instrument.

Dans la clinique courante on peut se contenter de trois diapasons : ut_1, ut_3, ut_6.

La présence des harmoniques est souvent des plus gênantes, dans les diapasons graves surtout, où la longueur des branches la rend plus habituelle ; on s'en débarrassera aisément en recommandant, comme le conseille Bonnier, d'épaissir progressivement ces branches à mesure qu'on se rapproche de leur extrémité.

Ainsi armés de nos diapasons nous nous trouverons dans deux alternatives différentes, suivant que nous voudrons ou non compter la durée de la perception de leurs vibrations. Dans ce dernier cas, qui est celui de la plupart des épreuves de l'ouïe, et sur lequel nous reviendrons ultérieurement, peu importe évidemment la manière dont on fera vibrer le diapason.

Quand, au contraire, il s'agira d'une mesure précise, il faudra :

Ou avoir pendant la durée des vibrations un point de repère toujours identique : c'est la méthode optique;

Ou frapper le diapason avec une force toujours égale : c'est la méthode mécanique.

Méthode optique. — *Gradenigo* fixe à l'extrémité des diapasons graves jusqu'à ut_3 un petit carré de papier blanc sur lequel se détache en noir un triangle ; quand les vibrations sont intenses, noir et blanc paraissent empiéter l'un sur l'autre ; le moment, où le triangle redevient net, est pris comme repère.

Bonnier adapte à l'une des branches du diapason une petite tige qui fournit à l'œil une striation très manifeste pendant les vibrations ; quand celles-ci s'éteignent, il arrive un instant où les striations cessent d'être perçues par l'œil : c'est le o acoumétrique ; il est ainsi absolument indépendant de la force avec laquelle a été frappé le diapason. L'audition est positive ou négative selon que la perception du son a cessé après ou avant le o ; elle est exprimée par le nombre de secondes écoulées entre le o et la fin de la perception sonore, précédé, suivant le cas, du signe + ou du signe —.

Cette méthode, simple et exacte, a l'inconvénient de ne pouvoir s'appliquer qu'aux diapasons graves ; à partir de l'ut_3, en effet, la longueur d'onde n'est plus suffisante pour communiquer à l'index un déplacement où l'œil puisse faire des différences nettes, étant donnée surtout la rapidité correspondante des vibrations.

Méthode mécanique. — On se contente d'ordinaire

de frapper le diapason sur la paume de la main, sur le genou, d'en pincer les extrémités entre deux doigt (ce procédé a l'avantage de supprimer les harmoniques), de le faire vibrer au moyen d'un archet, d'une petite tige métallique introduite entre les branches, à l'aide d'un courant électrique, etc. Ces divers moyens ne permettent évidemment pas d'obtenir une force d'impulsion constante.

Quelques otologistes prennent leur propre audition comme terme de comparaison ; ce procédé est peut-être bien un peu prétentieux ; il n'est, dans tous les cas, pas très exact.

Eitelberg frappe sur la branche du diapason avec un marteau mû par un ressort ; on a reproché à cet instrument la possibilité de variations dans l'intensité du choc ensuite des différences de tension du ressort. Cette objection disparaît presque complètement si l'on a soin de limiter toujours au même point la course du marteau ; il ne reste plus alors comme cause d'erreur que l'usure même du ressort.

Mais les marteaux fixés sur les diapasons ont l'inconvénient d'en modifier les vibrations et de diminuer la conductibilité de leur tige pour les ondes sonores.

Personnellement, nous avons l'habitude de faire usage d'un *percuteur automatique* construit d'après le principe de l'acoumètre de Politzer.

Il se compose d'une tige mobile fixée sur une planchette ; horizontale au repos, et maintenue dans cette position par une petite borne recouverte de feutre, cette tige est limitée dans les déplacements verticaux, qu'elle peut effectuer autour de son axe, par un cran d'arrêt, où vient se fixer l'une de ses extrémités ; à l'autre est adapté un petit perculeur formé d'un morceau d'acier noyé dans un revêtement de feutre. Quand l'appareil est au cran d'arrêt, si l'on déclanche, la tige redevient horizontale par son propre poids et le perculeur vient frapper l'extrémité de l'une des branches

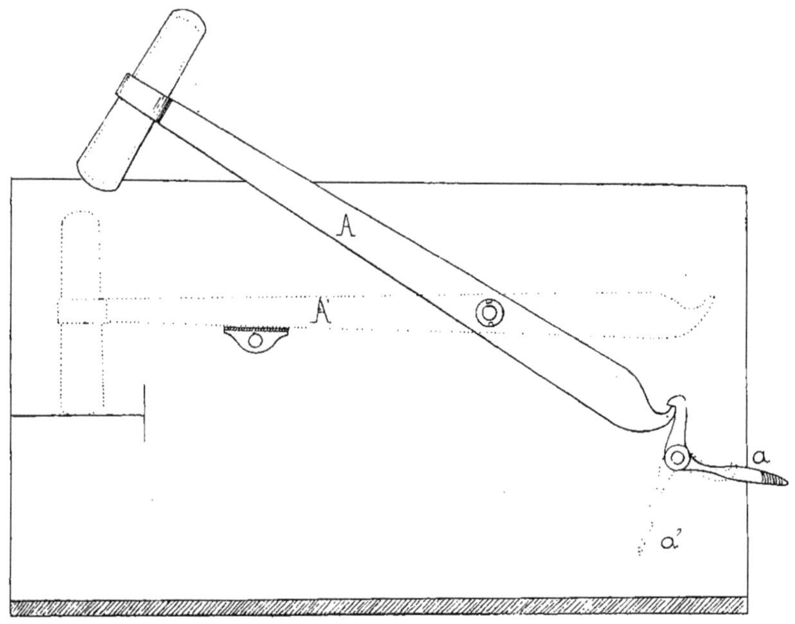

du diapason, qu'on lui présente au point précis où se termine sa course : ce point est exactement indiqué sur la planchette par un index ; on n'a donc qu'à maintenir le diapason immobile sur le même plan horizontal que l'index. Le diapason tient ici, on le voit, la place du cylindre dans l'acoumètre de Politzer.

Dès qu'il est mis en vibration, le diapason est immédiatement porté sur la mastoïde, devant le méat, etc., suivant l'examen qu'on veut pratiquer, et la durée de perception est comptée à partir du moment même de la percussion.

La force avec laquelle se fait cette percussion doit être suffisante pour permettre toutes les épreuves, quel que soit le diapason employé ; on arrive aisément à ce résultat en donnant à la tige et à son bras de levier des dimensions convenables.

Ce percuteur automatique offre donc l'avantage de fournir une *force toujours égale*, et de permettre par conséquent des examens comparables entre eux ; *il suffit pour toutes les épreuves et pour tous les diapasons* ; enfin son maniement est des plus simples.

En possession de modes de mesure précis, on devra désormais évaluer le degré de perception de l'acoustique ; cette recherche portera successivement :

1° Sur l'audition cranio-tympanique ;

2° Sur l'audition aérienne.

Audition cranio-tympanique. — C'est *Capivacci* qui, le premier (1509), signala l'examen de la conductibilité osseuse comme moyen de diagnostic des affections de l'oreille ; il introduisait entre les dents du malade une tige de fer, dont l'autre extrémité était fixée sur la caisse de résonnance d'un instrument de musique. *Cooper* (1801), faisait tenir une montre entre les dents. *Palansky* (1842), recommande la comparaison de l'affaiblissement de la perception osseuse et de celui de la perception aérienne.

Enfin, des études plus approfondies de la conduction ostéo-tympanique aboutirent aux diverses épreuves de l'ouïe (Weber, etc.) que nous retrouverons plus loin.

On a discuté beaucoup depuis Hensen sur la part plus ou moins considérable revenant au tympan et aux os de la caisse dans la conduction osseuse ; mais ce n'est point ici le lieu d'insister sur cette question.

Dans la recherche de la perception cranio-tympanique, le pied du diapason doit être appliqué sur la mastoïde : le diapason vertex ou frontal donnerait une acuité moins précise par suite de son éloignement plus grand des terminaisons nerveuses et de la diffusion de ses vibrations aux deux oreilles.

Un diapason est donc placé sur une mastoïde ; il est perçu, par exemple, pendant quatre secondes, alors qu'une oreille normale l'entend dans les mêmes conditions pendant quinze secondes. Comment va-t-on exprimer l'acuité de l'oreille en question ?

Zgwaardemacker, se basant sur les lois physiques, propose une fraction ayant pour numérateur le carré du nombre de secondes trouvé et pour dénominateur le carré du nombre de secondes représentant la perception normale correspondante ; dans le cas précédent, l'acuité serait égale à $\frac{4^2}{15^2}$.

Or, dire que l'acuité d'une oreille est de $\frac{4^2}{15^2}$ ce n'est évidemment pas donner un renseignement qui parle à l'esprit. Aussi faut-il, avec Hartmann et la plupart des otologistes, faire abstraction des lois physiques et adopter le rapport normal ; il n'y a du reste aucun inconvénient, puisqu'il s'agit uniquement d'obtenir une donnée clinique. Une acuité de $\frac{4}{15}$, c'est déjà plus clair ; mais comme le dénominateur va changer avec chaque diapason et probablement aussi avec chaque observateur, ce n'est point encore parfait.

Le dernier pas, Hartmann nous le fait franchir en proposant d'exprimer en centièmes l'acuité cherchée. En représentant cette acuité par x, un simple calcul de proportions nous donnera dans l'exemple ci-dessus :

$$\frac{x}{100} = \frac{4}{15} \text{ d'où } x = \frac{4 \times 100}{15} = 26,6,$$

L'acuité est de 26,6 pour 100 ; c'est là une indication expressive.

C'est sur ce principe que repose la *méthode d'Hartmann* « de représentation graphique des résultats de l'examen de l'audition avec les diapasons ». Après avoir pris, pour chacun des six diapasons qu'il emploie, la moyenne d'audition sur un certain nombre d'individus sains, il fait pour chacun de ses examens un calcul semblable au précédent et en inscrit le résultat sur un diagramme ; le chiffre sur lequel il base son calcul lui est fourni par la moyenne de trois examens entrepris l'un après l'autre ; mais, pour mieux comparer, dit-il, les conductions aérienne et osseuse, il calcule le pour-cent de la conduction osseuse, non pas par rapport à l'audition osseuse normale, mais par rapport à l'audition aérienne normale ; c'est là une erreur, à notreavis.

Les diagrammes d'Hartmann sont assez analogues à ceux que l'on rencontrera au cours de cet ouvrage : ils en diffèrent en ce qu'Hartmann fait entrer dans le même diagramme les résultats obtenus pour les deux oreilles et pour les deux conductions.

Gradenigo adopte la méthode d'Hartmann, mais seulement pour la perception par voie aérienne ; quant à la perception cranio-tympanique, il en néglige l'étude de parti pris, se privant ainsi, comme nous le verrons, de renseignements précieux.

Pour nous, nous employons également la méthode d'Hartmann, mais c'est la durée normale de perception cranio-tympanique, qui nous sert de terme de comparaison avec la durée pathologique de cette même perception; nous ne nous croyons pas autorisé, en effet, fût-ce pour mieux comparer, à faire intervenir la durée de la perception aérienne dans des calculs de conduction osseuse.

Depuis les premières communications d'Hartmann (1885), plusieurs objections ont été soulevées contre sa méthode : la plus sérieuse est la difficulté d'imprimer toujours une force identique au diapason; elle disparaît avec l'emploi de notre perculeur automatique.

Sans doute, le métal employé à la construction du diapason, la présence ou non de curseurs, etc., influent sur la durée des vibrations, mais qu'importe? puisque chaque observateur ne donne pas un chiffre de durée de perception absolu, mais un tant pour cent, et que tous les examens sont toujours faits, bien entendu, avec les mêmes diapasons qui ont servi à établir la durée de perception normale.

Corradi et *Schmiegelow* remplacent la recherche de la durée de perception par celle de la distance à laquelle sont entendus les diapasons; mais il y a, ainsi que le font remarquer Bezold et Edelmann, des variations énormes entre la distance d'audition des diapasons graves et celle des diapasons aigus, et pour les premiers où elle est très faible, les erreurs deviennentaisées.

On a reproché aussi à la méthode d'Hartmann les

inexactitudes pouvant résulter de ce fait que l'intensité du son diminue non en progression arithmétique, mais en progression géométrique ; enfin, dit-on, il faut beaucoup de temps pour un examen aussi minutieux. Cette méthode n'est pas faite pour les gens trop pressés, nous sommes tout disposé à l'admettre ; on peut même s'en dispenser dans la pratique courante, quand il s'agit simplement de diagnostiquer une perforation ou une sclérose vulgaire ; elle est indispensable à qui veut connaître d'une façon précise, scientifique, la sensibilité du nerf auditif ; et alors, ici comme dans toutes les branches de la pathologie nerveuse, un examen précipité ne peut conduire qu'à une certitude factice.

Dans la *pointure acoumétrique de Bonnier* figurent l'équation de la paracousie prochaine (mastoïde) et celle de la paracousie lointaine (genou) de l'un et l'autre côté. Cette formule s'obtient au moyen du diapason à index métallique, dont nous avons donné plus haut la description et le mode d'emploi ; elle suffit dans les cas ordinaires de la clinique journalière.

Audition aérienne. — C'est avec le même diapason que Bonnier mesure l'audition aérienne ; avec beaucoup de raison, il fait observer que l'audition par contact pouvant être mesurée seulement par le son provenant du pied du diapason, c'est aussi par le pied que les vibrations doivent être présentées à l'oreille par la voie aérienne. Mais ce pied du diapason, il l'applique sur le milieu d'un tube otoscopique reliant l'oreille examinée à celle de l'observateur. C'est là, croyons-nous, une source d'erreurs, car la conductibilité des parois de l'instrument introduit un facteur nouveau dans l'expérience ; de plus, la pression avec laquelle on appuiera le diapason sur le tube risque fort de n'être pas toujours identique, et, à l'état sain, une pression même très douce accroît notablement la sensation sonore : une variation de pression entraînerait donc des différences d'acuité. Ces différences, comme il est facile de s'en assurer, peuvent être considérables ; dans certaines lésions, au contraire (vertige de Ménière, etc.), la pression du tube ne produit aucun changement ou même atténue le son perçu ; Gellé utilise cette particularité pour le diagnostic. Aussi est-il préférable de présenter sans intermédiaire le pied du diapason devant le méat auditif, à 2 centimètres de lui.

Hartmann emploie pour la conduction aérienne la méthode de pourcentage que nous avons étudiée plus haut ; le chiffre obtenu pour chaque diapason, d'après l'audition aérienne normale correspondante, est inscrit sur un diagramme.

Gradenigo adopte le même procédé.

Nous avons nous-même suivi cette méthode, mais en nous servant de notre percuteur automatique comme force de mise en vibration, et en présentant le pied du diapason devant le méat auditif.

Les diagrammes ci-dessous figurant l'acuité auditive d'une hystérique à oreilles saines, montrent clairement les résultats fournis par la méthode mécanique.

Causes d'erreur dans l'étude de l'audition aérienne. — Elles sont ramenées à trois par *Ostino*.

1° Epuisement de l'auditif. — Urbantschitsch a signalé la disparition brusque de l'audition du diapason à la fin de sa vibration, et sa réapparition après quelques secondes ; il attribue ce phénomène à l'étouffement de la sensation acoustique sous les bruits respiratoires et cardiaques.

Eitelberg place un diapason devant l'oreille à examiner ; il le remet en vibration dès que le malade cesse de l'entendre et recommence cette manœuvre plusieurs fois de suite. Dans les maladies de l'oreille moyenne, la durée de perception serait alors plus longue à la fin de l'expérience qu'au début ; le contraire se passerait dans les affections de l'oreille interne ou du nerf auditif.

2° Différences de perception suivant la position de la tête. — Une forte flexion de la tête produit, par tension des muscles palato-pharyngiens, agissant synergiquement avec le tenseur du tympan, une diminution de la perception des sons graves ; celle des sons aigus, au contraire, reste stationnaire ou même est augmentée (Mach, Urbantschitsch, Politzer, etc.).

3° Différence de perception pour le même son, selon les sources dont il provient. — Lucæ, Barth, Gradenigo ont cité des exemples de cette différence ; elle tient à la présence d'harmoniques, dont l'audition survit à celle du son fondamental.

On se préservera de ces diverses causes d'erreur :

1° En ne prolongeant pas outre mesure chaque examen ;

2° En faisant tenir au malade la tête droite pendant celui-ci ;

3° En employant toujours les mêmes sources sonores.

Épreuves de l'ouïe. — Les épreuves de l'ouïe portent d'ordinaire le nom de leur inventeur ; nous les passerons rapidement en revue.

Epreuve de Weber. — Quand, chez un sujet sain, on appuie le pied d'un diapason sur un point de la ligne médiane du crâne, front ou vertex, le son est également entendu des deux côtés; la sensation centrale, qu'il donne ne peut être localisée. Vient-on à boucher une oreille, le son est alors perçu davantage ou exclusivement du côté de l'oreille bouchée : on dit que le Weber est latéralisé de ce côté. Une lésion de l'appareil de transmission, une obstruction pathologique du conduit (bouchon de cérumen, etc.) produirait le même résultat.

Ce phénomène est dû le plus souvent à l'obstacle apporté de la sorte à l'expansion extérieure des ondes sonores ; d'après Steinbrugge, il s'agirait d'une hyperexcitabilité du nerf auditif consécutive à l'irritation produite sur lui par l'hyperémie accompagnant les lésions ou la gêne des oreilles moyenne et externe ; cette opinion peut évidemment trouver sa justification dans certains cas ; mais Gradenigo a vu, et nous avons vu après lui, que le rapport entre la latéralisation du Weber et l'hyperexcitabilité galvanique de l'acoustique est loin d'être constant.

Quoi qu'il en soit, par le fait de la latéralisation du côté malade dans les cas de lésions de l'appareil de transmission, cette épreuve peut rendre des services ; s'il s'agit au contraire d'une affection de l'appareil de perception, la latéralisation se fait du côté sain.

L'importance du Weber n'est cependant pas aussi considérable qu'il semble dès l'abord. Il est des cas où la latéralisation ne se produit pas ou s'effectue à faux ; elle poura varier avec l'intensité du son, avec la hauteur du diapason employé, Lucæ l'a observé dans des catarrhes chroniques de la caisse. Ch. Delstanche, dans un cas d'affection légère de l'appareil de transmission de l'oreille gauche, a vu le diapason vertex latéralisé à droite, tandis qu'il était perçu à gauche si on le plaçait au menton ; nous-même avons vu, chez un hystérique à oreilles saines, le diapason vertex latéralisé à gauche pendant que les diapasons frontal et dental l'étaient à droite ; Politzer estime que, dans ce cas, il y a lieu de tenir compte surtout des indications fournies par le diapason dental. Enfin, dans des lésions étendues à la fois à la caisse et au labyrinthe, dans des affections bilatérales d'égale importance, le Weber peut manquer.

En somme, cette épreuve confirme un diagnostic, elle ne le fait pas.

En pratique, le Weber se recherche sur le front, au vertex ou sur les dents ; il est désigné par W. ou, suivant le cas, par D. F., D. V. ou D. D., suivi de la mention du côté où porte la latéralisation. L'ut_3 est le diapason qui semble le mieux convenir pour cette épreuve. Quelques auteurs recherchent le Weber sur la mastoïde ; c'est évidemment moins précis, car le diapason a alors une grande tendance à être latéralisé du côté même où il est appliqué.

Bonnier place le diapason « sur un point éloigné du corps, tel que le genou, d'où la trépidation n'atteint plus guère l'oreille, mais d'où le son se fait entendre dans une oreille atteinte dans son appareil de transmission. Un sujet, dont l'oreille ne présente aucun symptôme de surdité, peut être reconnu menacé de surdité progressive s'il entend dans cette oreille le son d'un gros diapason appliqué sur le genou, alors qu'il ne l'entend plus par l'air à cette distance. » Ce signe peut manquer dans des surdités confirmées, mais sa présence permettrait le diagnostic d'une surdité à l'état naissant.

Alt remplace dans l'épreuve de Weber la latéralisation du diapason par celle d'un son émis par le malade.

Epreuve de Rinne. — Elle est basée sur ce fait, constaté par Rinne en 1855, que le diapason est normalement entendu plus longtemps par voie aérienne que par voie osseuse.

On place le pied d'un diapason sur le front, le vertex ou mieux sur la mastoïde ; à l'instant précis où ses vibrations cessent d'être perçues, on le porte devant le méat auditif ; s'il est entendu à nouveau, l'épreuve est positive, on l'écrit Rinne + suivi du nombre de secondes pendant lequel persiste cette audition aérienne ; dans le cas contraire, le Rinne est négatif (Rinne —), et, renversant l'expérience, on apprécie son intensité en notant le nombre de secondes indiquant le surplus de perception osseuse.

Dans ce dernier cas c'est, on le comprend aisément, dans l'appareil de transmission qu'il faudra chercher une lésion.

Mais toute lésion de cet appareil n'entraînera pas forcément un Rinne —, et c'est seulement chez un individu très sourd qu'une épreuve positive sera de quelque utilité pour l'affirmation d'une lésion de l'oreille interne.

La valeur du Rinne est donc toute relative ; à dire vrai, elle est nulle comme on la pratique habituellement : on présente, en effet, au méat les branches du diapason, c'est-à-dire la partie qui vibre le plus, tandis qu'on emploie celle où les vibrations sont à leur minimum, le pied, pour la première partie de l'expérience. Il faut, avec Bonnier, se servir exclusivement du pied du diapason pour la comparaison des conductions osseuse et aérienne. Quant à l'appuyer sur un tube otoscopique reliant l'oreille examinée à celle de l'observateur, nous avons donné déjà les motifs, qui nous font repousser cet usage ; on augmente certainement de la sorte, la durée de l'audition. Nous rejetons également l'emploi d'une tige métallique reliant le front de l'observateur à celui du sujet, et sur laquelle on appliquerait le diapason.

Le Rinne ainsi compris (pied du diapason sur la mastoïde et devant le méat) devient bien plus souvent négatif ; avec l'ut_1 nous l'avons même trouvé plusieurs fois à peine positif chez des sujets sains. Si l'on n'emploie qu'un seul diapason, c'est l'ut_3 qui paraît convenir le mieux.

Bezold représente par *t*, le temps de la conduction aérienne, par *d* celui de la conduction osseuse. La différence positive ou négative entre *t* et *d*, exprimée en secondes, traduit toutes les conditions possibles de Rinne. Si, par exemple, le diapason est seulement perçu par la conduction aérienne $d = o$ et Rinne est exprimé par $+ t$; si, au contraire, il n'est pas entendu par l'air, $t = o$ et Rinne $= - d$.

Pour avoir quelque précision, cette épreuve doit être recherchée avec la série des diapasons ; on peut dès lors rencontrer les cas suivants (Bezold, Brühl) :

1° Rinne positif pour tous les tons.

2° Rinne négatif.

α. Totalement négatif : R. — pour tous les tons.

β. Partiellement négatif : R. + pour les tons aigus, — pour les sons graves ; Rinne partiellement négatif pour ut_3 signifie que l'expérience est négative au-dessous d'ut_3 positive pour ut_3 et les tons plus élevés.

γ. Absolument négatif : la conduction aérienne est entièrement abolie pour les notes graves ; R. = — *d*.

Toutes ces indications sont du reste fournies déjà par les mesures qui servent à l'établissement d'un diagramme suivant la méthode d'Hartmann. Il en est de même pour l'épreuve suivante.

Epreuve de Schwabach. — Elle consiste à comparer la perception cranio-tympanique du sujet à celle d'un individu sain. Schwabach a montré, en effet, que dans les affections de l'appareil de transmission la durée de perception du diapason vertex était généralement supérieure à la normale ; c'est le contraire dans les maladies de l'appareil percepteur.

La mesure exacte de l'audition cranio-tympanique comprise dans la pointure de Bonnier et figurée sur les diagrammes acoumétriques dispense de cette épreuve.

Epreuve de Gellé ou des pressions centripètes. — Si, pendant la durée de la vibration d'un diapason appliqué sur le crâne, on exerce une pression sur le tympan au moyen d'un doigt posé à l'orifice extérieur du conduit (Lucæ), ou par l'intermédiaire d'un tube aboutissant au méat (Gellé), le son perçu diminue notablement d'intensité ou même disparaît tout à fait au moment précis où se produit l'augmentation de pression.

Cette rémittence de la sensation sonore se rencontre

à l'état normal et indique la mobilité de l'appareil de conduction. Si, au contraire, il y a immobilisation de cet appareil, la perception sonore ne subira aucune modification.

On constatera aisément par le Siegle si le tympan doit être mis en cause ; l'épreuve de Gellé servira donc surtout à renseigner sur l'état de mobilité des osselets, de l'étrier principalement.

A cette épreuve Politzer reproche théoriquement de ne pas tenir compte des influences de pression, qui pourraient s'exercer sur le labyrinthe par la fenêtre ronde.

Bonnier fait de plus remarquer que, dans un cas où l'étrier serait attiré en dehors par la rétraction des osselets ou par une sclérose tympanique développée sans rétraction de la membrane en dedans, l'épreuve de Gellé pourrait améliorer l'audition ; elle remettrait l'étrier à sa place normale.

Judicieusement interprétée, cette épreuve revêt néanmoins une précision, qui lui assure le premier rang.

Nous signalerons en passant que nous avons vu dans un cas la diminution de la sensation sonore s'accompagner d'un abaissement de la tonalité (on sait que le son devient d'ordinaire plus aigu quand on en diminue l'intensité), c'était sur une oreille présentant simplement un léger épaississement de l'umbo.

Brühl, utilisant pour le diagnostic la *combinaison de deux épreuves de Rinne et de Gellé*, arrive aux conclusions suivantes :

1° Si Rinne est positif, Gellé est aussi positif et l'altération de l'oreille est due à une affection nerveuse ;

2° Si Rinne est absolument et totalement négatif ou partiellement négatif jusqu'à ut_3, Gellé est immanquablement négatif, et l'altération de l'oreille est due à une ankylose de l'étrier ;

3° Si Rinne est négatif au-dessous d'ut_2 ou jusqu'à ut_2 comme limite, et positif au-dessus, Gellé décide s'il y a ou non ankylose de l'étrier.

Epreuve des réflexes binauriculaires. — A l'épreuve précédente se rattache celle des réflexes binauriculaires. On fait vibrer un diapason devant une oreille ; le son perçu subit un affaiblissement notable pendant les pressions centripètes exercées sur l'autre. « Un seul muscle peut atténuer ainsi la sensation auditive : c'est le tenseur ; lui seul a cette action, parce que, seul, il tend le tympan et immobilise l'étrier déprimé. » (Gellé, Egger).

Epreuve de Bartsch. — La décompression y remplace la compression de l'épreuve de Gellé.

Epreuve de Bing ou *de la sensation secondaire.* — Quand le son d'un diapason appliqué sur le crâne cesse d'être perçu, si l'on bouche une oreille l'audition y réapparaît.

L'absence de cette sensation secondaire serait, d'après Bing, caractéristique d'une lésion de l'appareil conducteur ; si, malgré des altérations nettes de celui-ci, l'épreuve est positive, il s'agirait d'une affection de l'appareil percepteur. Vraies en thèse générale ces affirmations sont beaucoup trop absolues, et les exceptions qu'on peut leur opposer ne sont point très rares en pratique.

Épreuve de Corradi ou *des sensations renaissantes.* —

Lorsque le diapason mastoïdien cesse d'être perçu, si, après l'avoir enlevé, on le remet en place, il est entendu à nouveau chez un sujet sain; le phénomène peut même se répéter plusieurs fois de suite. Ces sensations renaissantes existent également dans les cas de lésions de l'appareil de transmission : leur absence est pour Corradi un signe d'affection de l'oreille interne. L'importance attribuée par son inventeur à cette épreuve nous paraît fort exagérée.

Epreuve de Gruber. — Dans le cas de Rinne négatif, si l'on place un doigt sur l'ouverture du conduit auditif externe, et qu'on y applique le pied du diapason au moment où celui-ci cesse d'être perçu par voie ostéo-tympanique, l'audition peut réapparaître. L'action de l'appareil de transmission est alors renforcée par la présence de la caisse de résonnance ainsi formée. Cette épreuve permettrait, d'après Gruber, de s'assurer si une surdité, absolue en apparence, l'est en réalité.

Epreuve de Politzer. — Si l'on place un diapason vibrant devant l'orifice externe des fosses nasales, le son est perçu ; son intensité augmente au moment de la déglutition par suite de l'ouverture de la trompe. Les variations de cette intensité pourraient, d'après Politzer, rendre compte de l'état de perméabilité de celle-ci.

Nous mentionnerons simplement les *audiophones* de Rhodes et de Colladon, ceux de Delstanche et de Gellé composés d'un morceau de celluloïd que l'on place entre les dents du malade ; on parle devant lui et les vibrations sont transmises par voie ostéo-tympanique.

Nous nous contenterons également de signaler le procédé de Bing consistant à conduire les sons dans la caisse à traver la trompe d'Eustache par l'intermédiaire d'un cathéter.

5. **Réaction galvanique de l'acoustique.** — On sait depuis Brenner que l'auditif est justiciable de la même formule de réaction galvanique que les autres nerfs.

Si l'on applique le pôle négatif (cathode) K*a* au tragus et le pôle positif (anode) A sur le cou ou sur la nuque, la fermeture S du courant produit une sensation sonore K ; celle-ci diminue d'intensité et disparaît pendant le passage D du courant ; à l'ouverture O, il ne se produit rien.

Si l'ordre des pôles est interverti (pôle + au tragus), il n'existe aucune sensation auditive à la fermeture du courant et pendant son passage ; l'ouverture est accompagnée d'un son de faible intensité, *k*, plus aigu que celui de la fermeture de la cathode. La formule suivante représente une réaction normale :

K*a*S	K'	A S	—
KaD	K*kk*	A D	—
KaO	—	A O	*k*

(Les petites lettres indiquent une sensation plus faible, l'accent un son plus fort.)

Le nombre d'éléments nécessaire pour obtenir une première réaction (excitabilité primaire E^1) est plus considérable que celui nécessité pour une deuxième (excitabilité secondaire E^2).

Si alors, pendant que l'anode est au tragus, on la remplace par la cathode en changeant brusquement la direction du courant, l'excitation produite par l'ouverture de l'anode s'ajoute à celle causée par la fermeture de la cathode ; la résultante $K' + k$ exprime l'excitabilité tertiaire E^3.

La sensation sonore provoquée par le courant galvanique est due, d'après Brenner, à l'excitation de l'acoustique lui-même ; elle augmente d'intensité avec le nombre des éléments employés ; en même temps, la tonalité du son s'élève.

Nous rappellerons simplement pour mémoire l'opinion de Kiesselbach ; d'après cet auteur, la sensation sonore serait due non à l'excitation du nerf, mais à un état spécial produit dans celui-ci par le passage du courant, état permettant de percevoir les bruits artériels qui, d'ordinaire, ne sont pas entendus.

La formule de Brenner peut être modifiée :

1° Dans la manière dont elle se présente ; les rapports de la sensation sonore avec les diverses phases de l'expérience diffèrent parfois de ceux donnés plus haut.

2° Dans la quantité d'éléments nécessités pour la production du son ; il y aura hypo ou hyperesthésie, suivant que le nombre de milliampères employés sera supérieur ou inférieur à la normale.

Brenner se servait dans ses expériences de six à huit éléments Wollaston.

D'après Gradenigo, il faut, pour produire la réaction chez un individu sain, un courant de plus de 6 M. A., et souvent même on ne l'obtient pas. Quant au contraire on provoque la sensation sonore avec des courants faibles (au-dessous de 3 M. A.), on serait en présence d'un état irritatif de l'oreille interne et du nerf acoustique ; cette irritation est directe (otite interne, névrite de l'auditif) ou indirecte (otite moyenne aiguë, otite externe, affection endocranienne). L'examen objectif permettant de constater les lésions de l'oreille moyenne et de l'oreille externe, on conçoit l'importance diagnostique que pourrait revêtir le fait d'une réaction avec 1 M. A., par exemple ; nous disons « que pourrait », car nous n'oserions jamais, quant à nous, affirmer, comme cela a été fait, un diagnostic de tumeur cérébrale d'après la sensibilité galvanique du nerf auditif.

Le débit d'un appareil électrique, la mesure de sa force ne sont pas d'une précision assez constante pour qu'on leur accorde une telle autorité.

D'autres phénomènes aussi se surajoutent à la sensation sonore et en gênent l'appréciation exacte de la part du malade.

C'est d'abord de la douleur, une sensation de piqûre d'épingles généralement ; nous l'avons vue assez vive pour empêcher la continuation de l'expérience ; elle est sous la dépendance de l'auriculo-temporal. On peut avoir aussi :

Des sensations anormales du goût, de la salivation, des fourmillements du côté de la langue ;

Des accès de toux ;

Des sensations d'éclairs ;

Des contractions musculaires dans le domaine du facial ;

Des vertiges pouvant parfois se prolonger plusieurs minutes après la cessation de la réaction.

Tous ces phénomènes peuvent accompagner la réaction ou se produire avant elle et la rendre impossible.

De plus, dans quelques cas, l'oreille opposée réagit également.

Enfin, l'absence de réaction n'exclut pas la possibilité d'une affection du côté de l'oreille interne ; et il n'y a pas de rapport entre l'acuité auditive et l'excitabilité galvanique du nerf.

A ces réserves près, la réaction galvanique de l'acoustique reste d'un vif intérêt.

Vitesse de la perception acoustique. — Connaissant désormais le degré de l'acuité auditive et ses diverses modalités, il serait intéressant d'étudier la vitesse de la perception acoustique. De toutes les perceptions, celles de l'ouïe sont les plus rapides : la durée de réaction sous l'influence d'une excitation sensorielle acoustique varie suivant les auteurs entre 102 (Swift) et 180 (Donders) millièmes de seconde ; Richet admet 150 comme moyenne. On estime ce temps occupé, à peu près par moitié, d'un côté par les phénomènes physiologiques proprement dits, conductions et transmissions nerveuses, de l'autre, par les phénomènes psycho-physiologiques, perception, volition.

D'après Richet, sur les 75 millièmes de seconde de la durée des opérations psycho-physiologiques, 25 seraient employés à des transmissions dans le cerveau, la moelle, les muscles, etc., et la transformation de la perception en volition nécessiterait ainsi 50 millièmes de seconde.

Mais toutes ces durées, ni le trille d'Helmholtz, ni le système syllabique de Gellé n'en permettent l'appréciation exacte, car si l'on peut savoir à combien de syllabes par seconde la confusion s'établit dans le circuit auditif, il devient impossible d'adjuger à chaque partie du circuit la part qui lui revient dans cette confusion ; l'influence du coefficient personnel est du reste considérable.

Nous rappellerons donc seulement, avec Charles Henry :

1° Que le temps nécessaire à l'établissement de la sensation complète varie en raison inverse de l'excitation ;

2° Que l'accroissement de sensation, dû à une faible augmentation de l'excitation, est très grand, ce qui infirme la loi de Fechner de la proportionnalité de la sensation au logarithme de l'excitation.

Les excitations inconscientes ont donc une action importante sur la sensibilité auditive. Quant à rechercher l'influence du rétrécissement du champ de la conscience sur la vitesse de la perception acoustique des hystériques, il est inutile d'y songer.

DEUXIÈME PARTIE

CHAPITRE IV

SYNDROME OTIQUE DE L'HYSTÉRIE

Nous croyons avoir suffisamment insisté dans notre historique sur l'évolution des connaissances relatives à l'anesthésie sensorielle en général et à l'anesthésie acoustique en particulier; nous n'y reviendrons pas.

Mais, avant de prendre parti nous-même dans le débat, il nous faut analyser les travaux d'où sont sorties les notions actuelles sur les variations de l'acuité auditive chez les hystériques. Aussi bien sont-ils en nombre assez restreint, puisqu'ils se réduisent aux études de Walton (1883), de Thomson et Oppenheim (1884), de Lichtwitz (1887), de Gradenigo (1895).

C'est à *Walton* que l'on est redevable de la loi exprimant les rapports de l'audition avec les sensibilités cutanée et muqueuse ; cette loi, nous l'avons vu, est encore généralement admise aujourd'hui comme traduisant l'immense majorité des faits.

Quelles sont les idées de Walton ? nous allons les chercher aux sources mêmes où il les a exposées, c'est-à-dire dans son article « Dea ness in hysterical hemianesthœsia » d'une part, dans sa communication à la Société Physiologique de Berlin, d'autre part.

Quelle est leur valeur? Nous le dirons au passage, nous réservant de démontrer dans la suite la réalité de nos affirmations.

Walton, ayant examiné l'audition de treize hystériques de la Salpêtrière, répartit ces malades en trois classes :

La première, comprenant les hystériques ayant une anesthésie complète d'un côté, l'autre côté restant intact;

La deuxième, renfermant les malades ayant une anesthésie incomplète d'un côté, l'autre côté demeurant intact ;

La troisième, comprenant des malades à anesthésie plus ou moins complète des deux côtés, le degré d'anesthésie dans ces cas étant rarement le même à droite et à gauche.

« Dans la première classe, écrit Walton, l'anesthésie s'étend à la partie profonde de l'oreille. L'anesthésie étant complète dans cette classe, le tympan peut être touché sans aucun témoignage de sensation et sans le moindre réflexe. En pareil cas, le malade sera incapable de dire les yeux fermés s'il y a ou non un instrument dans son oreille. En touchant la partie profonde de l'oreille opposée de ces malades, on produit la sensation désagréable habituelle et le mouvement réflexe, et cela généralement même de façon exagérée.

« Cette anesthésie s'étend à l'oreille moyenne : on s'en rend compte par ce fait que la douche d'air de Politzer ne produit pas de sensation dans l'oreille du côté affecté.

« Dans cette classe de malades, ni la montre, ni la voix, ni les diapasons ne sont entendus par l'oreille affectée, et le diapason n'est pas perçu quand il vibre contre le crâne. Le diapason frontal ou dental est entendu seulement du côté sain. »

En somme, d'après Walton, dans les cas d'hémi-anesthésie complète il y aurait, du côté de l'hémianesthésie cutanée, anesthésie du tympan et de l'oreille moyenne, surdité complète, abolition de la perception ostéo-tympanique ; le Weber serait latéralisé au côté sain.

Ce cadre symptomatique, c'est, pour l'audition, l'hémianesthésie sensitivo-sensorielle absolue ; elle peut exister à l'état de très rare exception ; quant à être de règle, c'est là un fait que nous nions absolument.

« Dans la deuxième classe, dit Walton, la perte de sensibilité correspond dans l'oreille à celle de la surface cutanée. Une forme commune consiste en analgésie avec thermoanesthésie et diminution de la sensibilité tactile. En recherchant ces degrés d'anesthésie chez les malades, le tympan de l'oreille affectée peut être touché sans la production d'aucune sensation désagréable, le tact étant faiblement perçu et n'étant pas accompagné de réflexe. La douche d'air produit une légère sensation. Le degré dans lequel l'audition est affectée varie dans certaines limites, mais il a été trouvé diminué dans chacun des cas examinés. Dans plusieurs d'entre eux il existe une diminution d'audition pour les sons transmis par l'air et une diminution ou une abolition complète pour ceux transmis par voie osseuse.

Dans ces cas, la montre, la voix et le diapason, qui

tous sont entendus à une distance normale, ou plus que normale, par l'oreille non affectée, sont perçus à la moitié ou au tiers de cette distance par l'oreille atteinte, ou même seulement au voisinage immédiat; la montre ou le diapason placés sur la mastoïde de ce côté sont peu ou pas entendus. Le son du diapason frontal ou dental prédomine du côté sain si la perception osseuse est diminuée.»

Walton distingue trois degrés de surdité dans cette classe:

1° Audition bonne pour les vibrations transmises par le tympan, mauvaise pour celles propagées par voie osseuse ;

2° Audition bonne pour les premières, nulle pour les secondes ;

3° Audition mauvaise pour les premières, nulle pour les secondes.

Dans ce dernier cas les tons aigus seraient les premiers à échapper à la perception.

Hémihypoesthésie sensorielle superposée à l'hémihypoesthésie cutanée, avec conservation absolue de l'acuité auditive de l'autre côté, c'est encore là une conclusion inexacte. Sans doute la diminution de l'acuité auditive est souvent plus accentuée du côté où se trouve l'hypoesthésie cutanée, mais toujours, ou presque toujours, l'oreille de l'autre côté participe dans une certaine mesure à cette diminution d'acuité. Enfin la sensibilité du tympan est le plus souvent parfaitement conservée, l'hypoesthésie s'arrêtant au conduit osseux.

« Dans la troisième classe, continue Walton, une forme fréquente consiste en hémianesthésie complète d'un côté, et analgésie de l'autre. Les degrés de surdité correspondent toujours à celui de l'anesthésie. »

Cette affirmation nous paraît trop absolue.

Enfin Walton termine par les conclusions suivantes :

« 1° La sensibilité des parties profondes de l'oreille, y compris le tympan et l'oreille moyenne, disparaît dans l'hémianesthésie hystérique avec celle des autres parties du corps, et dans le même degré ;

« 2° Le degré de surdité correspond à celui de l'anesthésie générale, la surdité étant complète quand celle-ci est complète, et incomplète quand l'anesthésie est incomplète ;

« 3° Quand la perte de l'audition est incomplète, la surdité pour les sons transmis par les os dépasse celle pour les sons transmis par l'air ;

« 4° Quand le transfert est fait, l'audition aussi bien que la sensibilité générale des parties profondes de l'oreille gagne d'un côté exactement ce qu'elle perd de l'autre. »

Nous avons dit déjà ce qu'il faut penser des deux premières conclusions : en tant que loi générale elles sont fausses; quant à la troisième, elle est parfaitement exacte ; le Rinne est en effet ordinairement positif chez les hystériques.

A l'appui de conclusions aussi catégoriques, on chercherait vainement dans le travail de Walton les observations des treize malades, qu'il a observés; de ces 13 cas, il n'en publie que 4, et sur ces 4, 2 seulement sont démonstratifs, car dans les 2 autres il y avait des lésions de l'oreille.

En effet, dans l'observation II, il s'agit d'une hémianesthésie incomplète gauche avec audition de la montre seulement au contact à gauche ; or l'oreille gauche présentait un tympan « rétracté et opaque ». En même temps « la trompe d'Eustache gauche était imperméable. » Il faut, dans ce cas, beaucoup de bonne volonté pour déclarer hystérique la surdité constatée.

Dans l'observation III, les tympans sont « approximativement normaux » ; les indications fournies par cette observation ne sauraient donc être qu'approximatives.

Restent les observations I et IV. Les voici :

WALTON

Obs. I. — Mlle B.., vingt ans. Hémianesthésie hystérique complète gauche. Goût et odorat perdus à gauche. De l'œil gauche la malade distingue seulement la couleur rouge.

Examen de l'oreille. — Tympans normaux. A droite sensibilité normale. A gauche, sur le tympan le contact ne produit ni sensation ni réflexe ; la douche d'air de Politzer n'est pas sentie.

Examen de l'audition. — A gauche, la malade n'entend ni la voix, ni la montre, ni le diapason, les deux derniers par voie aérienne et osseuse. A droite, la montre (entendue normalement à la distance de 80-100 centimètres) est perçue à 85 centimètres ; la voix chuchotée est entendue à la distance normale ; tous les diapasons sont bien entendus, qu'ils vibrent par l'air ou sur les os. Le diapason dental ou frontal est perçu seulement à droite.

Obs. IV. — Mlle M..., seize ans. Anesthésie complète gauche ; analgésie droite avec diminution de la sensibilité tactile. Sens musculaire conservé ; odorat perdu à gauche, diminué à droite. Il en est de même du goût. A gauche, la malade ne reconnait que le rouge ; à droite, toutes les couleurs. Champ visuel grandement rétréci à gauche. V = 1 à droite ; 1/7 à gauche.

Examen des oreilles. — Tympans normaux. Sur le tympan le contact est légèrement senti à droite, pas du tout à gauche.

Examen de l'audition. — La malade entend la montre à 120 centimètres à droite ; à gauche, pas au contact. La voix n'est pas entendue à gauche ; de ce même côté, les diapasons ne sont perçus ni par l'air ni par les os. A droite, ils sont entendus par l'air ; la perception osseuse n'existe pas si l'oreille est bouchée.

La loi de Walton repose donc sur les deux observations précédentes et sur elles seules, car il est bien évident que si Walton en a été réduit à introduire dans les quatre cas qu'il rapporte comme « typiques », deux observations d'une valeur fort minime, c'est que les neuf autres ne prouvaient pas davantage, et cela probablement aussi par suite de la coexistence de lésions de l'oreille. La statistique tirée de l'ouvrage de Gradenigo et la nôtre rendent très plausible cette hypothèse. Quoi qu'il en soit, il est intéressant de constater sur quelle base fragile est édifiée la conviction si bien cimentée par Walton ; la formule mathématique donnée par celui-ci a résisté, par la puissance même de son absolu, à des attaques appuyées sur des faits cliniques relativement nombreux. Et pourtant il n'y a rien d'absolu en médecine ; les observations des auteurs suivants vont le prouver.

C'est dans un travail de *Thomsen* et *Oppenheim*, « *Ueber das Vorkommen und die Bedeutung der sensorischen Anästhesie bei Erkrankungen des centralen*

Nervensystems, que nous trouvons les premiers documents contradictoires. Dans les six observations, dont nous allons donner un court résumé, il s'agissait de malades ayant des tympans normaux et ne présentant aucune affection de l'oreille.

THOMSEN ET OPPENHEIM

(*Archiv für Psychiatrie*, 1884, p. 634.)

Obs. XX. — Elise H..., dix-huit ans, hystérique. Hémianesthésie gauche totale. Ouïe diminuée : conduction par les os de la tête parfois plus diminuée à gauche qu'à droite, mais le plus souvent pas de différence.

Obs. XXI. — Ernestine K..., vingt ans, hystérique. Sensibilité normale. Audition irrégulièrement troublée : perception osseuse diminuée tantôt plus à gauche, tantôt plus à droite, parfois entièrement conservée.

Obs. XXII. — Hedwig S..., dix-huit ans, hystérique. Sensibilité irrégulièrement diminuée des deux côtés ; parfois signes d'hémianesthésie sans participation des organes des sens.

Audition diminuée ; perception osseuse diminuée davantage parfois du côté où existe le plus grand rétrécissement du champ visuel, parfois de l'autre.

Obs. XXIV. — Ida L..., vingt-six ans, hystérique. D'abord sensibilité normale, puis anesthésie du cuir chevelu, et parfois hémianesthésie droite passagère. Ouïe indépendante du champ visuel et de l'anesthésie cutanée, et lésée tantôt à gauche, tantôt à droite, la conduction osseuse surtout.

Obs. XXVII. — J..., trente et un ans, hystérique. Anesthésie générale de la peau et des muqueuses. Acuité auditive plus diminuée à gauche qu'à droite. Conductibilité osseuse pour la montre et les diapasons nulle des deux côtés.

Obs. XXVIII. — Augusta V..., vingt-trois ans; hystérique.

6 février 1884. — Anesthésie totale de la plus grande partie de la surface du corps ; audition absolument normale.

17 février. — Anesthésie totale de la plus grande partie de la surface du corps ; ouïe un peu lésée,

19 février. — Anesthésie totale de la plus grande partie de la surface du corps ; ouïe légèrement plus faible.

22 février. — Audition modérément troublée des deux côtés, un peu plus à gauche. Conductibilité osseuse conservée.

29 février. — Sensibilité entièrement abolie.

1er mars — Audition un peu meilleure.

4 mars. — Ouïe de nouveau diminuée, surtout à gauche, où la conduction osseuse est abolie.

18 mars. — Rétablissement de la conduction osseuse à gauche.

Des observations précédentes, nous retiendrons :

1° La possibilité d'hypoesthésie auditive hystérique sans troubles concomitants de la sensibilité cutanée (obs. XXI) ;

2° L'indépendance de l'acuité auditive, tant en degré qu'en localisation, par rapport aux troubles de la sensibilité cutanée (obs. XX, XXII, XXIV, XXVII, XXVIII).

3° La prédominance de la diminution de la conductibilité osseuse sur celle de la conductibilité aérienne, fait déjà bien vu par Walton.

Puis, c'est le remarquable ouvrage de *Lichtwitz :* nous y trouvons les documents suivants :

LICHTWITZ

(Les anesthésies hystériques des muqueuses et des organes des sens et les zones hystérogènes des muqueuses, p. 113 et suiv.)

Obs. I. — J. C..., vingt et un ans. Nerveux depuis l'âge de quatorze ans.

28 décembre 1885. — Première attaque convulsive avec perte de connaissance, sans malaise antérieur. Paralysie du membre supérieur gauche.

Crises fréquentes. Traité dans le service de Charcot à la Salpêtrière, il y devient sourd de l'oreille gauche, à la suite d'une forte crise.

Après trois mois et demi de traitement il part presque guéri.

Nouvelles crises; entré dans le service de Pitres le 12 juillet 1886.

Sensibilité cutanée : anesthésie de presque tout le côté gauche ; le membre inférieur gauche a conservé la sensibilité à la piqûre, au pincement, à la pression profonde.

Oreille. — Tympans normaux, trompes libres.

Conduit externe et tympan droits normalement sensibles; gauches, anesthésiques.

L'air insufflé par la trompe gauche n'est pas senti, mais une bougie en celluloïde détermine la sensation d'une piqûre.

O. D. : perception cranio-tympanienne bonne à la montre et à l'acoumètre ; perception aérienne : montre à 60 centimètres ; voix chuchotée au delà de 8 mètres.

Rinne +.

O. G. : perception cranio-tympanienne nulle à la montre, faible à l'acoumètre ; perception aérienne : montre et voix chuchotée, o ; diapasons à peine entendus.

Rinne +.

11 août. — Anesthésie dépasse en avant la moitié gauche du tronc et en arrière l'occupe entièrement.

23 septembre. — Conduit auditif et tympan droits sensibles

au contact et à la piqûre, insensibles à la brûlure; gauches, insensibles au contact et à la piqûre, sensibles à la brûlure.

Perception cranio-tympanienne : bonne à D., faible à G.

Perception aérienne : montre, 1 mètre à D.; 1 centimètre à G.

Voix chuchotée au delà de 12 mètres à D.; 40 centimètres à G.

Rinne + des deux côtés.

D. V. entendu « dans la tête ».

14 octobre. — Conduit auditif et tympan droits sensibles; gauches insensibles

30 octobre. — Anesthésie de toute la peau de la tête sauf les régions frontale, pariétale et temporale gauche.

Conduit auditif droit sensible dans partie osseuse, insensible au contact et à la piqûre et sensible à la brûlure dans partie cartilagineuse.

Conduit gauche insensible au contact et à la piqûre, sensible à la brûlure.

21 novembre. — Toute la peau de la tête est normalement sensible.

Conduits auditifs et tympans normalement sensibles.

Perception cranio-tympanienne : bonne des deux côtés pour la montre.

Perception aérienne : montre à $1^{m},50$ à D.; 1 mètre à G.

Acoumètre et voix chuchotée au delà de 6 mètres.

D. V. aussi bien entendu d'un côté que de l'autre.

Rinne +. Sifflet de Galton bien entendu.

22 juillet. — Après une crise, mutité disparaissant le 24 (congestion de la muqueuse laryngée).

Obs. II. — Jeanne L..., vingt-neuf ans.

A dix-neuf ans première crise de nerfs à la suite d'une frayeur. Crises assez fréquentes. Parfois aphonie. Depuis le début, la malade se sent sourde de l'oreille gauche.

Sensibilité cutanée : hémianesthésie presque totale du côté droit.

Oreille. — Tympans normaux, trompes libres.

12 août 1886. — Conduit droit insensible dans sa partie car-

tilagineuse, sensible dans la partie osseuse; conduit gauche sensible.

Au cathétérisme, la malade sent et entend l'air.

Perception cranio-tympanienne : à la montre, bonne pour la moitié droite, nulle pour la gauche ; à l'acoumètre, bonne à droite, faible à gauche ; il est bien perçu en avant du tragus et pas du tout par l'apophyse mastoïde gauche.

Diapasons (*la*$_2$, *sol*$_3$) mieux entendus à droite, même l'oreille gauche étant bouchée.

Rinne + des deux côtés.

Perception aérienne : 40 centimètres pour O. D. : 2 mètres pour O. G.

Acoumètre, 8 mètres à D. ; 40 centimètres à G.

Voix chuchotée, 3 mètres à D. : 50 centimètres à G.

13 octobre. — Conduits id.

Perception cranio-tympanienne à la montre normale à D., diminuée à G.

Le reste, id.

Perception aérienne, montre 70 cent. à D. ; 40 centimètres à G.

Acoumètre : au delà de 6 mètres à D. ; 2^m,50 à G.

Voix chuchotée : au delà de 6 mètres à D. ; 4 mètres à G.

15 décembre. — Les diapasons *ut*$_2$, *ut*$_3$, *ut*$_4$ sont perçus par les deux oreilles ; *ut*$_5$ ne l'est que par l'oreille droite.

L'oreille gauche n'entend ni diapason, ni sifflet (sauf les sons les moins aigus, jusqu'à 4 1/2).

8 février 1887. — La malade est devenue complètement sourde de l'oreille gauche. Les perceptions cranio-tympanienne et aérienne sont nulles.

La surdité est survenue avec des bourdonnements (sifflements), des vertiges et des douleurs dans le conduit.

Le conduit et le tympan sont sensibles et, comme auparavant, le siège de zones léthargogènes.

Obs. III. — Hélène G..., dix-huit ans.

Dès l'âge de onze ans, journellement pendant deux ans, évanouissements avec sueurs froides.

A quinze ans, maux de tête et battements de cœur. C'est de cette époque que date d'après elle la surdité de l'oreille gauche.

Le 1er août 1886, évanouissement et sueurs froides après une grande contrariété ; on lui fait sentir de l'éther, alors éclate une crise convulsive avec perte de connaissance.

9 août. — Sensibilité cutanée : hypoesthésie de tout le corps sauf les fesses, la paume de la main droite et la plante des pieds. Elle ne perçoit ni le contact, ni le chatouillement ; faiblement les pincements de la peau, les pressions fortes et les brûlures.

Oreille. — Cérumen dans les conduits.

Tympans normaux, trompes libres.

Conduit externe droit normalement sensible ; gauche, hypoesthésique dans sa partie inférieure.

La malade ne sent ni n'entend l'air insufflé par le cathétérisme.

Perception cranio-tympanienne bonne à D., nulle à G., pour la montre et l'acoumètre.

Perception aérienne bonne pour O. D., nulle pour O. G. à la montre, à l'acoumètre et à la voix chuchotée.

Les diapasons placés sur n'importe quelle partie de la tête et même en fermant l'O. G. ne sont entendus que par l'O. D.

Rinne + du côté droit.

11 octobre. — Sensibilité cutanée : toute la moitié droite est hypoesthésique ; toute la moitié gauche (sauf les doigts, les orteils, le dos du pied, la région ovarienne, la hanche et la région fessière) est anesthésique.

Oreille : conduit auditif et tympan droit normalement sensibles ; conduit gauche insensible dans sa partie cartilagineuse et sensible dans sa partie osseuse ; tympan gauche hypoesthésique.

Au cathétérisme par la trompe gauche, l'air est senti, mais pas entendu ; s'il est pratiqué avec la bougie de celluloïd, on détermine l'aura d'une attaque.

Le passage de la sonde à travers la fosse nasale droite occasionne une crise.

Montre, diapasons, sifflet bien perçus par l'oreille droite. Rinne +.

Surdité absolue à gauche.

Le transfert s'obtient, et après lui l'hémianesthésie droite est totale. Les muqueuses et les organes des sens subissaient le transfert presque en même temps.

Obs. IV. — Paule C..., vingt ans, modiste.

A dix-huit ans, premières attaques de sommeil et de convulsions à l'occasion de l'enterrement de sa mère. De dix-huit à vingt ans, aphonie, paralysie des membres droits, etc. Depuis le début, de temps en temps bourdonnements (sifflements) qui ont augmenté dans les deux dernières années. Ouïe toujours bonne.

Sensibilité cutanée : normale sur toute la moitié gauche du corps ; hémianesthésie droite totale et complète.

Oreille : tympans déprimés et ternes ; trompes peu libres.

Conduit auditif et tympan droits complètement anesthésiques ; gauches normalement sensibles.

Ouïe légèrement diminuée des deux côtés.

Perception cranio-tympanienne bonne à la montre et à l'acoumètre.

D. V. aussi bien entendu d'une oreille que de l'autre. Rinne + des deux côtés.

Perception aérienne : montre à 90 centimètres pour O. D. ; à 1 mètre pour O. G.

Acoumètre à 8 mètres pour O. D. ; à 12 mètres pour O. G.

Voix chuchotée à 7 mètres de chaque côté.

L'oreille droite est sourde pour les sons aigus du sifflet de Galton ; l'oreille gauche les entend.

Orientation auditive normale des deux côtés.

Etat cataleptoïde si l'on fait vibrer les différents diapasons devant l'oreille gauche, les yeux fermés : du côté opposé, rien ne se produit.

Si l'on fait vibrer les mêmes diapasons devant l'oreille droite, la malade étant en état cataleptoïde, elle se réveille.

Avant de pratiquer l'examen de l'ouïe, on avait soin de lui défendre par suggestion de tomber en état cataleptoïde à l'audition des diapasons et de l'acoumètre.

Des bruits trés forts provoquent à la longue des crises convulsives.

Le transfert s'obtient par application d'aimant, d'or, d'argent, de cuivre, etc. sur un point quelconque du côté droit du corps.

Obs. VI. — Marie-Louise F..., vingt-deux ans.

A quinze ans et demi, en 1881, première attaque convulsive avec aura ovarienne. Crises fréquentes.

14 décembre 1886. — Sensibilité cutanée : analgésie sur toute la peau.

Oreille : tympans normaux, trompes libres.

Conduits auditifs externes et tympans analgésiques ; la compression, même assez forte, de l'apophyse externe du marteau ne provoque ni bourdonnement ni vertige.

Dans le cathétérisme, la malade entend siffler l'air ; mais ne le sent pas passer.

Perception cranio-tympanienne à la montre bonne des deux côtés.

Perception aérienne : montre à 1 mètre pour O. D. ; 80 centimètres pour O. G. ; acoumètre et voix chuchotée, au delà de 6 mètres.

Diapason et sifflet de Galton bien perçus.

D. V. entendu également des deux côtés. Rinne + des deux côtés. Orientation bonne.

L'état cataleptoïde avec somnambulisme est obtenu par l'audition d'un bruit monotone tel que le tic-tac d'une montre ou d'un métronome.

Les diapasons ut_4 (512 v. d.) et ut_5 (1024 v. d.) entendus par voie aérienne endorment la malade ; par la voie cranienne ils ne produisent pas d'effet.

Les sons aigus du sifflet de Galton endorment aussi la malade, mais seulement par l'oreille droite.

Obs. VIII. — Hippol. G.. , quarante-quatre ans.

Bonne santé antérieure. Il y a trois ans, à la suite d'un chagrin, crise de pleurs et attaque convulsive de deux heures de durée.

Douleurs dans la région ovarienne gauche, gorge, nez. Eternûments paroxystiques et toux aboyante.

Sensibilité cutanée : anesthésie de la peau en forme de grands îlots. Le reste est plus ou moins hypoesthésique. Dermographisme.

Oreille : conduits auditifs anesthésiques au contact et hypoesthésiques à la piqûre et à la brûlure dans leur partie cartilagineuse ; partie osseuse et tympans présentent des zones dont le plus léger attouchement provoque des douleurs très intenses ; ces douleurs surviennent souvent spontanément.

Pendant cathétérisme des trompes, la malade sent et entend l'air insufflé.

Perception cranio-tympanienne à la montre et à l'acoumètre, bonne.

Perception aérienne : tic-tac de la montre entendu seulement à 46 centimètres des deux côtés; acoumètre à 15 mètres; voix chuchotée à 20 mètres.

D. V. un peu mieux perçu par l'oreille droite, mais dès qu'on bouche l'oreille gauche, le son du diapason résonne davantage dans cette dernière.

Rinne + des deux côtés.

Obs: IX. — Brie, vingt et un ans.

A dix-huit ans, après contrariété, accès de suffocation suivi de perte de connaissance de trois heures, Les pertes de connaissance se renouvellent et deviennent fréquentes.

Sensibilité cutanée : normale sur tout le corps aux trois modes.

Oreille : conduits auditifs et tympans normalement sensibles.

Perception cranio-tympanienne à la montre et à l'acoumètre normale.

Perception aérienne à la montre, à l'acoumètre à la voix chuchotée normale.

Rinne + des deux côtés.

Obs. X. — V. Proub.., seize ans.

Très nerveuse ; le 15 septembre 1885, après une altercation avec son fiancé, hoquet durant huit jours. Depuis lors, le hoquet revenait et disparaissait avec le flux menstruel ; depuis janvier 1886 il revient tous les jours, chaque fois que la malade mange ou boit.

Sensibilité cutanée normale aux trois modes.

Oreille : conduits externes et tympans normalement sensibles.

Perception cranio-tympanienne et aérienne à la montre et à l'acoumètre normale.

D.V. (la_2 et sol_3) également entendu des deux côtés. Rinne +.

Les observations V et VII se rapportent à des malades ayant des lésions des oreilles ; aussi, à l'exemple de Lichtwitz lui-même, n'avons-nous pas à nous inquiéter de leurs manifestations auriculaires.

Quant à l'observation XI, la nature hystérique de la paralysie du membre supérieur droit du malade, qui en fait l'objet, ne nous paraît pas suffisamment évidente ; nous la laisserons de côté.

Mais ces huit observations nous ont permis nombre de constatations intéressantes ; Lichtwitz les résume ainsi :

« Le conduit auditif et le tympan étaient deux fois anesthésiques du côté hémianesthésique du corps. Dans les autres cas d'hémianesthésie cutanée, la partie cartilagineuse du conduit auditif seule était insensible, tandis que sa partie osseuse restait sensible.

Dans l'analgésie cutanée, le conduit auditif et le tympan étaient analgésiques.

La trompe d'Eustache (partie cartilagineuse) ne semblait jamais être complétement anesthésique.

La sensibilité des tympans ne joue aucun rôle dans l'orientation auditive.

Il n'existait pas de rapport entre l'anesthésie de l'ouïe et celle de la peau.

Il n'y avait pas de relation entre l'anesthésie spéciale et l'anesthésie générale de l'organe de l'ouïe.

Dans trois cas, il y avait de la surdité unilatérale complète ou presque complète.

Dans deux cas, la perception de la voix chuchotée seule était diminuée ; dans un cas, la diminutiou portait seulement sur celle de la montre.

Dans deux cas, il existait une surdité complète pour les sons très aigus.

La perception cranio-tympanienne n'était complètement abolie sur une oreille que dans les cas de surdité unilatérale complète. Elle se montrait diminuée ou intacte quand la perception aérienne l'était aussi.

Les diapasons, placés sur le vertex, étaient mieux ou exclusivement perçus par l'oreille bonne, dans les cas de diminution ou d'anesthésie unilatérale de l'ouïe.

L'expérience de Rinne donnait toujours un résultat positif.

Des zones hystérogènes ont été constatées sur le conduit auditif externe et le tympan, deux fois ; sur la trompe, une fois.

Signalons enfin que Litchtwitz n'a pas trouvé de trouble de l'audition chez les deux malades dont la sensibilité cutanée était normale (obs. IX et X).

A l'époque où Lichtwitz fit ses recherches, la méthode d'Hartmann était à peine née ; la série des diapasons ne servait qu'à constater s'il n'existait pas de lacune dans l'audition ; aussi l'acuité acoustique ne pouvait-elle pas, faute d'un moyen précis de mensuration, être exactement évaluée.

De plus, le petit nombre d'observations d'hystériques à sensibilité cutanée normale ne permet pas de se former une idée de l'état de l'audition dans cette catégorie de malades.

Le travail de *Gradenigo* ne comble pas cette lacune car, dans la plupart des cas qu'il rapporte, il y avait coexistence de lésions auriculaires. Sur ses 38 observations personnelles, en effet, on rencontre :

26 fois de l'ostite,

6 fois de la rhinite ou de la rhino-pharyngite occasionnant des troubles auditifs passagers,

1 fois de l'otalgie à la suite de lésions dentaires,

1 fois coexistence de syphilis,

2 fois des bouchons de cérumen et, dans ces deux cas, l'acuité auditive n'a pas été examinée après l'ablation des bouchons;

1 fois des tympans « à peu près normaux » ; on trouvera cette observation au chapitre de l'hystéro-traumatisme (obs. VIII de Gradenigo) ;

1 fois enfin, l'état des tympans n'est pas indiqué; mais, comme toutes les fois qu'il y a des lésions Gradenigo prend soin de le noter très exactement, nous en concluons à l'absence d'altération dans ce cas; voici du reste cette observation :

GRADENIGO

(Sulle manifestazioni auricolari dell'isterismo, p. 35.)

Obs. IV. — C. Marie, dix-sept ans (mars 1891). A la suite d'une violente émotion, éprouvée il y a environ deux ans, apparition d'une forme sérieuse d'hystérie, avec accès typiques, durant parfois de vingt-quatre à trente-six heures.

Hémianesthésie cutanée complète à droite. Parésie du muscle droit externe de l'œil droit. Odorat et goût abolis à droite.

D. V. non latéralisé. Montre entendue au contact à gauche ; à droite, sur la région préauriculaire seulement. Diminution de l'acuité auditive des deux côtés, surtout à gauche.

Voix aphone 1 mètre à gauche. 1 m. 1/2 à droite.

Montre 2 mètres — 4 m. 1/2 —

Acoumètre de Politzer ; > 5 mètres des deux côtés.

Rinne +.

La malade se plaint du côté de l'oreille droite de bruits variés, parfois musicaux.

L'examen fonctionnel avec les diapasons révèle une diminution, assez uniforme pour tous les tons, de l'acuité auditive des deux côtés, mais surtout à droite.

Entre temps, quelques otologistes publiaient des cas isolés ; nous citerons parmi ceux-ci l'observation d'une malade de Rosenthal examinée successivement par *Politzer* et *Urbantschitsch*, un cas de *Gellé* et un autre d'*Hammerschlag* ; on en trouvera la relation dans le tableau figurant à la fin de ce chapitre.

Quant aux observations d'hémianesthésie sensitivo-sensorielle publiées sans examen des oreilles par les neurologistes, leur nombre ne se compte pas. Sans insister sur la possibilité de lésions coexistantes, que pourtant nous avons rencontrées dans 72 pour 100 des cas, nous rappellerons que normalement l'acuité auditive n'est pas la même des deux côtés ; ce fait a été démontré par Fechner, et il est d'observation courante ; une conclusion d'hémihypoesthésie, basée sur la simple recherche de l'acuité avec la montre, pourra donc parfois traduire un état absolument normal de la sensibilité de l'acoustique. La montre est de plus un instrument de mesure parfaitement rudimentaire, utile dans l'appréciation grossière d'une surdité, insuffisant pour l'établissement d'une acuité auditive. Dans ces conditions tant vaut la méthode, tant vaut le diagnostic.

Notre maître, M. Lannois, nous ayant engagé à reprendre cette question des rapports de l'oreille et de l'hystérie, nous avons examiné à ce point de vue tous les hystériques qui se présentaient à sa consultation des maladies nerveuses de l'Antiquaille ou qui se trouvaient dans son service.

Pour nous mettre complètement à l'abri de la « suggestion médicale », nous avons, dans la plupart des cas, pratiqué l'examen des oreilles et de l'audition de nos malades avant celui de leur sensibilité cutanée.

Cette étude est basée sur l'examen de 50 hystériques : nous nous sommes arrêté à ce chiffre, estimant qu'il était suffisant pour permettre des conclusions fermes.

Sur ces 50 cas, 29 fois, c'est-à-dire dans 58 pour 100 des cas, il existait des lésions tantôt très légères, tantôt assez marquées des deux oreilles : comme il était alors impossible de connaître exactement la part revenant à la lésion et celle qui était du ressort de la névrose, nous avons éliminé ces observations.

7 fois, c'est-à-dire dans 14 pour 100 des cas, la lésion était unilatérale, l'autre oreille étant saine.

14 fois enfin, les deux oreilles étaient absolument saines; il n'y avait pas non plus d'affection de la bouche, du nez ou du naso-pharynx pouvant retentir sur l'appareil auditif.

Ces chiffres montrent bien la fréquence des lésions auriculaires : ils nous permettent en effet de constater leur existence 36 fois sur 50 individus pris au hasard, dans 72 pour 100 des cas par conséquent.

Les observations suivantes se rapportent donc à des sujets ayant des oreilles absolument saines.

Nous les répartirons en deux catégories :

1° Malades ne présentant ni hémianesthésie ni hémihypoesthésie ;

2° Malades présentant de l'hémianesthésie ou de l'hémihypoesthésie.

N.-B.— Nos diagrammes ont été établis par rapport au temps normal de perception de nos divers diapasons calculé d'après la moyenne fournie par l'examen de 5 individus exempts de toute tare nerveuse ou auriculaire et dont l'âge variait entre dix-neuf et vingt-sept ans.

La montre, que nous avons employée, est entendue normalement à $1^{m}50$; nous donnons ici ce chiffre une fois pour toutes; nous ne le répéterons pas au cours de nos observations.

Les mots employés dans l'épreuve de la voix chuchotée étaient : hôpital, Paris, Lyon. Algérie, Tunis. tramway, cheval, photographie.

I. Hystériques ne présentant ni hémianesthésie ni hémihypoesthésie.

OBSERVATION I (personnelle).

(Service de M. Lannois).

Joseph M..., vingt ans, boulanger.

Antécédents héréditaires. — Mère très nerveuse, mais n'ayant jamais pris de crises.

Antécédents personnels. — Pas de syphilis ; léger alcoolisme. Première crise hystérique en mars 1900. Depuis lors, crises fréquentes avec grands mouvements, convulsions, etc. ; pas de morsure de la langue, ni d'émission involontaire d'urine.

Sensibilité cutanée. — Normale aux trois modes.

Sensibilité des muqueuses. — Normale aux trois modes.

Zones hystérogènes sus et sous-mammaires, testiculaires.

Hyperesthésie sur toute la paroi thoracique postérieure.

Pas de rétrécissement du champ visuel, ni de dyschromatopsie ; un peu de diplopie par instants, au dire du malade.

Goût normal.

Odorat : légèrement diminué à gauche.

Oreille. — Tympans normaux ; trompes libres ; pas d'affection du nez ni du naso-pharynx.

Sensibilité normale des deux côtés sur le pavillon, le conduit, le tympan.

Ni bourdonnements, ni vertiges, ni douleurs auriculaires. Pas d'agoraphobie. Orientation auditive normale.

Pas d'aura auditive ; mais les crises laissent fréquemmen après elles une surdité incomplète, durant environ une demi-heure et diminuant progressivement d'intensité.

Audition.

29 juillet 1900. — Montre O. D. = 0,30 ; O. G. = 0,35.

D. F. latéralisé à droite. Rinne + des deux côtés.

Les pressions centripètes suspendent l'audition du diapason. Bing + ; Corradi +.

2 août. — Montre O. D. = 0,50 ; O. G. = 0,40.

Le reste, *id.*

14 septembre. — Montre O. D. = 0,55 ; O. G. = 0,60.

D. V. et D. F. latéralisés à droite, perçus à gauche mais plus faiblement.

D. D. latéralisé à gauche, perçu à droite mais plus faiblement.

D. M. sur la mastoïde droite, entendu à droite et pas du tout à gauche.

D. M. sur la mastoïde gauche, entendu à gauche, mais encore mieux à droite.

Rinne + des deux côtés pour ut_2 et ut_3 et à droite pour ut_4, ut_5, ut_6.

Rinne — à gauche pour ut_4, ut_5, ut_6.

Ut_1 n'est perçu d'un côté comme de l'autre ni par voie ostéo-tympanique, ni par voie aérienne.

La réaction galvanique de l'acoustique est obtenue :

A 2 M. A. avec le pôle positif dans l'oreille droite ;

A 3 1/2 M. A. avec le pôle positif dans l'oreille gauche ;

A 1 M. A. avec le pôle négatif dans le conduit droit ;

A 3 M. A. avec le pôle négatif dans le conduit gauche.

Cette réaction est accompagnée de douleur très vive, de salivation et de bourdonnements.

24 décembre. — Le diapason ut_1, présenté pendant quelques minutes, détermine une hyperacousie douloureuse qui deviendrait hystérogène si on en prolongeait l'action ; le malade nous prie en effet de nous arrêter, car il sent, dit-il, « qu'il prendrait une crise ».

8 janvier 1901.

D. F. et D. D. latéralisés à gauche, perçus à droite, mais plus faiblement.

D. V. latéralisé à droite, perçu à gauche, mais plus faiblement.

D. M. latéralisé du côté où est faite l'application du diapason.

Perception cranio-tympanique

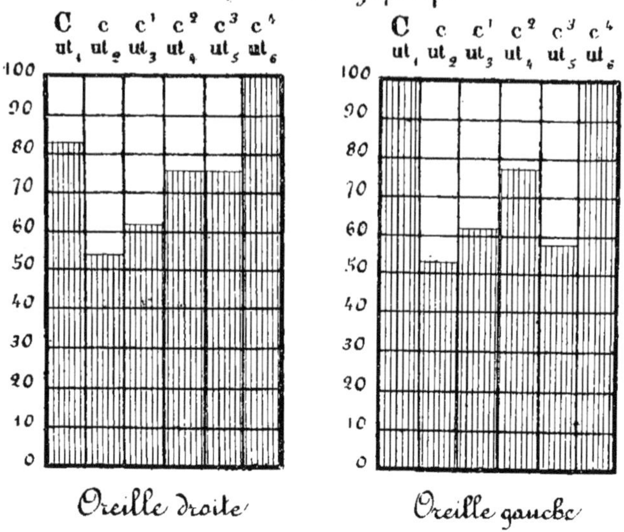

Perception aérienne

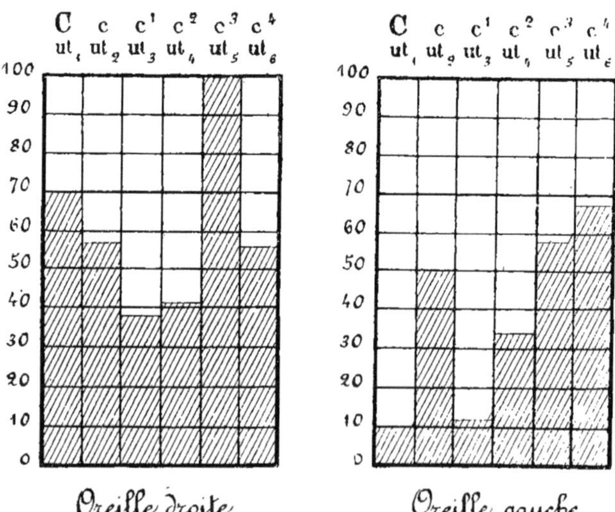

Obs. I. — 14 septembre 1900.

Sensibilité du pavillon, du conduit, du tympan, normale des deux côtés.

A la réaction galvanique, le pôle négatif étant placé dans l'oreille gauche, le pôle positif étant appliqué sur la nuque, à 1 M. A. le malade accuse une vive douleur ; à 4 M. A. il signale un bourdonnement intense et prend immédiatement une crise hystérique typique, qui dure près d'une demi-heure.

28 février. — Rinne + des 2 côtés pour ut_2 et ut_5, et à droite pour ut_1.

Rinne — des 2 côtés pour ut_3, ut_4, et ut_6, et à gauche pour ut_1.

3 avril. — Montre O. D. = 0,75 ; O. G. = 0,35.

D. F. et D. V. latéralisés à droite, perçus à gauche mais plus faiblement.

D. D. latéralisé à gauche, perçu à droite, mais plus faiblement.

Rinne + des deux côtés pour ut_5 et ut_6 ; à droite pour ut_2 ; à gauche pour ut_4.

Rinne — des 2 côtés pour ut_1 et ut_3 ; à droite pour ut_4 ; à gauche pour ut_2.

La sensibilité cutanée est toujours normale ; les autres symptômes ne se sont pas modifiés depuis les précédents examens.

OBSERVATION II (personnelle).

(Service de M. Lannois).

Mlle Anna C..., vingt-trois ans.

Antécédents héréditaires. — Mère nerveuse.

Antécédents personnels — A quatorze ans la malade eut pendant un an une surdité qui l'empêchait d'aller à l'école. Survenue brusquement, cette surdité était accompagnée de céphalée et de bourdonnements ; elle fut absolue pendant deux heures ; puis se succédèrent des améliorations et des rechutes. Guérison à la suite de l'application de topiques sur la nuque.

Jusqu'à dix-huit ans, la malade n'eut plus de bourdonnements ; son audition resta bonne.

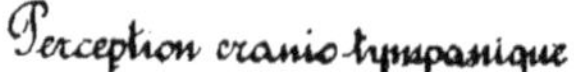

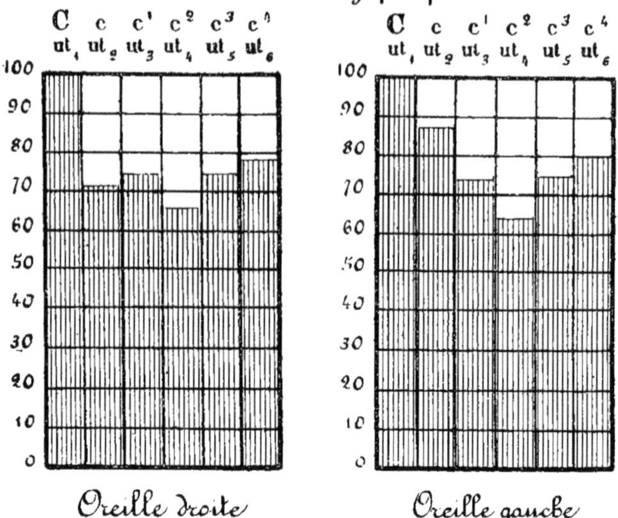

Perception aérienne

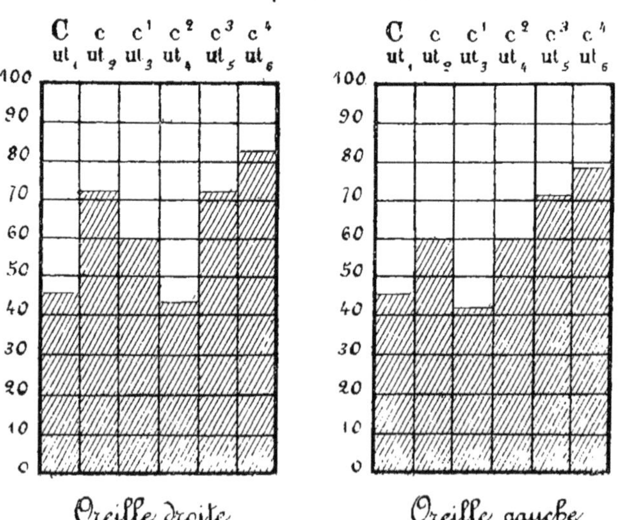

Obs. I. — 3 avril 1901.

A cette époque, bourdonnements légers et anémie traitée à l'hôpital Saint-Pothin.

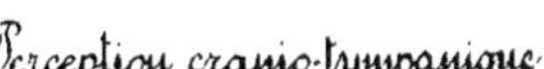

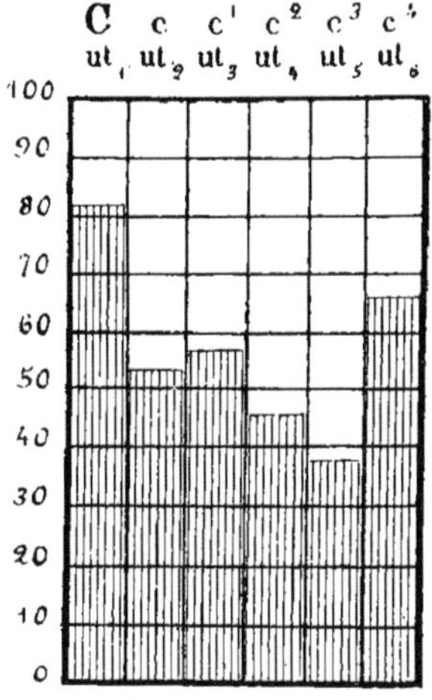

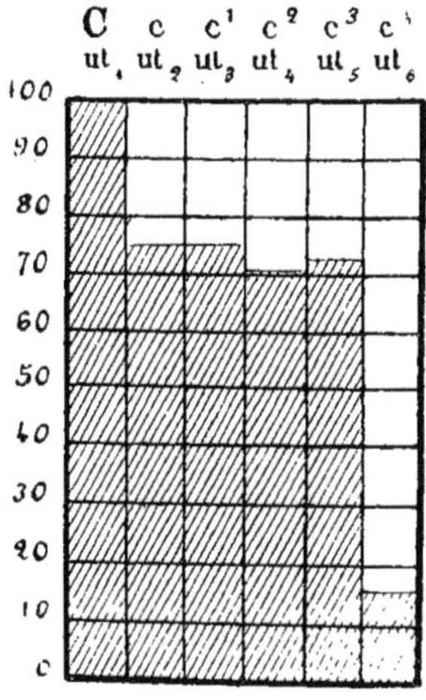

OBS. II. — 1er août 1900.

En 1896, la malade fut traitée pour des crises hystériques, qui disparurent sous l'influence du traitement.

En 1899, reprises des crises hystériques et des bourdonnements.

Actuellement (1er août 1900), douleurs vives dans la moitié gauche du thorax ; sensation de boule ; crises d'hystérie ; crachements de sang sans signes pulmonaires, etc...

Sensibilité cutanée : Normale des deux côtés.

Zones hystérogènes sus-mammaire gauche, sous-mammaire droite ; interscapulaire, ovarienne gauche.

Sensibilité des muqueuses normale.

Goût, odorat normaux.

Oreille : Tympan gauche, normal ; tympan droit : légère bride cicatricielle en arrière du manche.

Symptômes subjectifs : Depuis un an et demi les bourdonnements persistent à intervalles plus ou moins fréquents (tous les deux ou trois jours). Vertiges et titubation simulant l'ivresse.

La malade ne peut traverser les ponts quand elle est seule ; elle est, à la vue de l'eau, prise de sueurs froides et de vertiges.

Orientation auditive normale.

Montre. . O. D. = 0m80.

— O. G. = 0m70.

Voix chuchotée > 5 mètres des deux côtés.

Weber latéralisé à gauche. Rinne + des deux côtés.

Les pressions centripètes suppriment l'audition du diapason.

Bing + Corradi +.

24 octobre. — Mêmes constatations que ci-dessus.

OBSERVATION III (personnelle).

(Service de M. Lannois).

Mlle Adélaïde F..., quarante-trois ans.

Antécédents héréditaires. — Mère nerveuse.

Antécédents personnels. — Un peu nerveuse depuis l'âge de trente ans.

25 août 1900. — A la suite d'une frayeur, crise de tremblement d'un quart d'heure.

Quelques jours après, début de la chorée actuelle à la vue d'une jeune fille atteinte de cette affection.

Etat actuel (3 novembre 1900) : Chorée typique.

Sensibilité cutanée normale ; un peu d'hyperesthésie de la région des seins.

Sensibilité des muqueuses, normale.

Pas de rétrécissement du champ visuel ; ni dyschromatopsie, ni diplopie.

Goût normal.

Odorat normal à droite, diminué à gauche.

Oreille : tympans normaux, trompes libres.

Sensibilité normale. Ni bourdonnements, ni vertiges, ni douleurs auriculaires. Orientation auditive normale.

Audition : Montre. . . . O. D. = 0^m50.

— . . . O. G. = 0^m60.

Voix chuchotée > 5 mètres.

Weber latéralisé à droite. Rinne + des deux côtés.

Les pressions centripètes suppriment l'audition du diapason.

Bing + Corradi +.

La réaction galvanique est obtenue avec 7 M. A. des deux

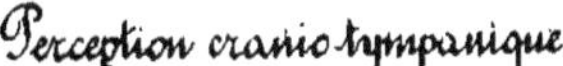

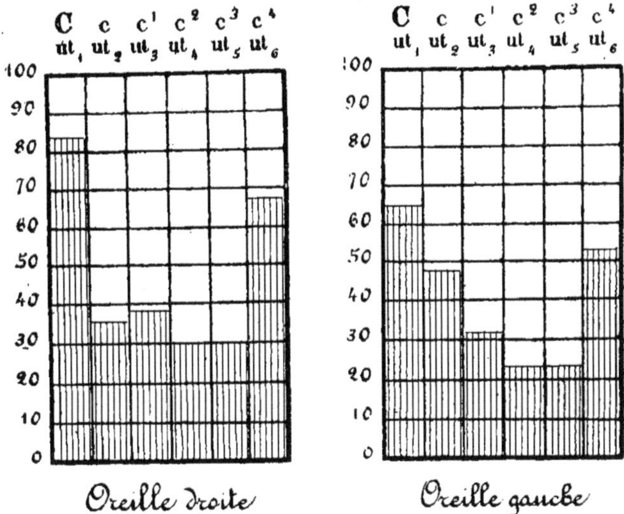

Perception aérienne

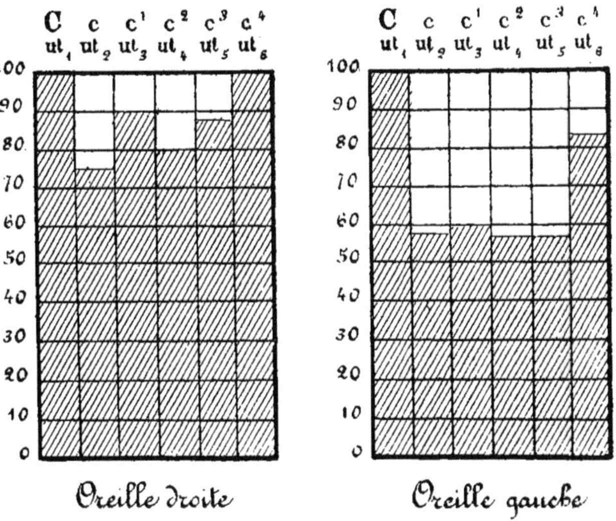

Obs. III. — 25 août 1900.

côtés ; elle est accompagnée d'une sensation douloureuse de piqûre et de salivation.

OBSERVATION IV (personnelle).

(Service de M. Lannois).

Mme Marie G..., trente-quatre ans.

Antécédents héréditaires: mère morte à Bron ; une sœur nerveuse.

Antécédents personnels : crises hystériques depuis longtemps et fréquentes, beaucoup moins depuis deux ans. Actuellement (18 décembre 1900) :

Sensibilité cutanée normale, pas de zone hystérogène ;

Sensibilité des muqueuses normale sauf sur les conjonctives, qui présentent de l'anesthésie.

Oreilles. — Tympans normaux, trompes libres.

Sensibilité du pavillon, du conduit normale.

Symptômes subjectifs : vertiges assez fréquents ; pas de bourdonnements.

Audition : montre = $1^m,50$ des deux côtés.

Voix chuchotée > 5^m.

Orientation auditive normale.

Pas de latéralisation du Weber. Rinne + des deux côtés sauf pour ut_1 Les pressions centripètes diminuent l'audition du diapason.

Bing — Corradi +.

OBSERVATION V (personnelle).

(Service de M. Lannois).

Mlle Marie D.., vingt-huit ans, ourdisseuse.

Antécédents héréditaires. — Mère nerveuse.

Antécédents personnels. — Nervosisme, crises de larmes, ter-

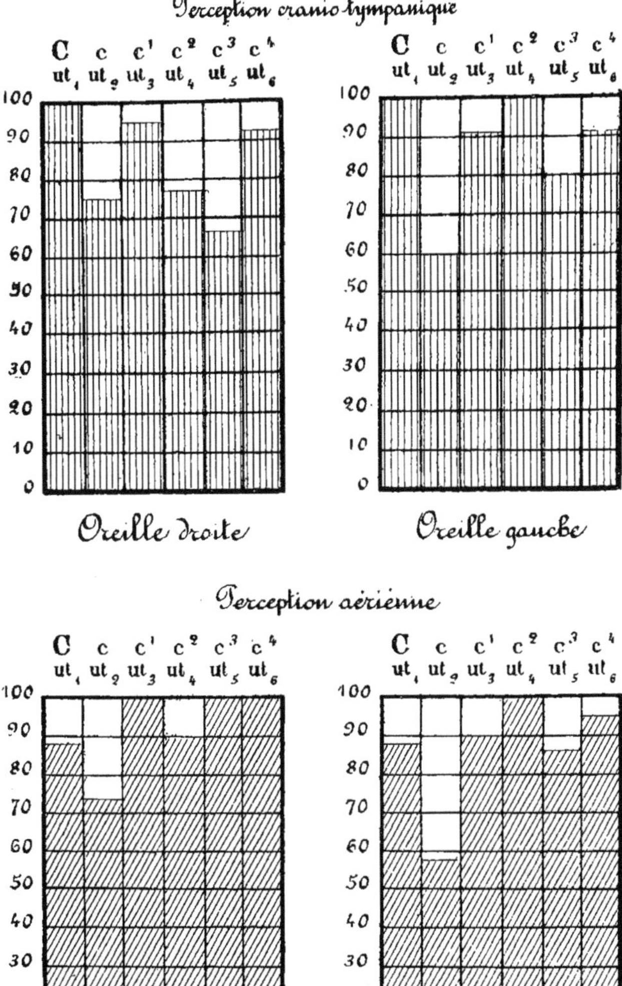

Obs. IV. — 18 décembre 1900.

reurs nocturnes depuis l'enfance. Pas d'alcoolisme, pas de syphilis.

En mai, 1900, première crise hystérique à la suite d'une frayeur ; plusieurs crises par jour pendant le mois suivant.

De juillet à octobre les crises cessèrent; la malade se croyait guérie.

En octobre 1900, deux nouvelles crises à l'occasion de quintes de toux.

État actuel (11 décembre 1900) : à la suite d'un accès de toux spasmodique, la malade émet une série de sons gutturaux suivis d'un cri strident ; en même temps elle lève les bras et rejette la tête en arrière comme en extase ; cet état dure une à deux minutes, mais se reproduit jusqu'à près de cinquante fois par jour. Pas de perte de connaissance, ni d'hallucination.

La compression des ovaires et la constriction de la région du larynx arrêtent instantanément les crises.

Sensibilité cutanée : sensibilité tactile et thermique normale des deux côtés ; sensibilité profonde diminuée des deux côtés.

Zones hystérogènes ovariennes et sus- et sous-mammaires droites.

Sensibilité des muqueuses : diminuée à la conjonctive, à la cornée et au pharynx ; normale ailleurs.

Ni rétrécissement du champ visuel, ni diplopie, ni dyschromatopsie.

Odorat et goût normaux.

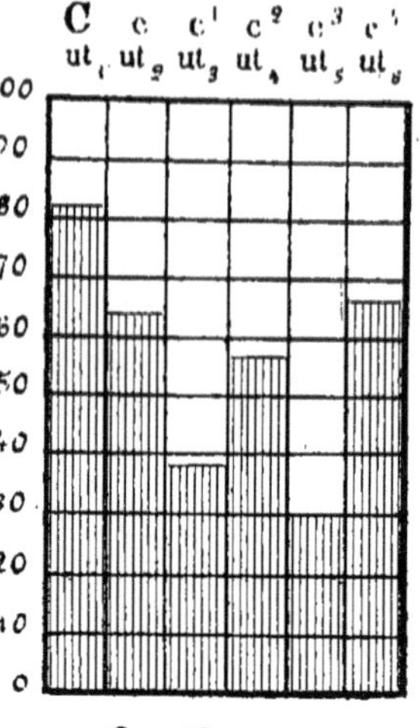

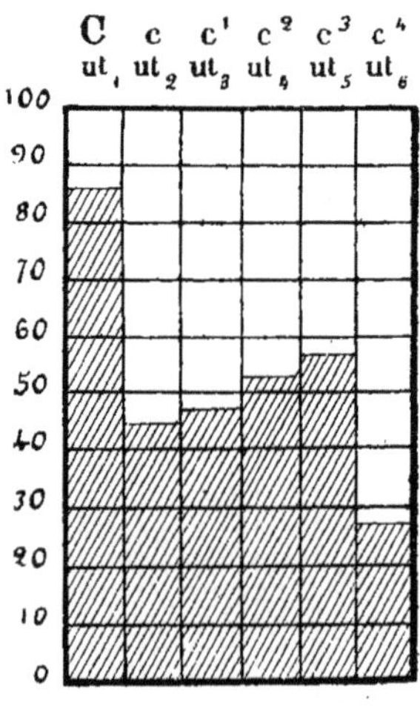

Obs. V. — 11 décembre 1900.

Oreille. — A droite tympan; normal à gauche, épaississement généralisé de tout le segment postérosupérieur. (Nous ne nous occuperons donc pas de l'audition de cette oreille.)

Trompes libres; pas d'affection du nez ni du naso-pharynx.

Ni bourdonnements, ni vertiges, ni douleurs auriculaires ; pas d'agoraphobie.

Sensibilité normale des deux côtés sur le pavillon, le conduit, le tympan.

Ni zones hystérogènes, ni points hyperesthésiques.

Audition. — Montre O. D. = 0,65 (O.G. = 0,05).

Voix chuchotée O. D. = 2m50

D.V. un peu mieux entendu à droite. Rinne + des deux côtés.

Les pressions centripètes diminuent l'audition du diapason.

Bing + ; Corradi +.

OBSERVATION VI (personnelle).

(Service de M. Lannois).

Claudius N..., douze ans.

Cet enfant était entré fin janvier 1901 à la Charité (salle Sainte-Aline) dans le service de M. Audry [1], pour une hémiparalysie droite survenue à la suite d'une frayeur.

L'hémiparalysie s'était bientôt transformée en hémiparésie avec participation de la face.

Anesthésie à la piqûre sur toute la face et tout le membre supérieur droit, de la racine au poignet ; on peut traverser la peau sans provoquer de douleur et sans faire saigner. La sensibilité est normale sur la main.

L'enfant aurait eu, pendant sa paralysie, de la diplopie et de l'amblyopie droite.

[1] Nous prions M. Audry d'accepter nos remercîments pour l'obligeance avec laquelle il nous a permis d'examiner ce malade; nous remercions également notre ami Tolot, interne du service, des renseignements qu'il nous a fournis à son sujet.

Le 2 février 1901, nous examinons ce malade : la parésie et l'anesthésie ont complètement disparu

Sur les muqueuses la sensibilité est normale et égale des deux côtés.

Odorat et goût normaux.

Pas de rétrécissement du champ visuel.

Oreille: Tympan droit normal; sur le tympan gauche, trace légère de cicatrice en bas et en avant.

Trompes libres ; pas d'affection du nez, ni du naso-pharynx.

Sensibilité normale des deux côtés sur le pavillon, le conduit, le tympan.

Ni bourdonnements, ni vertiges, ni douleur auriculaire. Pas d'agoraphobie.

Audition.— Montre : O. D. = 1,60 ; O. G. = 1,50.

Voix chuchotée > 5 mètres des deux côtés.

Pas de latéralisation du Weber. Rinne + des deux côtés.

Les pressions centripètes suppriment l'audition du diapason des deux côtés. Bing + ; Corradi +.

14 février. — L'enfant, qui avait quitté le service de M. Audry, se présente à nouveau ; depuis quelques jours il a tous les matins de l'hémiplégie droite avec sensation d'augmentation de volume des membres droits et de la moitié droite de la face.

Le 25 février, il rentre à la Charité et sa mère écrit à M. Audry la lettre suivante : « Dimanche

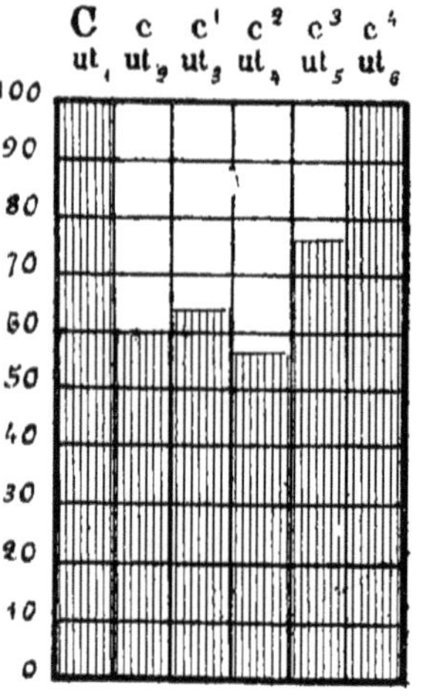

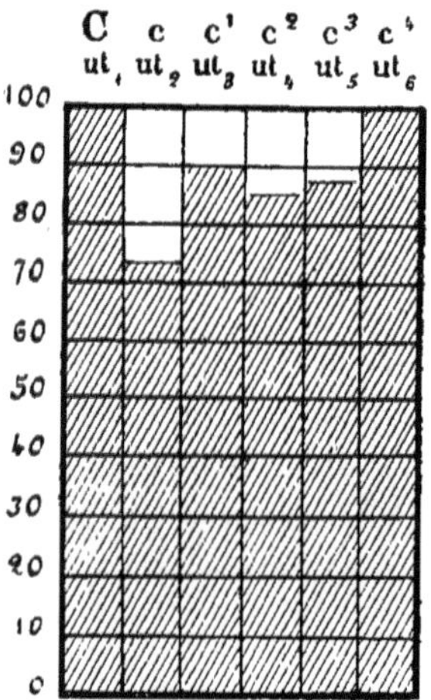

Obs. VI. — 2 février 1901.

(24 février) à midi et demi il n'a presque pas mangé, il ne voyait pas clair, ensuite le côté gauche a été complètement paralysé, la jambe droite aussi, il avait bien mal à la tête, il ouvrait la bouche en tirant la langue. Il n'entend ni ne voit du côté endormi, il avait mal au cœur, il étouffait. A 3 heures il s'endort ; à 3 h. 1/2 il a bien de la fièvre ; à 4 h. 1/4 encore un peu ; il est altéré, je lui donne du lait ; à 4 h. 1/2 il va bien. » Des renseignements complémentaires fournis par la mère, il résulte que l'enfant avait aussi de l'anesthésie des parties paralysées ; sa mère le pinçait sans qu'il manifestât aucune réaction.

Perception cranio-tympanique

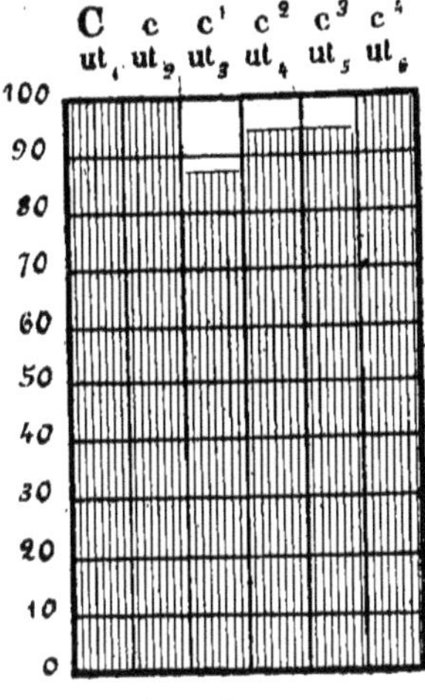

Oreille droite

Perception aérienne

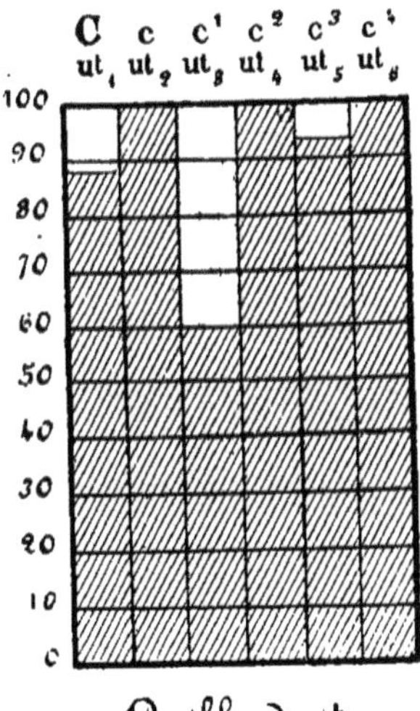

Oreille droite

Obs. VI. — 11 mars 1901.

A son entrée à la Charité, paralysie et anesthésie ont disparu depuis la veille et ne se sont pas reproduites.

Désirant vérifier l'apparition de cette hémisurdi-cécité signalée par la mère, mais à laquelle il manque un contrôle médical, nous demandons à M. Audry l'autorisation d'emmener avec nous cet enfant dans le service de notre maître M. Lannois ; avec une bonne grâce, dont nous ne saurions trop le remercier, M. Audry y consent. Nous pensions pouvoir surprendre une ou plusieurs de ces crises, qui semblaient être fréquentes, mais dont l'apparition était des plus irrégulières.

Mais le changement de milieu produisit sur le petit malade un effet que, dans l'espèce, nous n'aurions pas désiré si prompt : après un séjour d'un mois et demi dans le service des enfants nerveux de l'Antiquaille, il fut rendu à sa famille complètement, guéri et sans avoir présenté jamais ni paralysie, ni anesthésie, ni aucun autre symptôme nerveux.

Les diagrammes ci-joints donnent l'état de sa perception osseuse et aérienne pour l'oreille droite au 11 mars ; le tympan gauche présentant une légère trace de cicatrice, nous ne tiendrons pas compte de l'audition de ce côté.

OBSERVATION VII (personnelle).

(Service de M. Lannois).

Mme Julie C..., trente-huit ans.

Antécédents héréditaires. — Mère hystérique.

Antécédents personnels. — Éthylisme léger. Pas de syphilis ; début de l'affection actuelle il y a un an et demi, à la suite d'une dispute et de surmenage.

État actuel (6 février 1901) : Sensation de boule, de constriction épigastrique ; palpitations, nervosisme intense.

Sensibilité cutanée. — Hypoesthésie aux trois modes, au membre supérieur droit et à la moitié droite de la face.

Sensibilité normale des deux côtés au tronc et aux membres inférieurs.

Zones d'hyperesthésie sus-mammaire droite, sous mammaire gauche, ovarienne droite et gauche. Pas de zone hystérogène.

Sensibilité des muqueuses. — Normale.

Œil. — Pas de rétrécissement du champ visuel ; ni dyschromatopsie, ni diplopie.

Odorat normal des deux côtés.

Goût. — Le sucre n'est pas senti à droite ; sensibilité normale à gauche.

Oreille. — Tympans normaux, trompes libres.

Symptômes subjectifs. — Depuis le début de l'affection, la

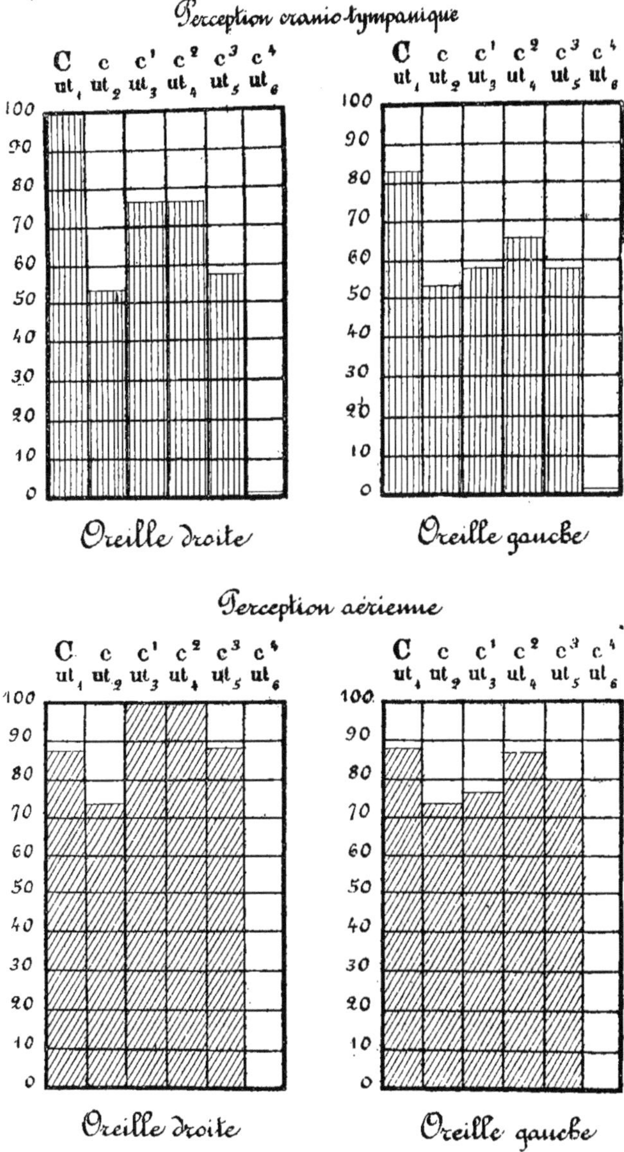

Obs. VII. — 6 février 1901.

malade a chaque jour des bourdonnements et des vertiges, souvent accompagnés de sueurs froides. Elle fait passer ses vertiges en se comprimant le front. Pas de titubation. Ces symptômes avaient presque complètement disparu, il y a une dizaine de mois, sous l'influence du traitement général. Ils se sont reproduits il y a deux mois à la suite d'une chute accidentelle. Ils persistent depuis lors et sont accompagnés de céphalée violente.

Audition. — Montre : O. D. = o m. 40.
— — O. G. = o m. 20.
Voix chuchotée > 5 mètres des deux côtés.
Orientation auditive normale.
Pas de latéralisation du Weber.
Rinne + des deux côtés.
Bing +, Corradi +.
Les pressions centripètes suspendent l'audition du diapason.

OBSERVATION VIII (personnelle).

(Service de M. Lannois).

Mme Marguerite C..., trente-deux ans.

Rien à signaler dans les antécédents héréditaires.

La malade a toujours été très nerveuse, mais c'est surtout depuis huit ans que son état nerveux s'est exagéré à la suite de contrariétés diverses. Elle a fréquemment des sensations de constriction thoracique, des douleurs erratiques, etc. ; elle n'aurait jamais présenté de crise hystérique vraie : elle se contente « de se détendre les nerfs » en cassant sa vaisselle.

30 mars 1901. — *Sensibilité cutanée.* — Hypoesthésie aux membres supérieur et inférieur droit et dans la moitié droite du tronc.

Sur la face, la sensibilité est normale et égale des deux côtés.

Sensibilité des muqueuses. — Très diminuée des deux côtés à la conjonctive, à la cornée, au pharynx ; normale au nez et dans la bouche.

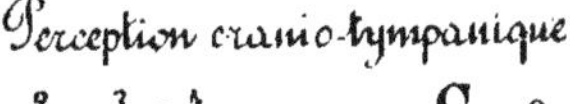

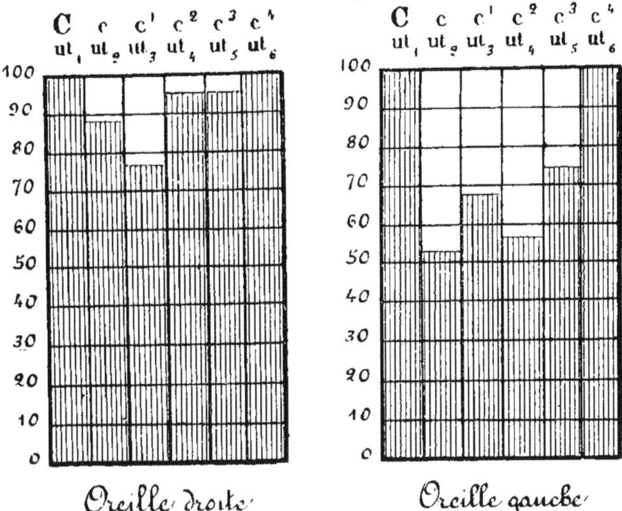

Perception aérienne

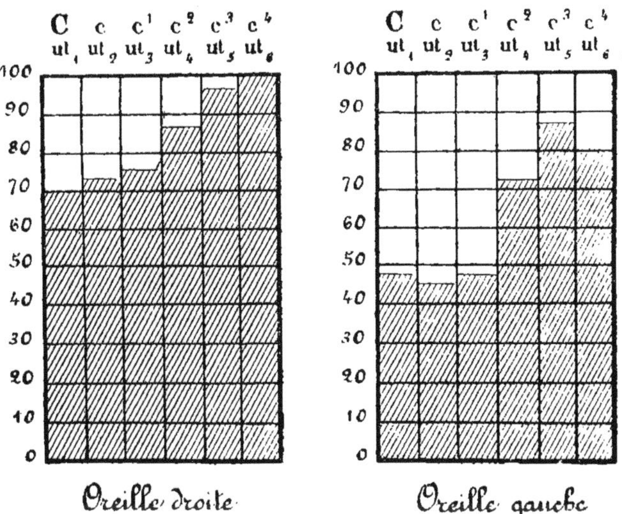

Obs. VIII. — 30 mars 1901.

Pas de zones hystérogènes.

Ni rétrécissement du champ visuel, ni diplopie, ni dyschromatopsie.

Goût et odorat normaux et égaux des deux côtés.

Oreilles. — Tympans normaux, trompes libres.

Pavillon, conduit, tympan normalement sensibles des deux côtés.

Ni bourdonnements, ni vertiges, ni douleurs auriculaires. Pas d'agoraphobie. Orientation auditive normale.

Audition. — Montre : O. D. = 1,20 ; O. G. = 0,70.

Voix chuchotée > 5 m. des deux côtés.

Acoumètre de Politzer > 5 m. des deux côtés.

Pas de latéralisation du Weber ; Rinne + des deux côtés pour ut_2, ut_3, ut_4, ut_5.

Rinne — des deux côtés pour ut_1 et ut_6.

Les pressions centripètes diminuent l'audition du diapason.

Bing + ; Corradi +.

Voir au chapitre du Vertige de Ménière hystérique l'observation XX (Joséphine M..., vingt ans).

II. **Hystériques présentant de l'hémianesthésie ou de l'hémihypoesthésie.**

OBSERVATION IX (personnelle).

(Service de M. Lannois.)

Mlle Philomène V..., vingt-trois ans. Rien de spécial dans les antécédents héréditaires.

Antécédents personnels : Terreurs fréquentes dans l'enfance. En mars 1899, à la suite d'une grande frayeur, perte de connaissance d'une heure ; douleurs dans la tête et le côté droit ; parésie du membre supérieur droit ; disparition de la parésie en mai; réapparition il y a deux mois.

Etat actuel (7 septembre 1900), hémiparésie droite avec participation de la face.

Sensibilité cutanée : diminuée aux trois modes au membre inférieur droit et dans la moitié droite de l'abdomen et de la face ; analgésie presque absolue au membre supérieur droit et dans la moitié droite du thorax.

Muqueuses : sensibilité normale sur la cornée et la conjonctive, très diminuée au pharynx.

Zones hystérogènes ovariennes et mammaire droite : hyperesthésie de la région dorso-lombaire.

Champ visuel normal.

Goût et odorat normaux des deux côtés.

Oreille : tympans normaux, trompes libres ; pas d'affection du nez ou du naso-pharynx.

Montre. . . . . O. D. = 1,05
— — O. G. = 1,30

Voix chuchotée > 5 m. des deux côtés.

Orientation normale. Pas de troubles subjectifs.

Pas de latéralisation du Weber. Rinne + des deux côtés.

Les pressions centripètes diminuent l'audition du diapason.

Bing + ; Corradi +.

OBSERVATION X (personnelle).

(Service de M. Lannois).

Marius V..., vingt-cinq ans, manœuvre.

Antécédents héréditaires. — Le père et la mère du malade prenaient des crises analogues à celles de leur fils.

Antécédents personnels. — Nerveux, violent dès l'enfance. Pas d'alcoolisme ; pas de syphilis.

Première crise à l'âge de sept ans à la suite d'une frayeur ; le malade sentit alors une boule lui monter à la gorge, il perdit

Perception cranio-tympanique

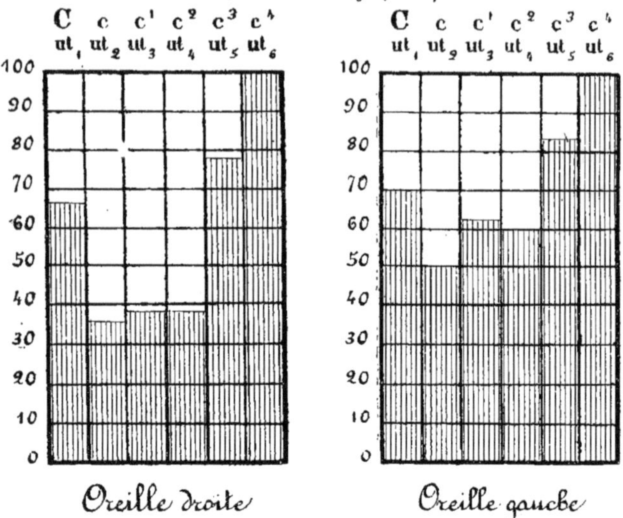

Perception aérienne

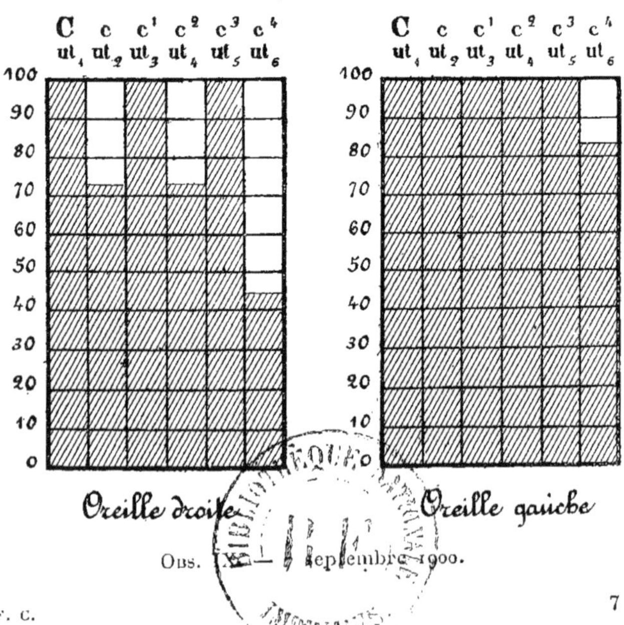

Obs. IX. — Septembre 1900.

connaissance et eut une crise avec grands mouvements, arc de cercle, etc.

Un an après, deuxième accès, depuis lors, les crises sont très fréquentes.

8 janvier 1901.

Sensibilité cutanée. — Hémihypoesthésie droite.

Sensibilité des muqueuses. — Normale des deux côtés.

Zones hystérogènes aux deux testicules, à la région sous-mammaire droite, aux deux régions pseudo-ovariennes.

Rétrécissement concentrique du champ visuel à droite ; ni diplopie, ni dyschromatopsie.

Odorat et goût diminués des deux côtés.

Oreille. — Tympans normaux ; trompes libres. Pas d'affections du nez ni du naso-pharynx.

Sensibilité du pavillon et du conduit cartilagineux diminuée à droite, normale à gauche. Conduit osseux et tympan normalement sensibles des deux côtés.

Pas de zones hystérogènes ni de points hyperesthésiques.

Ni bourdonnements, ni vertiges, ni douleurs auriculaires ; pas d'agoraphobie.

Audition. — Montre : O. D. = 0,40 O. G. = 0,45.
Voie chuchotée : O. D. = 1,70 O. G. = 1,80.
Acoumètre de Politzer : O. D. = 1,40 O. G. = 1,20.

D. F. latéralisé à droite, faiblement perçu à gauche.

D. V. et D. D. latéralisés à gauche, faiblement perçus à droite.

D. M. entendu du côté de l'application.

Rinne +.

Les pressions centripètes suppriment l'audition.

Bing + ; Corradi —.

12 janvier 1901 —.

Id, sauf sur les points suivants :

Montre : O. D. = 0,40 O. G. = 0,40.

Voix chuchotée : O. D. = 1,60 O. G. = 2 m.

D. F., D. V., D. D. pas latéralisés.

Rinne + à droite pour ut_2, ut_4, ut_5 ; à gauche pour ut_3 et ut_4.

Perception cranio-tympanique

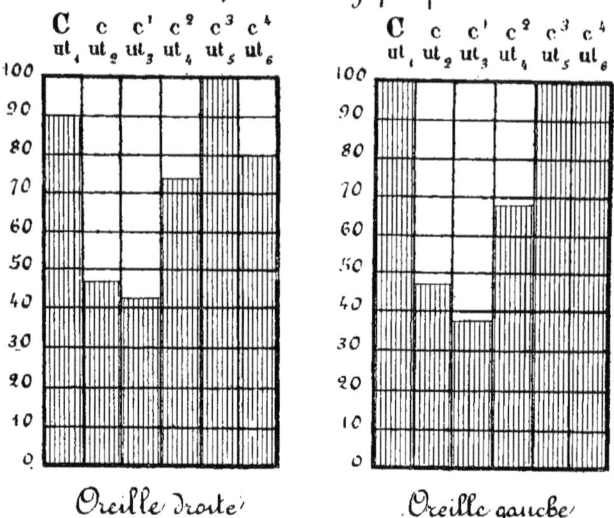

Perception aérienne

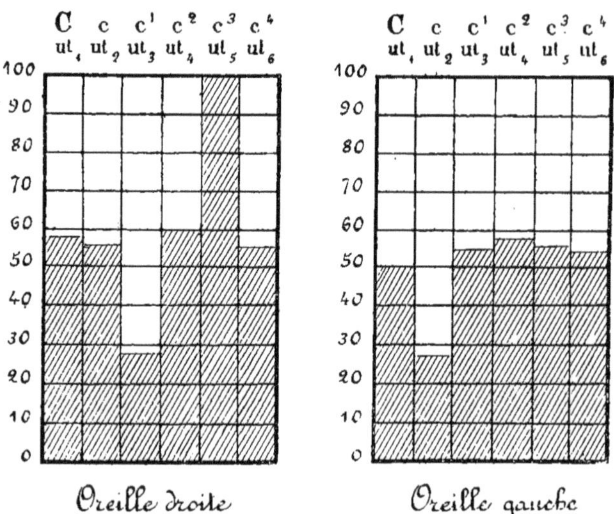

Obs. X. — 12 janvier 1901.

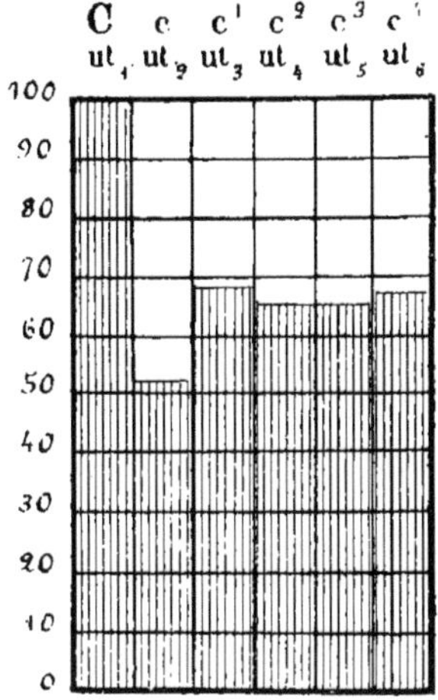

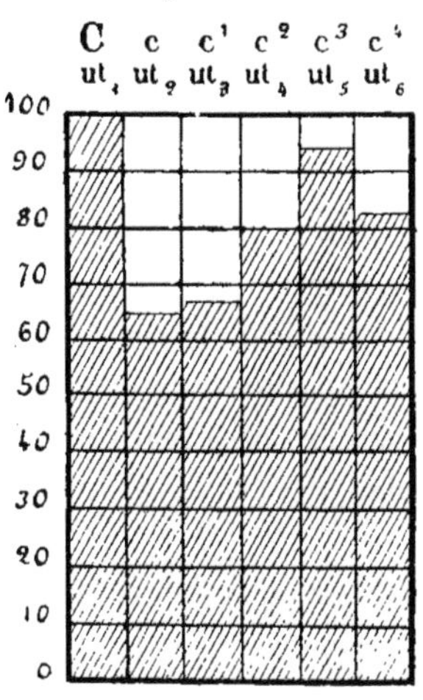

Obs. XI. — 5 février 1901.

Rinne — pour le reste.

A l'épreuve d'Alt, le malade entend sa voix à gauche.

Corradi —.

OBSERVATION XI (personnelle).

(Service de M. Lannois.)

M. Honoré B.., vingt-sept ans.— Rien de spécial dans les antécédents héréditaires ni personnels.

Première crise hystérique en mai dernier à la suite d'ennuis ; seconde crise, il y a sept jours.

Etat actuel (5 février 1901).

Sensibilité cutanée. — Hémianesthésie gauche.

Muqueuses. — Hypoesthésie gauche sur la bouche, la langue et la conjonctive ; au nez, sensibilité normale des deux côtés, ainsi qu'à la cornée et au pharynx.

Rétrécissement du champ visuel à gauche.

Goût normal à droite, très diminué à gauche (le sel est pris pour de la poudre de riz).

Odorat légèrement plus fort à droite.

Oreille. — Tympan droit normal ; à gauche tympan enfoncé ; sclérose légère.

Symptômes subjectifs. — Ni bourdonnements, ni vertiges ; quelquefois sensation de corps étrangers sur le pavillon ; orientation auditive normale.

Sensibilité. — Pavillon : anesthésie à gauche.

Conduit auditif externe et tympan : Sensibilité normale et égale des deux côtés.

Audition : Montre O. D. = $0^{m}85$. O. G. = $0^{m}80$.

Voix chuchotée : > 5^{m}.

Weber légèrement latéralisé à droite. Rinne + des deux côtés.

Les pressions centripètes diminuent l'audition du diapason Bing + ; Corradi +.

OBSERVATION XII (personnelle).

(Service de M. Lannois).

Joseph Cl., cultivateur, vingt ans.

Antécédents héréditaires. — Père et mère en bonne santé ; celle-ci aurait eu des crises de nerfs dans sa jeunesse.

Antécédents personnels. — Nervosvisme depuis l'enfance. Un peu d'alcoolisme ; pas de syphilis.

Première crise hystérique en décembre 1899 : sensation de constriction au niveau de la région testiculaire, puis constriction épigastrique et boule. Perte de connaissance, grands mouvements en arc de cercle. Ni émission d'urine, ni morsure de la langue. La crise dura une heure et demie et fut suivie de céphalée violente. Une crise par semaine, de décembre 99 à mai 1900 ; quatre crises seulement depuis cette époque.

Etat actuel (13 mars 1901) :

Sensibilité cutanée. — Hémihypoesthésie nette à droite aux trois modes. Zones hyperesthésiques aux testicules.

Sensibilité des muqueuses. — Diminuée à droite et normale à gauche, au nez, à la bouche, sur la langue, sur la cornée diminuée au pharynx et à la conjonctive des deux côtés.

Perception cranio-tympanique

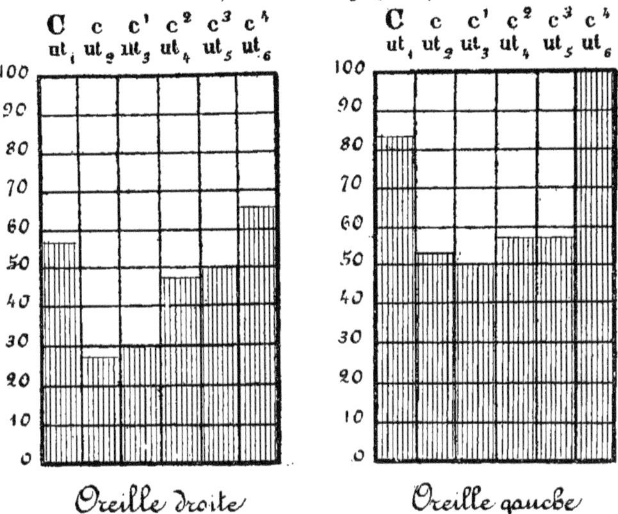

Perception aérienne

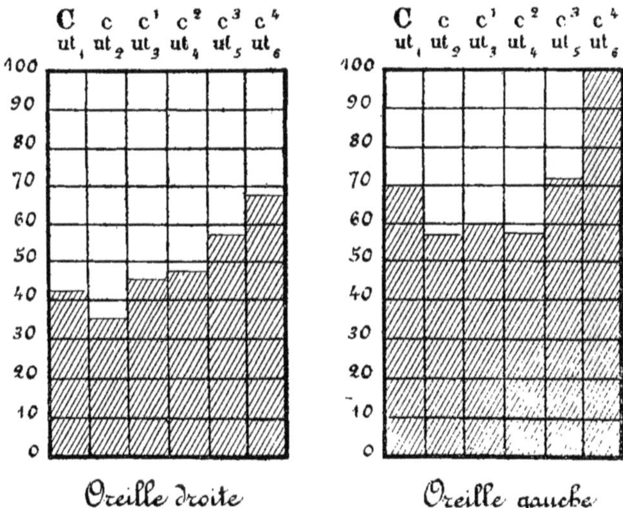

Obs. XII. | 13 mars 1901.

Ni rétrécissement du champ visuel, ni diplopie, ni dyschromatopsie.

Odorat : nettement diminué à gauche ; normal à droite.

Goût : très obtus des deux côtés ; un peu plus faible à droite.

Oreille. — Tympans normaux ; trompes libres ; pas de lésion du nez ni du naso-pharynx.

Sensibilité du pavillon et du conduit cartilagineux diminuée à droite, normale à gauche.

Sensibilité du conduit osseux et du tympan normale des deux côtés. Pas de zones hystérogènes ni de points hyperesthésiques. Ni bourdonnements, ni vertiges, ni douleurs auriculaires. Pas d'agoraphobie.

Audition : Montre O. D. = 0,80 O. G. = 1,50
Voix chuchotée O. D. = 2,50 O. G. > 5m

D. V. perçu davantage à gauche. Rinne + des deux côtés.

Les pressions centripètes suppriment l'audition du diapason. Bing + ; Corradi +.

28 mars. — Le malade prend une crise hystérique de trois quarts d'heure, avec arc de cercle, etc.

2 avril. — Le malade se plaint d'une vive douleur dans l'oreille gauche ; la sensibilité est normale sur le pavillon, sur le conduit et le tympan : c'est « dans l'oreille » que le malade souffre. Aucune cause d'ailleurs d'otalgie du côté des dents, du naso-pharynx, etc.

Ni le tympan ni le conduit ne présentent de trace d'inflammation Pas de douleurs du côté de la mastoïde. Nous prescrivons des instillations journalières d'huile mentholée, simplement à titre suggestif ; nous prévenons de plus le malade que ses douleurs auriculaires disparaîtront bientôt sous l'action de ce traitement.

5 avril. — Les douleurs ont beaucoup diminué.

9 avril. — Elles ont complètement disparu, mais le malade se plaint de sentir son oreille gauche « bouchée ». Nous lui affirmons que nous allons immédiatement le guérir au moyen de

l'électricité. Nous employons le courant galvanique, le pôle positif sur la nuque et le pôle négatif au méat auditif : à 7 M. A. notre malade perçoit une sensation sonore et déclare son oreille « débouchée ».

OBSERVATION XIII (personnelle).

(Service de M. Lannois.)

Mlle Joséphine H..., vingt ans, couturière.

Rien d'intéressant à signaler dans les antécédents héréditaires.

Antécédents personnels. — Nervosisme et mouvements choréiformes intermittents depuis l'âge de douze ans.

Aggravation de l'état nerveux à l'époque de l'établissement de la menstruation (16 ans) ; métrorragies fréquentes.

Il y a deux ans, 3 crises hystériques par jour, pendant six jours ; ni morsure de la langue, ni incontinence d'urine. Depuis lors, plus de grandes crises jusqu'en juin 1900.

Dans cet intervalle, assez fréquemment, sensation d'étouffement avec tendances syncopales.

Vers le 13 juin, à la suite de métrorragies abondantes, apparition d'une chorée hystérique revenant par crises.

20 juillet 1900. — *Sensibilité cutanée.* — La sensibilité, au contact, est normale des deux côtés ; la sensibilité à la piqûre est également diminuée des deux côtés ; sensibilité thermique normale.

Sensibilité des muqueuses. — Normale partout, sauf à la conjonctive où elle est diminuée des deux côtés.

Zones hystérogènes ovariennes, sus et sous-mammaires, et dans la région dorso-lombaire. Hyperesthésie du cuir chevelu, surtout à gauche.

Champ visuel légèrement rétréci à gauche ; ni diplopie ni dyschromatopsie.

Perception cranio-tympanique

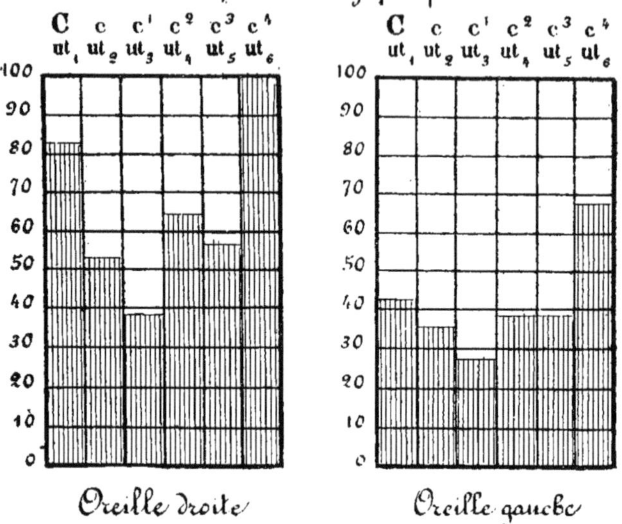

Perception aérienne

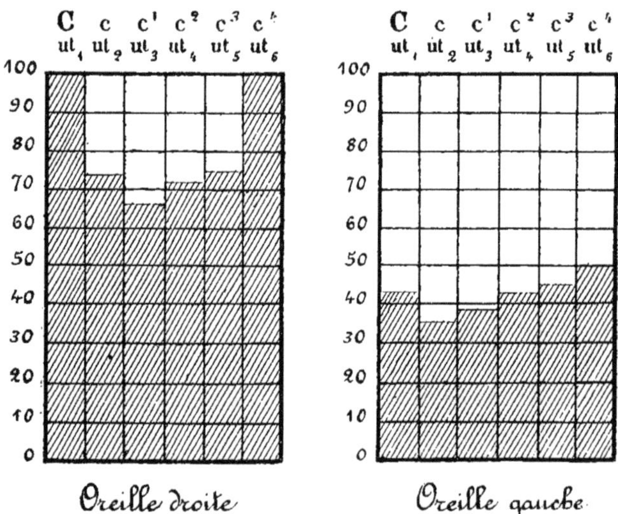

Obs. XIII. — 20 juillet 1900.

Goût et odorat diminués à gauche.

Oreilles. — Tympans normaux, trompes libres ; pas d'affection du nez ni du naso-pharynx.

Ni bourdonnements, ni vertiges, ni douleurs du côté de l'oreille. Pas d'agoraphobie.

Orientation auditive normale.

Sensibilité du pavillon très diminuée des deux côtés à la piqûre, la malade ne sent qu'une piqûre sur deux ou trois.

Sensibilité du conduit cartilagineux et osseux et du tympan, normale.

Montre : 1,20 des deux côtés.

D. V. latéralisé à droite, perçu à gauche, mais plus faiblement.

Rinne + des deux côtés.

Les pressions centripètes diminuent l'audition du diapason.

Bing + ; Corradi +.

La réaction galvanique de l'auditif est obtenue :

A 2 1/2 M. A. avec le pôle négatif dans l'oreille droite.

A 3 M. A. avec le pôle négatif dans l'oreille gauche.

8 mars 1901. — La malade, guérie de sa chorée, avait quitté le service le 28 octobre ; elle rentre actuellement avec des phénomènes de paraplégie hystérique des membres inférieurs.

Sensibilité cutanée ; hémihypoesthésie droite très nette.

Sensibilité des muqueuses : normale des deux côtés.

Champ visuel légèrement rétréci.

Goût presque nul à gauche, normal à droite.

Odorat diminué à gauche, normal à droite.

Oreille : Hyperesthésie du pavillon droit ; conduits et tympans des deux côtés et pavillon gauche normalement sensibles.

Montre O. D. = 1 m. 60 ; O. G. = 0 m. 70.

Voix chuchotée O. D. = 3 mètres ; O. G. = 2 m. 50.

D. V., D. F., D. D. latéralisés à droite.

Rinne + des deux côtés pour tous les tons, sauf à gauche où il est négatif pour ut_6.

3 avril 1901. — Montre : O. D. = 1m.60 ; O. G. = 1m.50.

Voix chuchotée : O. D. > 5 mètres ; O. G. = 4m 50.

Perception cranio-tympanique

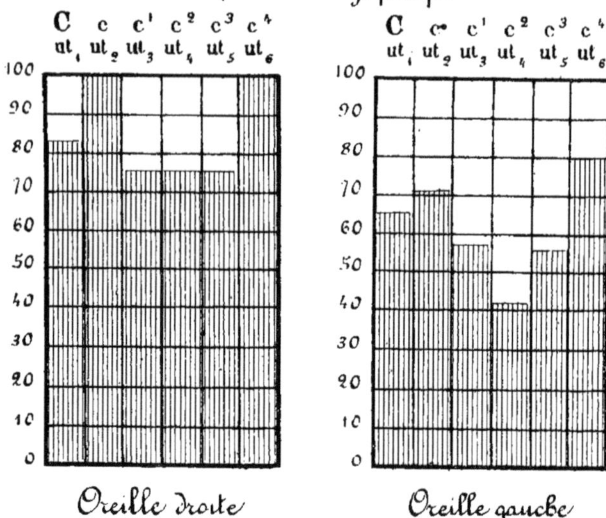

Perception aérienne

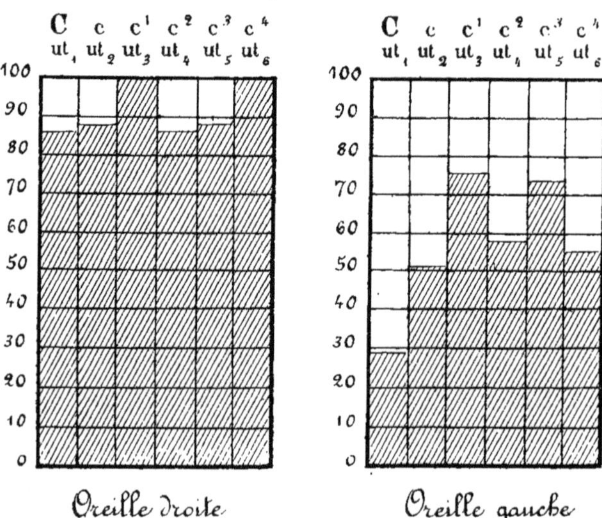

OBS. XIII. — 3 avril 1901.

9 avril. — La malade se plaint d'une sensation de « vents » dans l'oreille gauche. Celle-ci est toujours objectivement normale.

Nous employons le courant galvanique comme moyen thérapeutique suggestif ; la réaction se produit aujourd'hui à 6 M. A., le pôle positif étant appliqué sur la nuque, le pôle négatif dans l'oreille gauche. La perception sonore est suivie d'une atténuation immédiate de la sensation dont se plaignait la malade.

12 avril. — Sur la demande de la malade, nous faisons de nouveau appel au courant galvanique ; la réaction s'effectue à 6 1/2 M. A., et la sensation de « vents » dans l'oreille, dont l'atténuation s'était maintenue depuis le 9 avril, disparaît presque complètement.

OBSERVATION XIV (personnelle).

(Service de M. Lannois).

Mlle Sébastienne R..., trente-huit ans, lingère.

Rien à noter dans les antécédents héréditaires.

Pas d'alcoolisme, pas de syphilis.

Très nerveuse depuis l'enfance, la malade n'a cependant jamais eu de véritables crises hystériques.

Il y a deux mois, sans cause connue, elle fut prise de douleurs thoraciques violentes, l'empêchant de respirer ; elle avait jour et nuit des quintes de toux. Après douze jours de cet état, sa voix se voila légèrement et, le lendemain, la malade était complètement aphone.

Actuellement (21 mars 1901) la voix haute n'est pas revenue ; seule la voix chuchotée persiste. Les accès de toux subsistent ; ils durent des heures entières et sont accompagnées d'une sensation de constriction de la gorge.

Sensibilité cutanée. — Hémihypoesthésie gauche nette aux trois modes.

Pas de zones hystérogènes. Zones hyperesthésiques aux

Perception cranio-tympanique

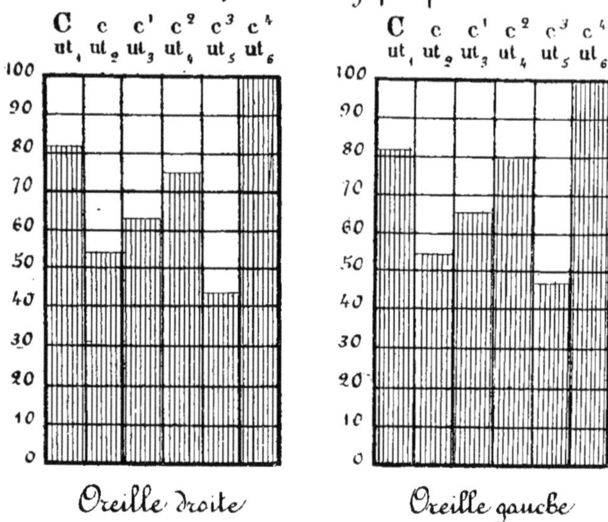

Perception aérienne

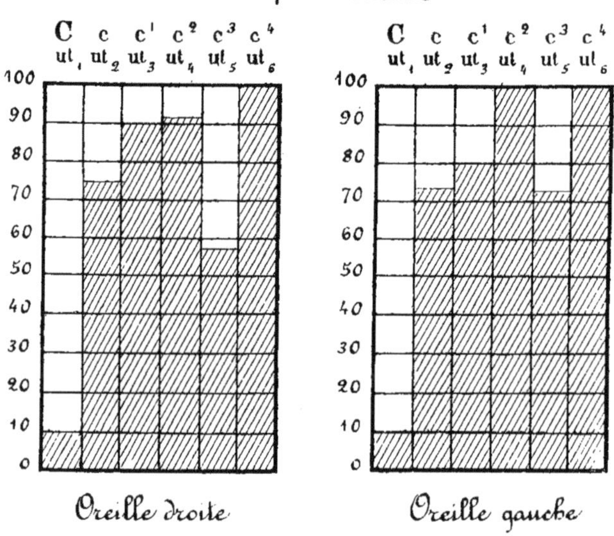

Obs. XIV. — 21 mars 1901.

régions ovariennes, épigastrique, sous-épineuses, rachidienne et sur les deux mastoïdes.

Sensibilité des muqueuses. — Normale et égale des deux côtés.

Pas de rétrécissement du champ visuel; pas de diplopie ni de dyschromatopsie.

Odorat et goût légèrement diminués à gauche.

Larynx : pas de laryngite; pas de parésie des cordes.

Oreilles. — Tympans normaux; trompes libres; pas d'affection du nez ni du naso-pharynx.

Sensibilité du pavillon et du conduit cartilagineux diminuée à gauche, normale à droite; sensibilité du conduit osseux et du tympan normale des deux côtés.

Ni bourdonnements, ni vertiges, ni douleurs auriculaires. Pas d'agoraphobie.

Audition. — Montre : O. D. $=$ 1m40 O. G. $=$ 1m40.

Voix chuchotée $>$ 5 mètres des deux côtés.

Pas de latéralisation du Weber. Rinne + des deux côtés, sauf pour ut_1 pour lequel l'épreuve est négative.

Les pressions centripètes diminuent l'audition du diapason.

Bing +; Corradi +.

Immédiatement après l'examen de la malade on fait disparaître instantanément son aphonie par quelques compressions brusques de la base du thorax et l'application du courant faradique au niveau de la région du larynx. Quand la malade quitte le service de M. Lannois, la voix haute est complètement revenue.

3 avril. — La guérison de l'aphonie a persisté; sa nature hystérique se trouve donc confirmée.

Voir l'observation XXI au chapitre du Vertige de Ménière hystérique ;

Voir l'observation XXIV au chapitre de l'Algie mastoïdienne ;

Voir l'observation XXV au chapitre de l'Algie mastoïdienne.

Voir également les tableaux p. 112 et 113.

L'existence d'un syndrome otique de l'hystérie nous semble démontrée par les observations précédentes ; nous trouvons en effet presque constamment des troubles plus ou moins marqués de l'audition chez nos malades.

En même temps que leur fréquence, nous avons vu leur autonomie : ils ne dépendent :

Ni des modifications de la sensibilité générale, ni de celles de la sensibilité des parties constituantes de l'oreille ; ces dernières même ont leur indépendance propre. Enfin, s'il est soumis aux variations habituelles de la névrose, le syndrome optique de l'hystérie a cependant des caractères constants qui permettent de le reconnaître.

Nous allons les passer en revue.

1. *Sensibilité de la peau et des muqueuses.* — La sensibilité du pavillon et du conduit auditif cartilagineux suit en général dans ses variations la sensibilité de la face ; celle-ci est-elle anesthésique, le pavillon et le conduit cartilagineux le seront également. Il semble cependant que plus on se rapproche du conduit osseux plus cette dépendance diminue : il n'est pas rare en effet de voir le conduit cartilagineux conserver sa sensibilité plus que le pavillon : celui-ci est anesthésique, le conduit cartilagineux sera seulement hypoesthésique ; le pavillon est hypoesthésique, le conduit cartilagineux sera également hypoesthésique, mais à un degré moindre ; enfin, dans certains cas, la sensi-

NUMÉROS	AGE	SEXE	DATE	SENSIBILITÉ CUTANÉE	SENSIBILITÉ DU CONDUIT AUD. EXT. ET DU TYMPAN		MONTRE		VOIX CHUCHOTÉE		Latéralisation du Weber	RINNE	
					D	G	D	G	D	G		D	G
				Politzer (Rosenthal-Urbantschitsch).									
»	25	F	février 79	hémianesthésie G.	»	»	»	»	1 m.	2	»	»	»
»	»	»	avril 79	hémianesthésie G.	»	»	»	»	3,50	2	»	»	»
				Walton.									
I	20	F	»	hémianesthésie G.	normale.	anesthésie.	0,85	0	norm.	0	D	+	—
IV	16	F	»	anesth. G, analgésie D.	faible.	anesthésie.	1,20	0	»	0	pas.	+	—
				Lichtwitz.									
I	21	H	21/7/86	hémianesthésie G.	normale.	anesthésie.	0.60	0	>8	0	pas.	+	—
»	»	»	23/9	»	thermo-anesth.	anesthésie, mais sensible à brûl.	1,00	0,01	>12	0,40	»	+	+
»	»	»	14/10	anesth. dépasse la 1/2 G	normale.	anesthésie.	»	»	»	»	»	»	»
»	»	»	30/10	peau de tête insens. sauf rég. front. pariét. temp. G	norm. à partie oss. ther.-an. à p. cart.	anesthésie sauf à brûlures.	»	»	»	»	»	»	»
»	»	»	21/11	peau de tête sensible normalement.	normale.	normale.	1,50	1.00	>6	>6	pas.	+	+
II	29	F	12/8 86	hémianesthésie D.	anest. à p. cartil. normale à p. oss.	normale.	0,40	0.02	3	0,50	D.	+	+
»	»	»	13/10	hémianesthésie D.	anest. à p. cartil. normale à p. oss.	normale.	0,70	0.40	>6	4,00	D.	+	+
»	»	»	8/2/87	hémianesthésie D.	anesth. à p. cart. norm. à p. oss.	normale.	»	0,00	»	0	D.	»	»
III	18	F	9/8/86	hypoesthésie généralisée	normale.	hyp. à paroi inf.	>1,00	0	>20	0	D.	+	—
»	»	»	11/10	hémian. G, hypoesth. D.	normale.	an. dans p. cartil. norm. dans p. oss tympan hypoest	>1.00	0	>20	0	D	+	—
IV	20	F	3/12/86	hémianesthésie D.	anesthésie.	normale.	0.90	»	7	7	pas.	+	+
VI	22	F	14/12/86	analgésie généralisée.	analgésie.	analgésie.	1,00	0,80	>6	>6	pas.	+	+
VIII	44	F	27/10/86	anesthésie en ilots, hypoesthésie.	an. au contact, hyp. à piq et brûl. de p. cartil., zones hyp. de port. oss.		0,45	0,45	20	20	D.	+	+
IX	21	F	»	normale	normale.	normale.	norm.	norm.	norm.	norm.	pas.	+	+
X	16	F	»	normale.	normale.	normale.	norm.	»	norm.	norm.	pas.	+	+
XI	24	H	11/1/87	paral. et anesth. du membre supérieur D.	normale.	normale.	1,00	1,00	6	4 à 5	pas.	+	+
				Gradenigo.									
IV	17	F	mars 91	hémianesthésie D.	»	»	4m50	2,00	1,50	1 m.	pas.	+	+

Nos	DATES	SENSIBILITÉ CUTANÉE	SENSIBILITÉ DU CONDUIT ET DU TYMPAN	MONTRE		VOIX CHUCHOTÉE		WEBER	RINNE	
				O. D.	O. G.	O. D.	O. D.		O. D.	O. G.
I	29 juillet 1900	normale.	normale.	0,30	0,35	> 5	> 5	D.	+	+
	2 août 1900	id.	id.	0,50	0,40	> 5	> 5	D.	+	+
	14 sept. 1900	id.	id.	0,55	0,60	> 5	> 5	variations.	variations.	
	3 avril 1901	id.	id.	0,75	0,35	> 5	> 5	variations.	variations.	
II	1er août 1900	normale.	normale.	0,80	0,70	> 5	> 5	G.	+	+
III	3 nov. 1900	normale.	normale.	0,50	0,60	> 5	> 5	D.	+	+
IV	18 déc. 1900	normale.	normale.	1,50	1,50	> 5	> 5	pas.	+	+
V	11 déc. 1900	sens. profonde. diminuée des 2 côtés	normale.	0,65	lésion.	2,50	lésion.	D.	+	+
VI	2 février 1901	normale	normale.	1,60	lésion.	> 5	lèsion.	pas.	+	+
VII	6 février 1901	hypoesthésie D sur face et m. sup.	normale.	0,40	0,20	> 5	> 5	pas.	+	+
VIII	30 mars 1901	hémihypoesthés. D.	normale.	1,20	0,70	> 5	> 5	pas.	variations.	
IX	7 sept. 1900	hémihypoesthés. D.	normale.	1,05	1,30	> 5	> 5	pas.	+	+
X	8 janvier 1901	hémihypoesthés. D.	hypoesthésie D, normale à G. sur c. cart.; normale sur cond. oss. et tymp.	0,40	0,45	1,70	1,80	variations.	variations.	
XI	5 février 1901	hémianesthésie G.	anesthésie G du pavillon; normale sur conduit et tympan.	0,85	0,80	> 5	> 5	légère à D.	+	+
XII	13 mars 1901	hémihypoesthés. D.	hypoesthésie D sur pavillon et conduit cart. normale sur cond. oss. et tymp.	0,80	1,50	2,50	> 5	G.	+	+
XIII	20 juillet 1900	hypoalgésie bilat.	hypoesthésie des deux côtés sur pavil. normale sur conduit et tympan.	1,20	1,20	> 5	> 5	D.	+	+
	8 mars 1901	hémihypoesthés. D.	hypoesthésie du pav. D; le reste norm.	1,60	0,70	3	2,50	D.	+	+
	3 avril 1901	hémihypoesthés. D.	id.	1,60	1,50	> 5	4,50	D.	+	+
XIV	21 mars 1901	hémihypoesthés. G.	hypoesthésie du pavillon et cond. cart. G, normale sur cond. oss. et tymp.	1,40	1,40	> 5	> 5	pas.	+	+
XX	22 mars 1901	normale.	normale sauf zone hyperesthésique sur paroi post. du conduit osseux droit.	0,80	1,60	3	> 5	pas.	+	+
	3 avril 1901	normale.	id.	1,50	1,60	3	> 5	pas.	+	+
X XI	9 février 1901	hémianesthésie G.	anesthésie presque absolue du pavillon et conduit cart. G; normale sur le conduit osseux et le tympan.	1,25	0,80	2,30	2	pas perçu.	+	+
	12 mars 1901	»	»	0,80	0,55	2	1,50	pas perçu.	+	+
XXIV	24 octob. 1900	anesth. du m. sup. G et de 1/2 D de la tête.	hypoesthésie sur pavillon et conduit D.	0,45	0,55	> 5	> 5	pas perçu.	+	+
XXV	fin mars 1901	hémihypoesthés. D.	»	lésion.	1,50	lésion.	> 5	G.	variations.	

bilité du conduit cartilagineux peut persister, alors que celle du pavillon a disparu.

Quant au conduit osseux et au tympan, leur anesthésie est certainement exceptionnelle; nous n'avons jamais rencontré celle du tympan, même avec une hémianesthésie sensitive absolue ; cette rareté vient encore confirmer l'indépendance de la sensibilité de ces parties par rapport à la sensibilité cutanée.

La muqueuse de la caisse présente les mêmes particularités ; peut-être l'affirmation de son anesthésie est-elle due parfois au défaut de pénétration de l'air dans l'oreille moyenne, fait qui n'est pas exceptionnel quand on pratique le Politzer chez un adulte ; si l'on a négligé comme on le fait souvent, pour ne pas dire toujours, dans les services généraux, l'auscultation otoscopique, on pourra de la sorte croire à une anesthésie quand, en réalité, il n'aura point pénétré d'air du tout dans la caisse.

Quant à la trompe, son anesthésie est également exceptionnelle : nous ne l'avons jamais observée.

La sensibilité des parties constituantes de l'oreille n'a pas de rapport constant avec les troubles de l'audition : nous avons vu en effet, dans toute une classe de nos observations, de l'hypoesthésie auditive avec peau et muqueuses parfaitement sensibles. Gellé, Lichtwitz ont rencontré des anesthésies des deux tympans avec conservation de l'ouïe.

L'orientation auditive ne semble pas non plus, comme le croyait Gellé, être en rapport avec l'anesthésie du tympan (Lichtwitz).

Enfin on peut rencontrer des points hyperesthésiques et des zones hystérogènes. L'existence de ces dernières est assez rare ; les phénomènes hyperesthésiques, au contraire, sont assez fréquents ; nous nous contentons de les signaler ici, devant en faire plus tard une étude complète.

2. *Caractères des variations de la sensibilité acoustique.* — Moins encore que celles des muqueuses, la sensibilité de l'acoustique n'a de rapport constant avec la sensibilité cutanée.

Chez les hystériques ne présentant pas de troubles de la sensibilité, nous avons constaté en effet l'existence presque constante d'hypoesthésie acoustique ; nous avons vu celle-ci se manifester des deux côtés, et être souvent plus accentuée d'un côté que de l'autre. Chez les malades présentant de l'hémihypoesthésie ou de l'hémianesthésie, toujours la diminution de l'acuité auditive portait sur les deux oreilles ; était-elle du moins plus accentuée du côté où existait la diminution de la sensibilité cutanée ? Avec une indifférence remarquable elle prédominait tantôt du côté de l'anesthésie ou de l'hypoesthésie sensitive, tantôt de l'autre ; et souvent les différences d'acuité entre les deux oreilles ne dépassaient pas alors celles que l'on trouve normalement chez un individu sain.

Enfin l'hypoesthésie acoustique sera parfois moindre dans des cas de troubles de la sensibilité cutanée que dans d'autres où ils feront défaut.

L'existence de l'hémisurdité associée à l'hémianesthésie ne saurait cependant faire de doute : nous en avons déjà vu des exemples chez les auteurs dont nous avons analysé les observations ; Collet dit l'avoir rencontrée dans un cas ; Gellé en a publié des exemples absolument nets.

On sait que c'est en étudiant la métallothérapie à la Salpêtrière, que cet auteur découvrit la possibilité du transfert de la sensibilité acoustique d'une oreille à audition normale à celle qui n'entend pas ou qui entend à peine. Il constata également que les hystériques hémianesthésiques pouvaient, sous l'action des métaux, des aimants et des courants électriques faibles, acquérir une augmentation de l'ouïe du côté anesthésié ; mais ce qu'ils gagnaient d'un côté, ils le perdaient de l'autre et la mensuration de la distance d'audition avant et après l'expérience rendait compte de l'exactitude de cette compensation.

Depuis lors, ce phénomène a été vérifié par de nombreux observateurs, Walton, Urbantschitsch, Lichtwitz, Habermann, entre autres.

La possibilité du transfert n'est pas du reste limitée à l'audition ; c'est une propriété générale de toutes les hémianesthésies hystériques, quel que soit leur siège.

Mais si l'hémisurdité peut exister dans l'hémianesthésie sensitive, il ne s'ensuit pas que ce soit là une règle habituelle ; c'est au contraire l'exception. Alors même que la diminution de l'ouïe siège du côté de l'anesthésie cutanée, il n'y a pas d'ordinaire anesthésie mais hypoesthésie de l'acoustique de ce côté. La malade de notre observation XXI était aussi hémianesthésique qu'il est possible de l'être : elle avait de l'hypoesthésie acoustique des deux côtés, mais pas d'hémisurdité ; la diminution de son acuité auditive ne la gênait même absolument pas.

Il suffit de se reporter aux observations de Lichtwitz pour faire des constatations analogues et pour constater aussi l'absence de rapports constants entre la sensibilité acoustique et la sensibilité cutanée.

Quant à l'hémianesthésie sensitivo-sensorielle absolue et complète, elle est plus rare encore ; nous ne songeons certes pas à en nier l'existence, mais il y a loin de la réalité à l'opinion de certains auteurs pour qui c'est un phénomène presque banal de l'hystérie.

Nous ne croyons pas non plus aux rapports de l'anesthésie généralisée et de la surdité ; nous n'avons pas rencontré personnellement de cas d'anesthésie générale au cours de notre étude, mais en se reportant au chapitre de la surdité on pourra se convaincre que si l'anesthésie générale y est parfois signalée, elle est exceptionnelle. Gellé n'a-t-il pas observé, du reste, dans le service de Charcot, un malade ayant de l'anesthésie générale, avec anesthésie complète des tympans, et dont l'ouïe était intacte ? D'autres auteurs ont rapporté des cas sembables. M. Lannois nous racontait encore récemment qu'ayant voulu, il y a quelques années, provoquer l'état cataleptoïde chez un hystérique atteint d'anesthésie générale en obturant les yeux et les oreilles, il fut obligé d'y renoncer, car ce malade avait l'ouïe si délicate que l'on ne put par aucun moyen l'empêcher de percevoir les bruits extérieurs.

Nous conclurons donc en admettant la possibilité de la superposition des anesthésies et des hypoesthésies sensitive et sensorielle, mais en niant absolument la constance de leurs rapports tant en degré qu'en existence.

Diminution de l'acuité, voilà le premier caractère sensoriel net de l'hystérie auriculaire. Comment se comporte-t-elle ?

Certains auteurs, Gradenigo surtout, ont signalé des différences vraiment paradoxales de l'acuité auditive d'après les diverses sources sonores ; pour lui, en effet, la voix chuchotée est souvent entendue moins bien que la montre, et il attache à cette particularité une grande importance pour le diagnostic d'hystérie. Il faut remarquer cependant que la montre dont se servait Gradenigo s'entendait normalement à 5 mètres ; nous ne croyons pas qu'il y ait avantage à employer des montres à tic-tac aussi bruyant. Nous aussi nous avons trouvé parfois des distances d'audition de la voix chuchotée, inférieures à 5 mètres, mais notre montre ne s'entendant normalement qu'à 1m50, ce qui est une distance bien suffisante, nous ne pouvons pas dire que nous avons vu percevoir la voix chuchotée moins loin que la montre.

Mais il n'y a là, qu'une différence d'intensité de tic-tac. Le fait observé par Gradenigo, et que Lichtwitz avait constaté dans deux cas, subsiste : la diminution de l'audition de la voix chuchotée est parfois proportionnellement plus forte que celle de l'audition de la montre. Ce signe, hâtons-nous de l'ajouter, est loin d'être constant.

En général, la diminution de l'acuité auditive porte de préférence sur les tons moyens. On peut aussi rencontrer des lacunes absolues pour certains tons ; elles sont localisées d'ordinaire sur les tons extrêmes ut_{1}, ut_{6} ; elles peuvent cependant s'observer sur les tons moyens, mais c'est là certainement un fait plus rare. Elles portent dans quelques cas sur plusieurs tons à la fois. On réussit du reste souvent par un moyen suggestif quelconque, l'électricité galvanique par exemple, à faire disparaître instantanément une ou plusieurs de ces lacunes.

La diminution de la perception cranio-tympanique est, d'une façon constante, plus considérable que celle de la perception aérienne, c'est là un point que nos diagrammes mettent bien en évidence.

Souvent le *Weber* n'est pas latéralisé ; pour qu'il le soit, il faut qu'il y ait une différence suffisante entre les acuités auditives des deux côtés ; la latéralisation se fait alors du côté où l'hypoesthésie est le moins accentuée. D'une façon générale, le Weber se comporte donc ici comme dans les affections du nerf auditif et de l'oreille interne ; mais il ne faut pas compter sur la constance de ce phénomène ; l'indifférence ou même la latéralisation du côté de l'anesthésie cutanée sont loin d'être rares : c'est là encore une preuve de l'indépendance réciproque de la sensibilité de la peau et de l'auditif.

L'épreuve de *Rinne* est positive en règle générale ; elle peut cependant être négative pour certains tons, les tons extrêmes en général, et positive pour les autres ; elle variera parfois d'un jour à l'autre ; mais il faut considérer ces exceptions comme de simples preuves des variations si fréquentes dans le cortège symptomatique de la névrose ; et avec Lichtwitz et Gradenigo nous considérerons comme positif le Rinne dans l'hystérie.

L'épreuve de *Gellé* ou des pressions centripètes

est également positive ; il n'y a rien là que de très naturel, puisque nous nous trouvons en présence d'un appareil de conduction absolument sain. Tantôt la perception du diapason est seulement diminuée, tantôt elle est supprimée tout à fait pour un instant.

L'épreuve de l'*accommodation binauriculaire* nous a donné aussi un résultat constamment positif. Quand, dans nos observations, nous indiquons l'action des pressions centripètes sur l'audition, nous entendons désigner et cette épreuve et celle de Gellé, qui toujours nous ont fourni des indications concordantes.

L'épreuve de *Bing* et celle de *Corradi* sont également positives.

Gradenigo a signalé chez les hystériques une hypoexcitabilité marquée de l'auditif sous l'influence du *courant galvanique*. Nous n'avons pas retrouvé cette hypoexcitabilité ; nous avons en effet obtenu souvent la réaction avec une intensité inférieure à 6 M. A. ; nous avons même constaté parfois de l'hyperesthésie véritable.

Enfin tous ces symptômes peuvent *varier fréquemment* au cours de la névrose ; les examens successifs rapportés dans nos observations montrent bien ce caractère ; c'est là un bon signe d'hystérie ; car, si l'on peut, comme l'a indiqué Urbantschitsch, trouver d'un jour à l'autre des variations notables chez des sujets sains, ces variations n'atteindront jamais le degré qu'on leur constate dans l'hystérie.

L'intermittence auditive proprement dite, lorsqu'on la rencontre dans l'hystérie, est due, là comme ailleurs, à un phénomène d'épuisement ; elle ne doit pas être mise sur le compte de la névrose.

Les intermittences, au sens général du mot, sont au contraire fréquentes, nous l'avons dit déjà.

Dans quelques cas exceptionnels, la surdité hystérique revêt la forme de *paracousie de Willis ;* Arteaga en a publié l'exemple suivant :

ARTEAGA

(*Revista de lar.*, t, VII, mars 1892, p. 132.)

Femme de vingt-huit ans, hystérique. Surdité à début brusque durant depuis cinq mois ; ni otalgie, ni bourdonnements. La malade entend mieux au milieu du bruit, par exemple quand elle se trouve dans la rue ou en voiture.

Intégrité complète des caisses, des trompes, des conduits.

La malade est perdue de vue avant d'avoir pu être améliorée.

Arteaga fait remarquer à ce propos que son cas semble donner raison à Müller ; cet auteur admet en effet que ce phénomène est dû à une torpeur de l'acoustique, qui a besoin de vives excitations sonores pour être momentanément dissipée ; pour Politzer au contraire, il existerait une raideur de la chaîne des osselets, qui nécessiterait le choc violent d'un bruit intense pour sa mise en vibration.

Quant à l'*audition colorée* qui, d'après Le Dantec, serait intimement liée au rétrécissement du champ auditif, nous ne la croyons pas du domaine de la névrose ; les malades cités par Suarez de Mendoza n'étaient pas des hystériques. Nous ne l'avons jamais rencontrée chez nos malades et, en lisant le mémoire où Le Dantec affirme « qu'une hystérique à champ auditif rétréci devant laquelle on prononce fortement *a*, *e*, *i*, *o*, *u*, quand elle a les yeux fermés, nous arrêtera à un moment donné en nous disant : *o* est rouge par exemple, ou bien *u* est vert », nous ne pouvions nous empêcher de songer à l'anecdote suivante. Il y a quelques années déjà, M. Lannois cherchant un jour, chez une hystérique qui avait les yeux fermés, le phénomène de l'haphalgésie ne fut pas peu surpris en entendant cette réponse : « c'est blanc » ; une pièce d'argent était en effet placée à ce moment sur l'un des bras de la malade ; à l'argent succéda une pièce d'or : « c'est jaune », dit aussitôt la malade ; « c'est marron », s'écria-t-elle au contact d'une pièce de 10 centimes. La malade avait les yeux fermés, il n'y avait aucune supercherie possible de ce côté-là ; c'était vraiment curieux. L'explication du phénomène ne devait pas du reste tarder beaucoup à apparaître : dès qu'on eut remplacé les pièces de monnaie par d'autres plaques métalliques de la sensation colorée ; la malade se tint prudemment dans des teintes neutres : tout devenait plus ou moins gris. La première conclusion de l'expérience fut la signature de la carte de sortie de la malade ; mais celle-ci, avant de quitter le service, dévoila sans rancune son truc à M. Lannois.

Elle avait, avant son entrée à l'hôpital, servi fréquemment à des séances d'hypnotisme pendant lesquelles on lui faisait, entre autres opérations, reconnaître des pièces de monnaie ; elle avait conservé de cet exercice une sensibilité véritablement exquise pour celles-ci : elle reconnaissait parfaitement la pièce qu'on lui appliquait sur la peau ; il lui était facile ensuite d'en indiquer la couleur. La sensation colorée était dans ces conditions forcément limitée à un cadre assez restreint d'objets.

Symptômes subjectifs. — L'hystérie ne détermine pas d'ordinaire de phénomènes auriculaires subjectifs.

La diminution de l'acuité auditive elle-même n'incommode généralement pas les malades; le plus souvent *ils l'ignorent.* Ce caractère distingue nettement la surdité hystérique existant à l'état d'épiphénomène non seulement des surdités organiques, mais encore des surdités hystériques unilatérales monosymptomatiques, comme celles que nous étudierons dans le chapitre suivant.

Les *bourdonnements*, les *vertiges* peuvent exister dans l'hystérie ; plusieurs auteurs les ont signalés ; nous les avons vus nous-même sous la dépendance nette de la névrose, variant avec elle, disparaissant par suggestion.

Dans certains cas le vertige revêt l'appareil du syndrome de Ménière.

Mais en général ils font défaut ou, s'ils existent, ils sont souvent sous la dépendance d'une affection de l'oreille ; l'hystérie peut alors exagérer le phénomène, mais elle ne l'a pas créé, et celui-ci disparaît avec la lésion auriculaire. Des exemples de faits de cette nature abondent dans les auteurs. Nous nous contenterons des deux suivants :

MIOT

(*Rev. mens. de lar.*, 1883, n° 9.)

Jeune fille de quatorze ans, réglée depuis deux ans. A la suite d'un arrêt de la menstruation pendant trois mois, apparurent divers troubles nerveux et une surdité de degré moyen du côté gauche. L'ablation d'un bouchon de cérumen, qui existait à gauche entraîna l'amélioration de tous les symptômes, qui disparurent complètement sous l'action d'un traitement par le courant galvanique.

Nous avons nous-même observé un cas analogue.

OBSERVATION XV (personnelle).

(Service de M. Lannois.)

Mlle Marguerite V..., trente-six ans.

Antécédents personnels. — Cette malade a présenté de vingt et un à trente et un ans des crises hystériques au moment de ses règles qui étaient toujours très douloureuses. Depuis l'âge de trente et un ans, elle a eu fréquemment des crises de sommeil.

2 août 1900. — Pas d'hémianesthésie. Hyperesthésie des régions ovariennes et sous-mammaire gauche.

Depuis quatre ans la malade est fréquemment prise d'une surdité qui apparaît deux ou trois jours avant les règles ou immédiatement après celles-ci. Cette surdité est parfois absolue et dure de deux à cinq jours : il y a trois ans même elle persista pendant cinq semaines.

Elle est accompagnée de bourdonnements.

A l'examen on constate de chaque côté un énorme bouchon de cérumen. On les extrait avec un lavage.

Le 18 septembre, le 12 décembre 1900, le 6 février 1901, nous revoyons cette malade à la consultation des maladies nerveuses : ses règles ont apparu régulièrement depuis août dernier, et jamais elles n'ont plus été accompagnées de bourdonnements ni de surdité.

Dans ces deux cas, la suppression de la cause entraîna la disparition des troubles subjectifs qui, à un examen superficiel, auraient pu être attribués à l'hystérie.

Mais il n'en va pas toujours de même : pour peu qu'elle existe à un degré accentué, la névrose pourra parfois prolonger la durée des troubles auriculaires après la guérison des lésions qui leur avaient donné naissance : à la suite d'une surdité par otite, par exemple, l'acte de l'audition du côté lésé sera passé peu à peu dans le domaine de l'inconscient et y restera jusqu'à ce que la mobilité de la névrose l'en chasse ou qu'une suggestion bien dirigée l'en fasse sortir.

Enfin, dans les lésions chroniques, il s'établit, au détriment du malade, une exagération réciproque des symptômes auriculaires par l'hystérie et des symptômes hystériques par les lésions de l'oreille.

Ces actions mutuelles ont bien été mises en lumière par Gradenigo ; pour ne point entrer dans une analyse qui serait vite monotone, nous ne rapporterons pas ici les nombreuses observations venant à l'appui de cette vérité. Aussi bien ne croyons-nous pas nécessaire de nous appesantir longuement sur un point dont la clinique a dès longtemps démontré à chacun l'exactitude.

Ainsi l'hystérie :

1° Produit sur une oreille saine le syndrome otique de l'hystérie ;

2° Exagère les manifestations auriculaires dues à une lésion de l'oreille.

Les affections auriculaires à leur tour :

1° Exagèrent l'intensité des phénomènes hystériques;

2° Peuvent leur servir d'agent provocateur.

Les lésions de l'oreille jouent en effet un rôle d'appel important pour la localisation de la névrose ; de même qu'une arthralgie hystérique succédera à une entorse, de même une otite déterminera à sa suite de l'hystérie auriculaire. Ce rôle peut être assez considérable pour éveiller une hystérie latente et causer des troubles localisés non seulement sur l'oreille, mais encore sur d'autres points de l'organisme.

C'est l'histoire de Rose Chaperon, rapportée par Fabricius Hildanus. Cette enfant, âgée de dix ans, s'était introduit dans le conduit auditif gauche une perle de verre ; les efforts de quatre chirurgiens furent impuissants à l'en retirer. La petite malade fut bientôt prise de douleurs de tête violentes localisées au côté gauche; puis il se produisit de l'hémianesthésie gauche et un arrêt de la menstruation ; enfin des crises « épileptiques » et de l'atrophie du bras gauche. Après avoir été pendant quatre à cinq ans conduite chez tous les médecins, chirurgiens et empiriques, elle fut amenée chez Fabrice. Celui-ci la purgea, lui fit faire sur le bras des onctions d'huile chaude et finalement désespérait de la guérison, lorsque la mère lui raconta l'histoire de la perle de verre. « Je pensai que c'était là la cause », dit Fabrice ; et, en présence de trois illustres médecins, muni de son spéculum il réussit à enlever le corps étranger. C'était en novembre 1595.

Les douleurs de tête, les convulsions, l'atrophie du bras, tout disparut à la suite de cette opération.

L'observation suivante de Gradenigo montre bien l'influence de la suggestion dans la production des phénomènes.

GRADENIGO

(Loc. cit., p. 74.)

Obs. IX. — M. G..., vingt-quatre ans, sellier. Tempérament robuste, mais humeur taciturne.

Une tante maternelle aliénée. Pas d'affections auriculaires dans la famille. Le malade a toujours été bien portant; il n'aurait jamais eu de véritables accès hystéro-épileptiques : une fois seulement, en jouant au ballon, s'étant penché en avant, il fut pris d'un violent vertige de très faible durée.

Quatre jours avant mon premier examen, il se tint quelque temps dans une position incommode pour mettre des clous dans un grenier bas, la tête penchée sur l'épaule gauche, car il n'avait pas la place de la tenir droite : il lui sembla qu'un petit fragment du mur lui était alors entré dans l'oreille droite. Le soir il ressentit un peu de prurit dans le conduit auditif et, le lendemain matin, il tenta l'extraction du corps étranger supposé avec un petit morceau de bois; il détermina une légère excoriation de la partie antérieure du conduit cartilagineux, avec issue de quelques gouttes de sang. Alors apparurent des douleurs à l'oreille et à la moitié droite de la tête, une hyperacousie douloureuse intense et, passagèrement, des bruits auriculaires. Pas de vertiges.

A l'examen (7 mai 1893) je remarquai sur le tympan des traces d'une otite moyenne catarrhale chronique légère et une excoriation tout à fait superficielle sur la partie antérieure du conduit auditif. L'audition des diapasons est assez douloureuse à droite, surtout pour les graves. A droite, l'acuité auditive est diminuée (voix aphone 2 m.; montre 2 1/2); à gauche, normale.

D. V. à droite (oreille malade). Rinne (D o) +.

Au contact, la montre est mieux perçue à gauche. La perception du *do* au vertex est diminuée ; légère diminution de la durée de perception à droite pour tous les diapasons.

Diminution de la vue et rétrécissement du champ visuel à droite; abolition de l'odorat à droite, diminution du goût à droite, à la pointe et à la base de la langue.

Hypoesthésie cutanée périauriculaire légère.

Sensibilité et réflexes de la conjonctive et de la gorge normaux.

Pas d'altération de la sensibilité du corps.

Sténose nasale gauche (l'anosmie est à droite).

8 juillet. — Hier soir, accès de vertige transitoire; ce matin, sensation de chaleur et d'endolorissement à la partie droite de la tête, à la suite d'un léger épistaxis droit (à noter que le malade n'est pas sujet aux épistaxis). Douleurs au genou et à la jambe gauches.

Aujourd'hui douleurs lancinantes à la mastoïde droite. Acuité auditive sans changement. L'hyperacousie douloureuse est un peu diminuée : hyperesthésie tactile des parois du conduit auditif; l'hypoesthésie de la moitié droite de la face persiste. Pas de bruits subjectifs.

Après la douche d'air, douleurs lancinantes intenses de l'oreille; plus tard, amélioration subjective et légère augmentation de l'acuité pour la voix aphone.

Le malade est préoccupé de la crainte que « son cerveau ne se pourrisse ». Je lui suggestionne que le lendemain il sera guéri, et je fais semblant de traiter avec beaucoup de soin la légère érosion du conduit auditif externe qui, en réalité est déjà presque guérie.

10 août. — Le malade se trouve bien ; il a tout à fait recouvré l'ouïe à droite (voix aphone et montre au delà de 5 m.); l'odorat est en partie revenu à droite. Pas d'anomalie de la sensibilité, ni à la face, ni au tronc, ni aux membres.

Enfin, nous avons nous-même observé un cas des plus nets d'hystérie grave à la suite d'un corps étranger de l'oreille ; on trouvera cette observation au chapitre de la surdité (obs. XVII).

Quant aux surdités par *intoxications*, que l'on a voulu parfois faire rentrer dans le cadre de l'hystérie, nous croyons leur mode de production suffisamment clair sans qu'il soit besoin de faire intervenir la névrose, qui dans tous les cas ne saurait avoir ici qu'un rôle de minime importance.

C'est l'hystérie elle-même qui, jusqu'à présent, nous a montré comment, en manière d'épiphénomène, elle marquait l'oreille de son syndrome otique ; c'est la connaissance de ce syndrome qui va nous permettre de reconnaître désormais la nature d'une hystérie auriculaire monosymptomatique.

TROISIÈME PARTIE

CHAPITRE V

SURDITÉ HYSTÉRIQUE

Nous avons vu dans les pages précédentes que la plupart des hystériques présentent de l'hypoesthésie acoustique; mais ce symptôme ne s'impose pas, il demande à être cherché; c'est, au contraire, avec les allures d'une maladie de l'oreille qu'apparaît l'hystérie auriculaire monosymptomatique.

Il n'est pas inutile de rappeler cette division au moment d'aborder l'étude de la surdité hystérique et avant d'en affirmer la rareté. Pour les uns, en effet, cette manifestation de la névrose est un article courant; pour les autres, c'est une véritable pièce de collection; est-ce à dire que ces derniers manquent de perspicacité ou que la manie de la chose rare les empêche d'admettre volontiers l'authenticité d'exemplaires nouveaux de surdité hystérique? Assurément non : ils s'appellent Politzer, Gruber, et la plupart des otologistes partagent leur opinion. Aussi bien s'agit-il là surtout d'une différence de conception de ce cadre pathologique ; tandis que les premiers y englobent tous les cas d'hypoesthésie auditive plus ou moins marquée, les autres n'y font entrer que les seuls faits d'anesthésie auditive complète ou presque complète.

La surdité n'est plus ainsi un simple épiphénomène de syndrome otique de l'hystérie. Elle ne doit pas être non plus un épiphénomène d'une surdité vulgaire : on ne peut évidemment méconnaître, en effet, la nature hystérique de l'exagération de certaines surdités dues à des lésions de l'oreille ; nous avons vu déjà, dans le chapitre précédent, la fréquence de cette action ; mais dans tous ces cas, la maladie c'est la surdité ; l'hystérie ne fait qu'en augmenter plus ou moins l'intensité.

La surdité hystérique vraie, au contraire, possède sa vie propre ; elle constitue à elle seule le symptôme unique ou du moins le symptôme dominant de la névrose ; elle n'est pas sous la dépendance d'une lésion auriculaire. Aussi, doit-on éliminer de son cadre :

1. *Les surdités hystériques incomplètes.*

2. *Les surdités incomplètement hystériques.*

On ne peut également considérer comme relevant de l'hystérie pure les cas de surdité réflexe consécutifs à la présence de *vers intestinaux* ; sans doute, des accidents de cette nature se rencontreront de préférence chez des prédisposés ; l'hystérie plus ou moins latente pourra favoriser leur production ; mais dans l'espèce, un trouble réflexe n'est pas forcément hystérique et les travaux de Chanson nous autorisent à réserver à l'intoxication un rôle dans la réalisation du phénomène qui, pour Brown-Séquard, est dû à une inhibition véritable. Ces faits de surdité vermineuse ne sont pas extrêmement rares : Itard en cite plusieurs exemples ; l'un d'entre eux, qu'il rapporte d'après Giraudy, est particulièrement intéressant : il s'agit d'une fillette de douze ans, qui « devint successivement folle, aveugle, sourde, muette. Ces différentes attaques, dépendantes de la même cause, furent traitées avec le même avantage par les anthelmintiques. » L'hystérie latente semble bien ici avoir prêté son concours aux ascarides et aux lombrics. Plus récemment, différents cas ont été signalés ; nous citerons en particulier celui de Rondeau, consigné dans le « Précis » de Gellé.

Rohrer a essayé de différencier de la surdité hystérique un état qu'il décrit sous le nom de *torpeur du nerf acoustique* ; l'absence de troubles de la sensibilité générale caractériserait les faits de cette espèce ; c'est, en somme, la surdité hystérique monosymptomatique. L'existence de celle ci ne saurait être mise en doute, mais nous pensons, avec Gradenigo, Brieger, Zaufal, qu'il n'est pas besoin d'enrichir la nomenclature d'un terme spécial pour désigner chacune des formes de la surdité hystérique. Ajoutons que dans les cas de torpeur de Rohrer il s'agit ordinairement d'hypoesthésies (et non d'anesthésies complètes) greffées sur des lésions auriculaires.

Enfin, nous n'avons pas à nous occuper non plus des phénomènes de surdité passagère qui accompagnent parfois des crises hystériques.

Ainsi délimitée, la question de la surdité hystérique voit son domaine se restreindre, mais elle gagne en unité et en précision.

Dès 1727, Van der Wiel citait le cas d'un paysan recouvrant l'ouïe après être resté sourd pendant deux ans.

L'observation d'Itard, que nous rapportons plus loin, constitue un remarquable exemple de surdité par suggestion.

On trouve dans le traité de Briquet plusieurs cas de surdité hystérique plus ou moins pure ; le plus typique est cité partout : « Un jour, dit Briquet, une dame vint me consulter pour une surdité; j'allais la renvoyer lorsqu'elle m'apprit qu'elle n'était sourde que d'une oreille, la gauche, et qu'en même temps des sifflements d'oreille l'incommodaient beaucoup. Je regardai son oreille, que je trouvai saine. Je lui dis : traversez le boulevard, allez chez M. Duchenne, priez-le de ma part de vous ôter votre surdité et revenez dans dix minutes. Elle revint, en effet, au bout de dix minutes, entendant parfaitement et débarrassée de son sifflement. » Mieux que de longs exposés, ces quelques lignes montrent qu'avec Briquet nous sommes en pleine hypoesthésie acoustique.

Sans nous y attarder plus longtemps, revenons sur le terrain de la surdité hystérique vraie.

Nous en répartirons les observations en trois classes :

1. *Surdité unilatérale,*
2. *Surdité bilatérale.*
3. *Surdité hystéro-traumatique.*
4. *Surdi-cécité.*

I. — Surdité hystérique unilatérale.

OUSPENSKY

(*Ann. mal. de l'or.*, 1881, p. 331.)

S. P. V..., quarante-trois ans, nerveuse, me consulta le 29 octobre au sujet d'une surdité de l'oreille droite, qui durait depuis cinq ans. Elle se plaignait aussi d'un bruit sifflant, qui lui devenait importun.

Le diapason vertex est latéralisé à droite ; la malade n'entend pas la montre, ni la voix haute si l'on bouche l'oreille gauche.

Le pavillon et le conduit auditif droits sont insensibles. Le tympan est normal.

L'examen de la trompe et l'auscultation de l'oreille moyenne n'indiquent rien de particulier.

Il y a cinq ans, subitement, après un accès d'éternûments répétés, la malade ressentit un bruit sifflant insupportable et perdit l'ouïe de l'oreille droite. La malade n'était en outre plus en état d'entendre la musique, et cette irritabilité dura six mois.

Divers traitements, entre autres le Politzer, furent employés sans résultat.

Le 31 octobre, avec 4 éléments, la malade ne sentit pas le courant ; ce ne fut qu'avec 12 qu'elle éprouva un vertige et sentit en même temps le passage du courant. L'ouïe reparut au même instant, ainsi que la sensibilité du conduit et du pavillon.

Le bruit diminua légèrement, mais persista.

(Voir les deux observations de Walton et les observations II, et III de Lichtwitz, rapportées au chapitre précédent.)

GELLÉ

(Rev. hebd., 1888.)

Femme hystérique; hémianesthésie droite et surdité droite totale.

Le tympan, le conduit étaient insensibles. Le réflexe binauriculaire était conservé.

OBSERVATION XVI (inédite).

(Due à l'obligeance de *M. Lannois).*

Mme T..., âgée de quarante ans, m'est adressée par le Dr Cheynet, de Beaurepaire.

C'est une malade très nerveuse depuis son enfance; elle affirme n'avoir jamais eu de crise d'hystérie proprement dite; elle présente une zone hystérogène sous le sein gauche.

Elle croit, sans en être certaine, avoir eu dans la première enfance, un abcès dans l'oreille gauche. Elle entendait d'ailleurs très bien lorsque, le 1er janvier 1898, après avoir eu plusieurs causes d'excitation dans la journée, elle devint subitement et totalement sourde de l'oreille gauche, avec des bourdonnements; pas de vertiges.

Le médecin crut d'abord à un bouchon, mais des lavages répétés ne modifièrent en rien l'état de la malade.

Le tympan présentait en arrière et en bas un épaississement blanc diffus; l'audition est totalement abolie pour la montre et la parole; toutefois, avec l'ut_3 le Weber est gauche. Rinne — à gauche; + à droite.

Ni le cathétérisme, ni le massage ne modifient rien; la paracentèse ne donne rien non plus.

Il n'y a rien ni dans le pharynx, ni dans le nez, qui puisse expliquer l'origine de cette surdité pour laquelle on porte un mauvais pronostic.

Mais la malade avait cependant pleine confiance dans le traitement qui lui fut ordonné, et qui consistait simplement en 1 gramme d'iodure de potassium et en un liniment à la vératrine.

Trois jours après, dans l'espace d'une matinée, la malade commença à percevoir d'abord le bruit des voitures, puis celui de son réveil, puis enfin tous les sons.

Revue trois semaines après, elle était complètement guérie.

II. **Surdité hystérique bilatérale.**

ITARD

(*Maladies de l'oreille*, II, p. 296.)

Obs. CXXXIV. — Mme G..., quarante-cinq ans, douée d'un tempérament nerveux et d'une santé très délicate, avait toujours été abondamment menstruée jusqu'à l'âge de quarante-deux ans, époque à laquelle ses règles disparurent sans aucun de ces dérangements qui précèdent et accompagnent la cessation définitive du flux menstruel. Six mois après, elle fut prise d'étourdissements, de violents maux de tête, de tintements d'oreille pour lesquels son médecin lui conseilla inutilement l'application des sangsues. Bientôt son état se trouva encore aggravé par une foule de petites affections nerveuses, marquées par des pleurs involontaires, des emportements de colère, des mouvements convulsifs à la moindre contrariété, et souvent par un dégoût insurmontable pour les personnes et les choses qui lui avaient été jusque-là constamment agréables. Elle prit successivement plusieurs médecins, plutôt pour disserter sur ses maux que pour faire des remèdes. Consulté à mon tour et prévenu de l'instabilité de sa confiance, je n'aurais pas mieux réussi que mes confrères à la captiver, si un pronostic fâcheux que j'annonçai sans ménagement pour amener cette malade à la docilité par la frayeur, ne s'était complètement vérifié. Je lui prédis une attaque d'apoplexie que suivrait, dans le cas où elle ne serait pas mortelle, la perte de l'ouïe et une désorganisation complète des facultés intellectuelles. Quelques jours après, à la suite d'un dîner où elle avait mangé plus que de coutume, se trouvant à une table de jeu, elle sentit tout à coup, sans perdre connaissance, qu'elle ne pouvait tenir ses cartes et que sa langue s'embarrassait. Ces deux symptômes durèrent tout au plus deux minutes. et, au moment où elle se félicitait d'en avoir été quitte pour la peur, elle fut fort étonnée de ne rien entendre de ce qu'elle disait elle-même sur son accident et de se trouver environnée, au milieu d'une nombreuse assistance, du plus profond silence. La surdité était complète dans l'une et l'autre oreille. Appelé dès le soir même, je fis appliquer de suite, quoique la digestion ne fût pas encore terminée, douze sangsues au cou et je prescrivis un vomitif pour le lendemain matin. Ces moyens firent disparaître la pesanteur habituelle de la tête et les tintements d'oreille, mais ils n'amenèrent qu'une faible diminution de la surdité. Une saignée copieuse du bras, pratiquée le surlendemain, n'eut pas plus d'effet; même inefficacité de plusieurs autres moyens employés dans les mêmes vues : tels que pédiluves, purgatifs, vésicatoires derrière les oreilles. Je ne crus pas devoir tenter la perforation de la membrane qui, ayant conservé toute sa transparence, ne laissait voir derrière elle aucun fluide épanché. Cette dame est restée sourde, quoique complètement délivrée de toutes les autres incommodités qui avaient précédé et, en quelque sorte, préparé ce fâcheux accident.

HABERMANN

(Prager med. Woch., nos 22, 23, 24, juin 1880.)

Etudiant de quinze ans, fut pris de surdité avec vertige, sans douleur ni symptômes subjectifs.

Perception de la voix haute abolie à droite, conservée à gauche pour quelques mots seulement.

Perception cranienne de l'acoumètre de Politzer conservée des deux côtés.

Weber latéralisé à gauche.

Plus tard, la surdité devint complète tant pour la perception cranienne que pour la perception aérienne. Les accès de vertige augmentèrent.

Hémianesthésie droite avec hypoesthésie gauche ; hyperesthésie de l'odorat ; amblyopie allant jusqu'à l'amaurose.

Modifications fréquentes de la surdité ; possibilité du transfert.

Guérison par l'application de pièces d'or sur le pourtour de l'oreille et par l'emploi du chlorure d'or à l'intérieur.

La surdité avait duré plus de six mois.

OSERETZKOWSKY

(*Arch. de neurologie*, n° 36, novembre 1886, p. 283)

Obs. XI (résumée). — F..., jeune soldat. Le 8/20 janvier 1886, attaque de convulsions qui durèrent tout le jour et toute la nuit.

Hyperesthésie cutanée de tout le corps. La connaissance ne revint que le 10 au matin. Jusqu'au 2 février, attaques quotidiennes. Le 12 janvier, il devient sourd des deux oreilles ; le 14, il entend de l'oreille gauche ce qu'on dit en forçant la voix ; la surdité de l'oreille droite reste jusqu'au 20 janvier, jour où le malade recouvre l'ouïe.

24 janvier. — Rétrécissement concentrique du champ visuel. Trouble dans la sensation des couleurs.

Abolition du goût.

Anesthésie des muqueuses du nez, de la bouche, du pharynx.

Anesthésie cutanée complète. Pas de paralysie.

KRAKAUER

(*Congrès des médecins et naturalistes allemands à Cologne*, 1888.)

Femme de trente-quatre ans, anémique, sans enfant ; depuis dix ans, crises d'hystéro-épilepsie revenant au moins une fois par semaine.

A la suite de l'une d'elles, elle se réveilla complètement sourde. Peu de temps après, un médecin lui ayant fait une piqûre de morphine pour des coliques utérines, elle se mit à vomir, après quoi elle entendit normalement pendant deux jours, puis redevint sourde. Au moment de l'examen, surdité complète à gauche ; la malade comprend de l'oreille droite si l'on se sert d'un gros cornet ; tympans légèrement opaques ; le diapason n'est perçu en aucun point du crâne ; pas de vertiges.

L'application d'un courant induit provoque un fort accès. On recourt alors à l'hypnose, qui est facilement obtenue ; on suggère à la malade, au moyen du cornet acoustique, une anesthésie absolue d'un côté, puis de l'autre ; on peut ainsi toucher le tympan et la muqueuse nasale ; on lui ordonne ensuite d'entendre à son réveil ; et en effet l'ouïe réapparaît des deux côtés. La guérison s'est maintenue depuis quatre mois.

FREUND ET KAYSER

(*Deutsche med. Woch*, 30 juillet 1891.)

Homme de quarante-cinq ans, employé de chemin de fer, en contrôlant en route, vit la foudre tomber tout près de lui, à sa gauche. Il fut très effrayé et resta cloué en place quatre à cinq minutes ; il sentit ensuite des douleurs aux jambes, et dans la tête un bruit accompagné de vertiges. En même temps, surdité et paresthésie progressives. Finalement, surdité complète à gauche, presque absolue à droite. Perception cranienne abolie ; perception aérienne n'existe à droite que pour les sons aigus. Anesthésie des conduits et des tympans.

Anesthésie des téguments au toucher et à la douleur ; rétrécissement concentrique du champ visuel. Amélioration par l'électricité.

WURDEMANN

(in Moos, Haudbuch Schwartze, I, p. 526.)

Peu de temps après la guérison d'une otite moyenne catarrhale double, apparut chez une femme une surdité bilatérale totale. L'état objectif des oreilles est actuellement négatif; plaques d'anesthésie et d'analgésie des deux côtés sur le conduit auditif externe et sur le tympan ; la sensibilité est notablement diminuée également aux pieds et aux mains.

Retour de l'audition au bout de trois jours, sous l'influence du courant galvanique.

EDINGER

(in Moos, Haudbuch Schwartze, I, p. 526.)

Jeune femme de vingt-quatre ans.

Depuis huit ou dix ans, elle a été soignée dans divers établissements pour convulsions hystériques, surdité et état psychique anormal.

A gauche, elle a une otite moyenne purulente; elle est absolument sourde de ce côté.

De l'autre, elle entend les cris bruyants et comprend aussi quelques personnes, sa mère par exemple.

Hémianesthésie; nature timide; se plaint de grande céphalalgie.

Elle est alitée, et on reconnaît à un examen plus étendu que « le trouble de l'ouïe est un trouble d'attention ». Elle n'entend que lorsqu'elle écoute très attentivement ; mais elle devient vite complètement sourde.

Après avoir réussi à lui persuader que l'application de ma main sur son oreille la ferait entendre, je l'amenai à entendre causer à voix basse ; dès que j'écartais ma main, elle redevenait sourde.

On poussa la suggestion plus loin ; on lui dit qu'après application de la main, elle entendrait un jour, puis de nouveau trois jours, et en quelques semaines on réussit ainsi à la faire entendre très bien et sans interruption.

Les autres fatigues hystériques augmentant, elle reperdit l'audition ; mais quelques applications de la main la guérirent en quelques minutes. Le traitement psychique eut ensuite un plein succès.

La malade n'est plus hémiplégique, n'a plus de convulsions, peut de nouveau sortir et causer. La dépression psychique est à peu près disparue.

HAUG

(Die Krankh. des Ohres in ihrer Beziehung zu den Allgemeinerkrankungen, p. 199.)

Etudiant en droit de vingt-trois ans, neurasthénique à un haut degré.

A une époque de travail intense pour un examen, il fut frappé d'hyperacousie douloureuse pour les bruits et les sons même les plus légers. Céphalée, vertiges intenses. Pendant la quinzaine suivante, parallèlement à la diminution de l'hyperacousie, s'installa progressivement une dureté d'oreilles de plus en plus forte ; elle devint telle que seule la voix très élevée était encore perçue, si bien que le malade ne put passer son examen.

L'examen objectif était négatif.

Guérison complète par le repos absolu.

TERRIEN

(Arch. de neurologie, 1893, décembre, p. 447.)

Obs. V. — Mlle B..., vingt-deux ans. Mère et père nerveux ; frère hystérique.

Personnellement, jusqu'à l'âge de seize ans, pas de troubles nerveux ; à ce moment, ensuite de vives contrariétés au sujet d'un mariage, accès convulsifs avec hallucinations, etc. Après un séjour d'un an dans une maison de santé, elle redevint calme. D'après les renseignements de la malade, on eut souvent recours à cette époque à l'hypnotisme pour faire cesser certains troubles qu'elle présentait : anorexie, contractures, surdité, etc.

Il y a trois mois environ, elle fut prise de douleurs atroces dans la région ovarienne gauche. Douleurs à la tête, insomnie, vomissements, anorexie. Appelé près de cette malade, que je voyais pour la première fois, je constatai tous les stigmates de l'hystérie : hémianesthésie sensitivo-sensorielle droite, rétrécissement concentrique énorme du champ visuel, amaurose à gauche. J'endors la malade par simple commandement. Dans une seule séance, je puis faire disparaître la douleur ovarienne, la céphalée, l'anorexie. Cette jeune fille obéit d'une façon remarquable à la suggestion. Une contracture se produit-elle, et cela a eu lieu il y a quelques jours, une courte séance d'hypnotisme redresse le cou de notre jeune hystérique. Un autre jour devient-elle sourde, on l'endort, on lui fait lire un papier où l'on a écrit « qu'elle entend » et la surdité s'efface aussitôt. L'amaurose à gauche est plus tenace. On la fait disparaître, mais elle se reproduit quelques jours après.

W. WOODS

(New-Orleans med. and surg. journ., septembre 1894.)

A une première visite, le malade ne présentait que de la surdité; l'interrogatoire, au point de vue des symptômes d'otalgie, avait été négatif.

A une deuxième visite ces symptômes étaient apparus.

Traitement par l'hypnotisme : guérison, mais successivement deux récidives ; l'auteur, qui avait commis l'imprudence d'admettre la possibilité d'une rechute, affirma alors à son malade l'impossibilité d'une troisième récidive : il n'y en eut plus en effet.

W.-B. DABY

(Brit. med. journ., 16 mars 1895, p. 574.)

Jeune fille de dix-sept ans, trouvée un matin complètement sourde par son entourage ; on ne pouvait correspondre avec elle que par écrit. La voix était restée normale, l'allure n'était pas celle des sourds, ni celle des simulateurs. A l'examen, pratiqué huit jours après le début de la surdité, l'oreille externe et l'oreille moyenne sont reconnues tout à fait saines. Le médecin, soupçonnant une surdité hystérique, fit semblant cependant de croire à une affection incurable, persuadé que l'ouïe reviendrait comme elle avait disparu. En effet, six mois plus tard, la malade descendit un matin pour déjeuner, entendant parfaitement bien.

GUILLAUME

(Union médicale du Nord-Est, 15 janvier 1896, p. 12.)

S..., quarante-six ans, domestique de ferme. Nerveux, clou et boule hystériques.

En janvier 1894, sans cause appréciable, il fut pris d'une surdité complète bilatérale et ne pouvait comprendre que les signes.

Oreilles saines. Pas de simulation.

Ayant introduit notre doigt dans son naso-pharynx, le malade vit sa surdité disparaître subitement et entendit fort bien.

En janvier 1895, étant à l'hôpital pour une bronchite, il éprouva une violente émotion en voyant mourir sa sœur presque subitement dans un service voisin : il devint instantanément muet tout en entendant très bien. Nous ayant été envoyé, nous lui rendîmes instantanément l'usage de la parole par le toucher naso-pharyngien. Il ne lui resta qu'un peu d'enrouement dû à la congestion du larynx.

EEMAN

(*Soc. belge d'ot.*, 18 juillet 1897.)

Instituteur, vingt-deux ans; pas d'antécédents personnels ni héréditaires; jamais d'affection auriculaire. Travaillait en classe pendant qu'on nettoyait le local ; les bancs, placés les uns sur les autres, tombèrent brusquement en faisant un grand bruit; le malade eut une vive frayeur, en même temps que se produisait une impression auditive exagérée. Dès lors une surdité s'installa, d'abord partielle, puis absolue. Ni bourdonnements, ni vertiges. Pas de signes de variabilité. La surdité présentait un caractère nettement psychique. Achromatopsie, rétrécissement du champ visuel. Pas d'hémianesthésie : plaques cutanées d'hyperesthésie.

Appareil auditif absolument normal.

Le malade guérit rapidement d'un côté, graduellement de l'autre, sous l'influence d'un traitement psychique.

LAUNOIS et LE MARC' HADOUR

(*Ann. mal. de l'or.*, octobre 1899, p. 349.)

Obs. II. — C..., vingt-deux ans, d'une famille dont aucun membre n'a présenté de manifestations nerveuses. En 1897, au service, angine avec fièvre. On l'évacue sur l'hôpital de Toul.

Ablation des deux amygdales le 3 septembre. Hémorragie légère qui impressionne profondément le patient, qui perd l'appétit et prend de la fièvre.

10 septembre. — Vertiges et bourdonnements dans les deux oreilles; lourdeur de tête.

L'audition baisse progressivement des deux côtés, et, le 15 septembre, la surdité est complète.

On l'envoie en convalescence.

Nous le voyons le 4 novembre. La surdité est telle que quelques mots hurlés sont à peine perçus *ad conquam*.

Examen objectif. — En pratiquant immédiatement l'examen objectif, nous trouvons un catarrhe nasal hypertrophique intense, une muqueuse rouge et enflammée, Il existe de même une pharyngite latérale très accusée : le pharynx nasal irrégulier est rempli de mucosités. Il existe dans cette cavité toutes les conditions les meilleures capables de provoquer une affection de l'oreille moyenne. Aussi, est-ce avec une idée préconçue que nous pratiquons l'examen de la membrane du tympan; à notre grande surprise, elle est parfaitement normale des deux côtés. La coloration n'est pas modifiée, le manche du marteau et le réflexe lumineux sont à leur place : la mobilité est parfaite. La trompe est largement et complètement perméable. Cette intégrité anatomique de l'oreille moyenne et de ses dépendances se retrouve des deux côtés.

Symptômes subjectifs. — Le vertige et les bourdonnements qui ont marqué le début de l'affection ont complètement disparu. Le malade n'accuse qu'une lourdeur douloureuse dans la tête, qu'une céphalée en casque très pénible, qui provoque un continuel froncement des sourcils et du front. Le bruit, le séjour dans un milieu où on cause bruyamment augmentent cette pénible sensation.

Examen de l'audition.— Voix chuchotée = o. Quelques mots prononcés à haute voix sont péniblement perçus *ad conquam* à condition qu'ils soient prononcés à voix très haute. Les diapasons ne sont entendus ni par la voie aérienne, ni par la voie osseuse. Le sifflet de Galton est légèrement entendu.

Différentes particularités nous avaient cependant frappés. C'était, en premier lieu, la bilatéralité absolue de l'affection, qui aurait nécessité une surprenante symétrie dans la marche d'une affection centrale anatomique. Les bourdonnements et le vertige avaient eu une existence trop éphémère pour faire songer à une affection soit du labyrinthe, soit du nerf auditif.

Un nouvel examen méthodique de la membrane du tympan nous démontre une indifférence totale du conduit et de la membrane elle-même à toutes les sollicitations mécaniques. Un stylet vient toucher le tympan sans éveiller aucune sensibilité.

L'existence d'une surdité nerveuse est confirmée par Boulay, Lubet-Barbon et Weissmann. Au cours de nouvelles recherches, nous constatons une anesthésie généralisée.

Nous affirmons au malade, en faisant appel à toute sa docilité, une amélioration rapide et une guérison complète, et commençons le 5 novembre un traitement par la douche d'air et l'entraînement auditif. Au bout de quelques jours la voix haute s'entend à 5 mètres ; la voix chuchotée *ad conquam ;* les diapasons en forte vibration sont perçus par la voie aérienne mais pas par la voie osseuse.

C... rentre au régiment, et au bout de quelques semaines la surdité est redevenue complète, sans qu'on puisse admettre la moindre supercherie de sa part.

Après un séjour à Amélie-les-Bains, il est réformé.

Longtemps après, dix-neuf mois après le début, C... nous revient ; voix haute : quelques mots péniblement perçus *ad conquam ;* voix chuchotée = o. diapason par la voie aérienne = o ; par la voie osseuse = o.

La surdité est égale des deux côtés ; pas de bourdonnements : pesanteur de la tête.

Après trois semaines de traitement par l'électrisation, le malade avait retrouvé une audition parfaitement normale ; la voix haute, la voix chuchotée, la montre sont perçues normalement. Weber indifférent ; Rinne + ; conduction osseuse complète et de durée normale.

Disparition simultanée de la céphalée.

La guérison s'est maintenue.

TAPTAS (de Constantinople).

(Rev. hebd. de lar., n° 3, 20 janvier 1900, p. 65.)

A..., trente-cinq ans, restaurateur, atteint de surdité complète depuis cinq jours, m'est amené par deux de ses amis, qui me fournissent les renseignements suivants :

L'entretien avec le malade est impossible, il n'entend même pas le bruit des voitures et les cris dans la rue.

Bonne santé antérieure ; marié, quatre enfants, pas de syphilis Sa surdité est survenue brusquement (le malade, après sa guérison, m'apprit que c'était à la suite d'une contrariété avec des clients). Ni vertiges ni vomissements.

Actuellement, bourdonnements dans les deux oreilles et dans la tête, pas de douleurs.

Pendant cet entretien, A... attire l'attention par sa physionomie hébétée, ses regards se portant de ses camarades à moi et exprimant la terreur. Sa voix est forte, mais mal articulée et d'un timbre dur et non harmonieux, trahissant son émancipation de la tutelle auditive.

Examen du malade. — Champ visuel normal, pas de dyschromatopsie.

Sensibilité cutanée recherchée à la figure, sur le tronc, les membres, bonne.

Oreilles : tympans un peu enfoncés, mais très rouges. La montre n'est entendue ni par voie aérienne, ni par les os.

Le diapason n'est pas entendu par voie aérienne. Sur l'apophyse mastoïde, sur le vertex, le malade dit percevoir quelque chose, mais c'est probablement plutôt les ondes motrices que le son du diapason. Néanmoins, après explication avec la bouche du son produit par le diapason, il dit l'entendre et de mieux en mieux.

Pensant à une surdité hystérique, je veux essayer l'effet de la suggestion. Alors, après avoir complété mon examen par des épreuves longues et minutieuses, considérées déjà par mon malade, un peu primitif, comme une série d'opérations radicales destinées à le guérir, je lui fais dire par ses camarades que j'allais lui ouvrir les voies des oreilles, qui étaient bouchées, et qu'il entendrait. Lui écartant les deux oreilles avec un spéculum je lui introduisis dans le nez jusqu'au pharynx un stylet monté de coton. Je sors alors promptement ma montre et je l'applique sur ses oreilles, il l'entend ; je l'en écarte, il l'entend ; je lui parle d'abord à voix haute, puis chuchotée, il entend Je lui fais un léger massage du tympan au Siegle et je lui confirme que dorénavant une rechute est impossible. On voit alors sa physionomie s'adoucir, tandis que son regard égaré devient naturel et que ses bruits subjectifs cessent ; il est guéri.

Les malades qu'il ne cesse de m'envoyer m'ont appris que son audition est restée excellente.

Ernst BARTH

(Deutsche med. Woch., n° 22, 31 mai 1900.)

P. M..., onze ans. Dans sa famille, ni maladies nerveuses, ni aliénation mentale, ni maladie d'oreilles, ni surdi-mutité.

La malade avait toujours été bien portante jusqu'en novembre 1899. Elle fut attaquée par un chien qui ne put cependant la mordre ; rentrée chez elle, elle se montrait très abattue et balbutiait. Elle se coucha, fut prise de convulsions dans les bras, et ne put que prononcer Mutter, puis Mu... Mu... ; enfin, elle devint complètement muette. Convulsion daus les bras pendant deux heures ; reste de la nuit tranquille. Le lendemain matin, elle avait recouvré la parole, mais disait bientôt aux personnes qui l'entouraient : « Je n'entends pas ce que vous me dites. »

Elle était complètement sourde ; je ne pus savoir si l'audition avait également disparu la veille au soir.

Nouvelles convulsions dans les bras. Le lendemain, rien que la surdité. Au bout de huit jours, l'audition revient subitement ; quelqu'un frappe à la porte : « Mère, on frappe » s'écrie-t-elle. L'audition s'était réveillée complète,

Une semaine après, nouvelle frayeur ; une amie se présente brusquement devant elle : elle redevient sourde. Depuis lors — dix semaines environ — elle est complètement sourde.

Le 21 janvier 1900, je la vis pour la première fois et relevai l'état suivant :

Bien portante, physionomie désintéressée de la conversation, comme il est habituel chez les sourds.

Tympan un peu rétracté, mais normal sous tout autre rapport ;

muqueuse des cornets nasaux un peu tuméfiée, mais libre de néoplasies ; amygdales non hypertrophiées : muqueuse pharyngée un peu plus rouge que normalement ; végétations adénoïdes insignifiantes.

Epreuve de l'ouïe : elle ne perçoit ni les diapasons élevés, ni les bas, par conduction aérienne et osseuse ; elle n'entend pas non plus le sifflet de Galton. (L'explication se fait par écrit ; en outre la malade peut assez bien lire sur les lèvres.)

Céphalalgie. Sensibilité cutanée normale aux trois modes. Réflexes normaux. Pas d'oscillation à l'occlusion des paupières. Sensibilité des pavillons, des conduits auditifs et des tympans, normale.

L'examen des trompes avec le cathéter est praticable après cocaïnisation préalable de la muqueuse nasale enflammée; il montre un état normal. La douche d'air n'amène pas la moindre amélioration.

Sensibilité du pharynx et du larynx normale.

Pas de rétrécissement du champ visuel ; pas de trouble dans la perception des couleurs.

A noter que la malade ne souffre pas des vers intestinaux.

La mère me dit qu'elle jouait et chantait avec ses petites amies.

Je la fis chanter devant moi ; elle le fit avec beaucoup de justesse et de mesure.

Je frappais un son sur un clavier et elle commençait sur ce ton avec une justesse remarquable. Elle continuait sur ce ton sans paraître s'apercevoir des accords les plus bruyants.

Je ne pouvais influencer le rythme de son chant ; si pourtant, en l'accompagnant, je pressais ou je ralentissais légèrement la mesure, elle chantait comme je jouais.

J'essayai en vain de la guérir en l'hypnotisant.

Au milieu d'une nuit, sans aucune influence quelconque, la surdité disparut brusquement.

OBSERVATION XVII (personnelle)

(Service de M. Lannois.)

Bénédicte D..., dix-huit ans.

Antécédents héréditaires. — Mère nerveuse.

Antécédents personnels. — Pas de convulsions, pas d'alcoolisme, pas de syphilis, bonne santé habituelle.

Réglée à quinze ans, irrégulièrement ; pas de leucorrhée.

Pas d'affection ni de symptômes auriculaires, pas de nervosisme ni d'accidents nerveux.

Fin octobre 1898, la malade fut réveillée une nuit par une vive douleur siégeant dans l'oreille gauche : c'était une sensation de piqûre d'aiguille. Cette douleur persista les jours suivants et devenait plus aiguë quand la malade touchait son oreille ; en même temps apparaissait de la céphalée, qui chaque jour augmentait d'intensité.

Vers le 15 novembre, par un temps de brouillard, la malade alla en promenade ; dès qu'elle rentra elle fut prise de bourdonnements et de vertiges dans les deux oreilles, mais plus particulièrement à gauche ; la céphalée était très vive, les douleurs auriculaires violentes, surtout à gauche. En même temps, la malade s'aperçut qu'elle était complètement sourde des deux côtés ; son entourage était obligé de correspondre avec elle au moyen de l'écriture ; elle n'entendait même pas les bruits les plus violents ; la parole fut toujours conservée.

Au bout de huit jours de cet état, un médecin consulté fit sans aucun résultat un lavage des oreilles.

Trois jours après la malade commença à entendre un peu quand on « hurlait » près d'elle ; puis la surdité revint et pendant trois semaines il y eut ainsi des alternatives de surdité absolue et d'audition de la voix hurlée.

Pendant tout ce temps on avait continué à faire des lavages de l'oreille, et l'on avait successivement employé, en outre, du laudanum, du baume tranquille, etc.

Au milieu de décembre, la malade commença à entendre la

voix moyenne par l'oreille droite, mais la voix basse n'était toujours pas perçue. A gauche, surdité toujours complète.

Persistance des douleurs céphaliques et auriculaires, surtout à gauche.

Fin décembre 1898, augmentation des douleurs, qui se généralisent et prennent une intensité considérable ; constipation absolue pendant vingt-sept jours ; nausées, pas de vomissements, fièvre.

Le médecin appelé pense à une méningite et fait appliquer de l'eau froide sur la tête.

Trois semaines après, c'est-à-dire dans le courant de janvier 1899, la malade, étant encore alitée, eut une sensation de boule lui remontant de la région ovarienne au larynx ; elle eut alors une perte de connaissance de deux heures, sans mouvements cloniques ni toniques, pendant laquelle elle récita des prières, et parla de ses camarades « en disant sur leur compte le fond même de sa pensée ».

Pendant les huit jours suivants, la malade prit chaque jour une nouvelle crise analogue à la première.

Au bout de huit jours, les crises furent marquées par l'apparition de mouvements des bras, des jambes et du tronc ; il y eut rarement des contractions toniques. Ces crises se reproduisirent de la sorte pendant un mois ; elles duraient de trois quarts d'heure à une heure et se répétaient jusqu'à six fois dans la même journée. Puis, les crises se firent sans production de mouvements et continuèrent jusqu'à ces derniers temps de la façon suivante : après une sensation de boule lui montant à la gorge la malade, voyant sa crise venir, s'assied et parle comme lors de ses premières crises. Depuis un an même elle reste pendant sa crise accoudée sur une chaise sans parler ni bouger ; elle ne parle que si on l'interroge ; elle dit alors « le fond de sa pensée, même des choses qu'elle ne dirait pas en temps normal » ; si, par exemple, elle a contre une de ses camarades quelque léger motif d'animosité qu'elle lui tairait en dehors de ses crises, elle le lui dit pendant celles-ci. Après la crise, qui dure une demi-heure environ, elle ne se souvient de rien et elle apprend tout étonnée les réflexions parfois trop sincères qu'elle a faites.

Ces crises se reproduisent tous les jours, ordinairement le matin vers 9 heures ; si la malade se lève plus tôt que d'habitude, elle a deux crises au lieu d'une.

Après la crise, sensation de lassitude.

Jamais de cri initial, ni de chute.

Depuis la fin de janvier 1899, c'est-à-dire dès qu'elle se leva à la suite de ses phénomènes de méningisme, la malade a les pieds en varus, comme actuellement ; la marche est presque impossible.

En mai 1899, la perception de la voix chuchotée était revenue à droite.

Ce n'est qu'au commencement de 1900 que l'audition réapparut à gauche.

Les bourdonnements persistaient, ils se reproduisaient chaque jour, mais avaient diminué d'intensité. Les douleurs de l'oreille droite avaient à peu près disparu ; elles avaient diminué de vivacité à gauche, mais devenaient plus vives lorsque la malade se couchait du côté gauche.

La malade a depuis le début de son affection une sensation de pesanteur de la tête, accompagnée parfois de vertiges entraînant la titubation ; la malade sentait, dit-elle, que « si elle avait marché, elle serait tombée ».

De tout temps elle a eu peur de l'eau et du vide ; elle est obligée de fermer les yeux et de se tenir pour traverser les ponts ; si le pont est un peu étroit elle ne peut le passer.

Au commencement de juillet 1900, les douleurs auriculaires et les bourdonnements augmentèrent ; on fit un nouveau lavage de l'oreille gauche (depuis un an déjà on avait supprimé tout traitement auriculaire) ; rien ne vint au lavage, mais la malade sentit ensuite quelque chose qui la piquait dans l'oreille et elle parvint à en retirer un fragment d'aiguille de 1 centimètre environ. Les symptômes subjectifs diminuèrent d'intensité à la suite de cette ablation, mais l'audition ne fut pas modifiée.

Au commencement d'octobre 1900, à la suite d'une légère insolation, les douleurs et les bourdonnements de l'oreille gauche augmentèrent ; le conduit auditif s'œdématia, et l'on se décida enfin à amener la malade à M. Lannois.

8 octobre 1900. — (Salle Sainte-Clotilde, n° 25.)

Etat somatique. — Aux membres supérieurs la force est minime, tant à la flexion qu'à l'extension ; au dynamomètre, 5 à gauche, 7 à droite.

Les deux pieds sont en varus très prononcé avec un léger degré d'équinisme.

La malade marche avec peine et sur le bord externe du pied.

Les réflexes sont diminués à l'avant-bras et au bras ; le réflexe rotulien est normal ; le réflexe plantaire s'obtient difficilement, il produit la flexion.

Ni trépidation épileptoïde, ni phénomène du genou.

Les réflexes conjonctivaux, cornéens, pharyngien, sont normaux.

Sensibilité cutanée. — La sensibilité tactile persiste partout ; la sensibilité à la piqûre est diminuée à droite, un peu d'hyperesthésie à gauche, sensibilité thermique normale.

Zone d'hyperesthésie à la région ovarienne gauche, mais pas de zones hystérogènes proprement dites.

Sensibilité des muqueuses : normale.

Œil. — Musculature normale, les pupilles réagissent bien.

Acuité visuelle = 2/3.

Léger rétrécissement du champ visuel à gauche, ni diplopie, ni dyschromatopsie.

Odorat normal.

Goût normal.

Ni sucre, ni albumine. Pas d'affection cardiaque ni pulmonaire.

On commence immédiatement le traitement de la parésie des membres inférieurs par l'électricité.

L'état auriculaire et l'état nerveux sont toujours ce qu'ils ont été indiqués plus haut.

9 novembre. — Une crise nouvelle.

13 novembre.

Oreille. — Montre : O. D. = 0,50. O. G. = 0,02.

A l'examen, on constate à droite quelques débris épidermiques recouvrant le tympan ; à gauche, un bouchon de cérumen.

Le lavage de l'oreille gauche donne issue à un bouchon de cérumen effilé, au centre duquel se trouve un fragment d'épingle de 1 cm. 50 de long.

20 novembre. — Depuis l'ablation du bouchon de cérumen, il s'est produit seulement un bourdonnement le jour même, un la nuit suivante et un autre le surlendemain.

Tympan droit : bride postérieure aboutissant au tiers supérieur du manche.

Tympan gauche : sclérose, trace d'ancienne perforation probable.

Sensibilité des conduits, des tympans, de la trompe et de la caisse, normale des deux côtés.

La parésie du membre inférieur droit a disparu le lendemain de l'ablation du bouchon de cérumen ; le pied a repris sa position normale ; le pied gauche est toujours en varus, mais bien moins marqué. La marche est presque normale.

Audition. — Montre : O. D. = 1,30 O. G. = 0,50.

Voix chuchotée : O. D. = 3,60. O. G. = 1,40.

Acoumètre > 5 mètres des deux côtés.

Pas de latéralisation de Weber avec ut_1, ut_2, ut_3. Avec ut_4, ut_5 et ut_6, il se produit une légère latéralisation à droite du D. F. et du D. V.

Le D. D. n'est pas latéralisé.

Rinne + des deux côtés pour ut_2, ut_4, ut_5 ; — des deux côtés pour ut_1, ut_3, ut_6.

Les pressions centripètes suppriment l'audition du diapason.

Bing + ; Corradi —.

11 décembre. — Depuis quelques jours les bourdonnements ont reparu, mais ils sont de courte durée, et moins intenses et moins fréquents qu'auparavant.

En même temps est apparue sur les deux mastoïdes une douleur vive qu'exagère la pression.

Cette douleur ayant un caractère nettement hystérique, nous faisons un peu de massage suggestif sur la région douloureuse et recommandons à la malade de renouveler elle-même cette opération deux fois dans la journée.

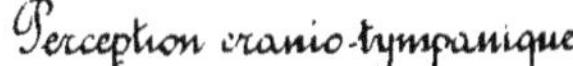

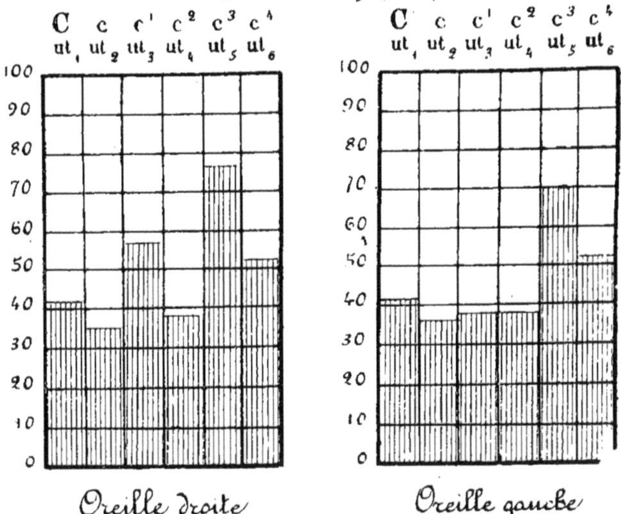

Perception aérienne

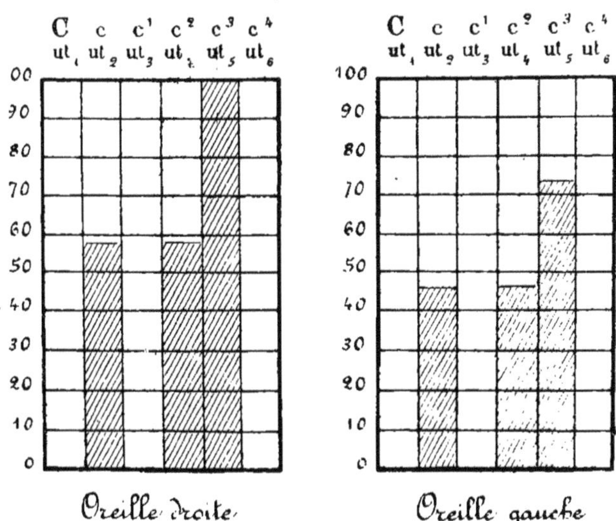

Obs. XVII. — 20 novembre 1909.

Perception cranio-tympanique

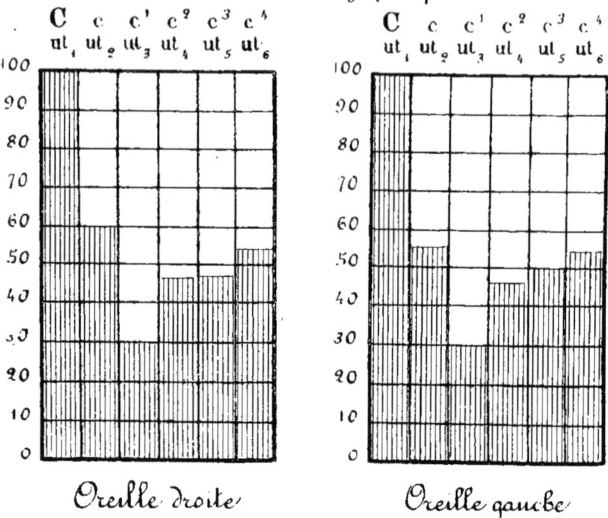

Perception aérienne

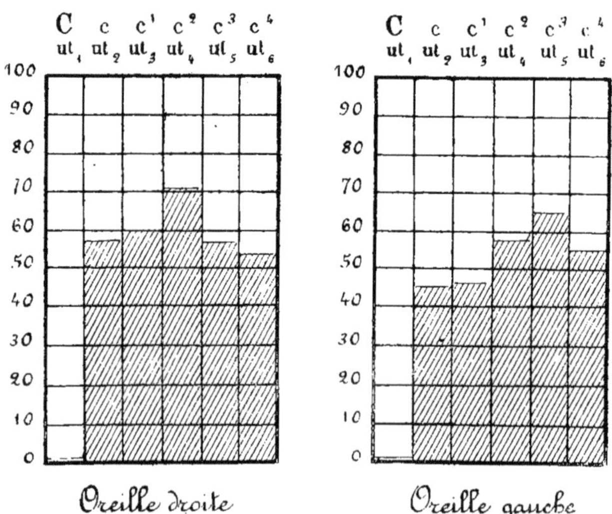

Obs. XVII. — 19 décembre 1900.

Cathétérisme de la trompe.

12 décembre. — Montre O. D. = 1,50. O. G. = 0,40.

Voix chuchotée O. D. = 3 mètres. O. G. = 1,60.

Pas de latéralisation du Weber.

Rinne + des deux côtés, sauf pour ut_6 pour lequel il est négatif des deux côtés.

14 décembre. — Un seul bourdonnement depuis le 11; il a duré cinq minutes.

Les douleurs mastoïdiennes ont très notablement diminué.

Nouveau cathétérisme.

19 décembre. — Sensibilité cutanée: sensibilité tactile et thermique normale, analgésie au membre supérieur gauche et au membre inférieur droit.

Sensibilité normale des deux côtés sur la face.

Depuis l'ablation de son bouchon de cérumen, la malade n'a repris ni grandes crises ni crises de sommeil.

Montre O. D. = 1,60. O. G. = 0,75.

Voix chuchotée O. D. = 3 mètres. O. G. = 2 mètres.

D. F. et D. D. pas latéralisés. D. V. latéralisé à droite avec ut_3, pas latéralisé avec les autres tons.

Corradi +.

Rinne + des deux côtés pour ut_2, ut_3, ut_4, ut_5, ut_6; — pour ut_1.

La réaction galvanique de l'acoustique est obtenue

A 7 M. A. avec le pôle négatif dans l'oreille droite.

A 5 M. A. avec le pôle négatif dans l'oreille gauche.

A 8 M. A. avec le pôle positif dans l'oreille droite.

A 5 M. A. avec le pôle positif dans l'oreille gauche.

Cette réaction est accompagnée de salivation, de sensation d'éclairs et de vertige qui disparait rapidement.

La malade trouve que le passage du courant a amélioré l'audition, et de fait, sa perception ostéo-tympanique est meilleure qu'avant l'effet suggestif produit par la réaction galvanique : la perception de l'*ut* par voie aérienne, nulle au début de l'expérience, est maintenant de 18 pour 100.

21 décembre. — La malade quitte le service complètement

guérie; elle n'a plus ni crises, ni bourdonnements, ni douleurs auriculaires ou mastoïdiennes; la marche est normale.

Cette malade nous a écrit, plusieurs semaines après, que la guérison s'était maintenue.

III. **Surdité hystéro-traumatique.**

Bermann }
Vibert } Voir chapitre IX.
Boland }

IV. — **Surdi-cécité hystérique.**

CARTAZ

(*Soc. franç. d'otol.*, 2 mai 1894.)

Obs. II. — Mme X, de trente-cinq à quarante ans, très nerveuse, mais n'ayant jamais eu de troubles oculaires ou auriculaires, ni de grandes crises d'hystérie. A la suite d'une émotion, elle éclate en sanglots, est prise de spasme nerveux; la crise dure une heure, et elle va se coucher fort surexcitée. Le lendemain, au réveil, la malade se met en colère contre sa femme de chambre en lui demandant pourquoi les rideaux ne sont pas ouverts et pourquoi elle ne lui répond pas. La femme de chambre la regarde effarée, car la chambre est largement éclairée et elle lui a parlé quatre à cinq fois sans obtenir de réponse. Au bout de quelques minutes, la malade dit d'elle-même qu'elle est aveugle et qu'elle n'entend rien.

Hyperesthésie généralisée, se réveillant au moindre attouchement du lit, au moindre courant d'air.

L'examen des yeux et des oreilles ne révèle aucune lésion Le passage d'une lumière devant l'œil provoque des mouvements de spasme généralisé ; la voix ou un bruit près de l'oreille occasionne des soubresauts, mais sans perception d'aucun son. Insensibilité de la membrane tympanique.

Appliquant une extrémité d'une lame métallique contre le pavillon de l'oreille, je percutai l'autre extrémité avec une clé. La malade se plaignit d'un bruit assourdissant et demanda qui sonnait les cloches.

La montre, appliquée au même point, fut perçue. Parlant alors contre cette lame, j'eus la satisfaction de voir que la conversation était possible. Après application de deux énormes aimants sur les deux côtés du corps, l'hyperesthésie disparut en quelques heures. Le lendemain matin, la vue et l'ouïe étaient revenues *ad integrum*, presque subitement.

La malade n'a pas eu à nouveau d'accidents de ce genre.

LAUNOIS et LE MARC'HADOUR

(*Annales des mal. de l'or.*, octobre 1899, p. 349 et suiv.)

Obs. I. — X.,. Edmond, trente-quatre ans, garde au bois de Boulogne. Hérédité nerveuse nulle.

Personnellement, fièvre typhoïde à dix-sept ans et bronchite douteuse à vingt et un ans. Bonne santé habituelle.

Depuis quelque mois X... a eu de grandes préoccupations. Après une journée inquiète (2 novembre), il est réveillé au milieu de la nuit par une violente céphalée. Le lendemain, vers 3 heures de l'après-midi perte de connaissance suivie d'un semicoma avec délire s'accompagnant de cauchemars.

Le malade sortit de ce coma au bout de neuf jours, avec surdité et cécité complètes, anesthésie gauche complète, parésie droite (sans trouble des sphincters), facultés intellectuelles presque abolies.

Ces symptômes durent environ un mois et demi.

Disparaissent successivement et graduellement la cécité,

	Observateurs	Age	Sexe	Antécédents nerveux	Cause	Début	État de la surdité	Autres symptômes hystériques	Traitement	Durée	Terminaison
Surdité hystérique bilatérale.	Itard	45	F	Crises légères.	Suggestn.	Brusque.	Bilatér., complète.	»	Sangsues, saign., etc.	»	Disp. de s. nerv et bourd. persistance de la surdité.
	Habermann	15	H	»	»	Progres	id.	Hémianesthésie D., etc.	Applications de pièces d'or.	6 mois.	Guérison.
	Oseretzkowsky	»	H	»	»	»	»	Hyperesthésie généralisée, etc.	»	»	»
	Krakauer	34	F	Crises hysté.	Ap' crise.	Brusque.	Bilatér., complète.	»	Hypnose.	»	Guérison au réveil.
	Freund et Kayser	45	H	»	»	Progres.	Complète à G., presq. absolue à D.	Anesthésie.	Électricité.	»	Amélioration.
	Würdemann	»	F	»	Ap. otite.	»	Bilatér., complète.	Divers.	Courant galvanique.	3 jours.	Guérison.
	Edinger	24	F	Hystérique.	»	»	Bilat., pr. complète.	Hémianesthésie.	Suggestion.	qq semain.	Guérison.
	Haug	23	H	»	Surmenᵉ.	Progres.	id	»	Repos.	qq. jours.	Guérison.
	Terrien	22	F	Crises.	»	»	»	»	Hypnotisme.	»	Guérison.
	Woods	»	H	»	»	»	»	»	Suggestion hypnot.	»	Guérison.
	Dalby	17	F	»	»	Brusque.	Bilatér., complète.	»	»	6 mois.	Guérison spontanée.
	Guillaume	46	H	Hystérique.	S. cause.	Brusque.	id.	»	Toucher naso-phar.	qq. jours.	Guérison.
	Erman	22	H	»	Fray.et br.	Progres.	id.	Plaq. d'hyperes.; R. C. V.	Psychique.	»	Guérison.
	Launois et Le Marc'Hadour	22	H	Pas.	»	Progres.	id.	Anesthésie cutanée généralisée.	Electrisation.	20 mois.	Guérison.
	Taptas	35	H	Pas.	Contrar.	Brusque.	id.	Pas de stigmates nets.	Suggestion à l'état de veille.	3 jours.	Guérison.
	Barth	11	F	Pas.	Frayeur.	Brusque.	id.	»	»	3 mois.	Guérison spontanée.
	Lannois (S. fr. d'ot., mai 1901).	18	F	»	Corps étrang. de l'oreille.	Brusque.	id.	Divers après la surdité, rien avant.	»	11 jours.	Guérison progressive et après 11 jours de surdité absolue.
Surdi-Cécité.	Cartaz	38	F	Tr. nerveuse.	Emotion.	Brusque	Bilatér., complète et cécité.	Hyperesthésie généralis.	Aimants.	1-2 jours.	Guérison.
	Launois et Le Marc'Hadour	34	H	Pas.	Ap' crise.	Brusque.	Bilatér., complète.	Troubles sensitifs et intellectuels.	Cathétérisme	3 mois.	Guérison.
Surd. hystér. unilatérale.	Ouspensky	43	F	Nerveuse.	Ap. accès d'étern.	Brusque.	Unilatér., complète.	»	Électricité.	5 ans.	Guérison.
	Gellé	»	F	Hystérique.	»	»	id.	Divers.	»	»	»
	Lannois	40	F	Nerveuse.	D. causes d'excit.	Brusque.	id.	Zone hystérogène sous le sein G.	1 gr. KI	qq. jours.	Guérison.
Surdité hystér. traumatique.	Bermann	12	H	»	Chute sur genou.	»	Bilatér., complète.	Mutisme, cécité et surdité alternative.	Électricité.	»	Guérison.
	Vibert	»	»	»	renversée par voit.	»	Unilatér., complète.	»	»	»	»
	Boland	»	»	»	Choc sur tête.	»	id.	»	»	»	Guérison spontanée.

l'aphasie, la cécité verbale et psychique et l'agraphie. Seule, à la fin de décembre, persiste une surdité totale et bilatérale.

Le début brusque de l'affection, l'intégrité des sphincters, un rétrécissement du champ visuel, sans autres phénomènes oculaires, font penser à l'hystérie. En effet, l'examen objectif de l'oreille, montre des tympans sains, le droit un peu enfoncé cependant. Les deux tympans ont perdu leur sensibilité spéciale, le conduit auditif, au contraire, a conservé la sienne.

Rhino-pharynx entièrement libre; trompes perméables. Ni douleurs, ni vertiges, ni bourdonnements. Les oreilles sont mortes et sans réaction aucune.

Les recherches acoumétriques montrent que les bruits les plus violents ne sont pas perçus. Les diapasons (toute la série), le sifflet de Galton, ne sont pas perçus par la voie aérienne.

La voie osseuse est totalement abolie; mastoïde, frontal, arcade dentaire, vertex, n'apportent aucun son à l'oreille du malade qui semble avoir totalement oublié qu'il a des oreilles pour entendre.

Cathétérisme suggestif et entraînement auditif; amélioration progressive après plusieurs séances.

3 janvier. — A droite, la voix chuchotée est perçue à 8 mètres, la montre à 60 centimètres. La durée de la perception osseuse est normale. Weber à droite.

Rinne +.

L'oreille gauche, réservée comme témoin, est dans le même état que le premier jour; après un traitement analogue, la guérison est complète le 30 janvier; le malade ne présente plus de trouble sensitif ni intellectuel.

Etiologie. — La surdité est, nous l'avons dit déjà au début de ce chapitre, une manifestation rare de l'hystérie.

Sans prédilection spéciale pour l'un ou l'autre sexe, elle se rencontre pendant toute la période d'évolution de la névrose; on l'a vue à onze ans comme on l'a signalée à quarante-cinq; mais c'est entre dix-sept et trente-cinq ans, en pleine floraison hystérique, qu'on la trouve le plus souvent.

Tantôt elle constituera à elle seule toute l'histoire hystérique du malade, tantôt elle accompagnera la symphonie de la névrose et en couvrira pour un instant les divers accords, tantôt enfin elle tirera de son sommeil une hystérie latente qui évoluera ensuite, même après la disparition de l'accident auriculaire.

La production de celui-ci aura été favorisée parfois par l'existence actuelle ou ancienne d'une lésion locale insignifiante en elle-même, insuffisante à causer la surdité, mais susceptible d'appeler la localisation de la névrose. Le plus ordinairement cependant c'est sur des oreilles saines qu'apparaît la surdité hystérique.

Les causes hystérogènes habituelles sont alors en jeu : une émotion, une frayeur, une contrariété, la suggestion (cas d'Itard), le surmenage, les soucis, etc., serviront d'agents provocateurs.

Enfin la surdité pourra suivre une crise hystérique.

On peut avoir aussi avant la crise (comme aura) ou après elle des phénomènes de surdité passagère, mais il s'agit alors de simple hypoesthésie acoustique.

On a pu, par la suggestion hypnotique, reproduire des phénomènes de surdité passagère (Lichtwitz, Krakauer, Bernheim, etc.). Bernheim ne voit dans la surdité hystérique qu'un simple phénomène d'auto-suggestion.

« Je suggère à un individu de ne pas entendre, dit-il, il devient sourd. Je crie dans ses oreilles, je dis des choses risibles ou horribles, il ne manifeste pas; de très bonne foi, il ne m'entend pas. Il suffit alors que je dise : « maintenant vous entendez de nouveau » pou que, avec une ingénuité naïve, il réponde à ma question et entende immédiatement. Il a donc, alors qu'il était censé sourd, entendu les mots « maintenant vous entendez de nouveau ».

« Un autre sujet, continue-t-il, est affecté d'hémianesthésie sensitivo-sensorielle gauche. L'oreille gauche n'entend pas le tic-tac de la montre appliquée contre elle. Elle est complètement sourde.

« Je vais démontrer qu'elle ne l'est pas. Je bouche l'oreille droite sans affectation avec le doigt de façon que le bruit de la montre appliquée contre elle ne soit pas perçu ; et tout en la laissant bouchée, je continue à causer au malade à voix basse : il continue à me répondre, oubliant que l'oreille gauche étant sourde, il ne doit pas entendre quand l'oreille droite est bouchée. »

Qu'il y ait des surdités par auto-suggestion, c'est là un fait dont on ne peut douter ; mais à côté de ces cas, qui ne sont qu'une manifestation du syndrome otique de l'hystérie et qui montrent une fois de plus la rareté de l'anesthésie acoustique complète et celle de l'hémianesthésie sensitivo-sensorielle absolue, il existe des observations de surdité hystérique vraie, où l'auto-suggestion n'est pour rien.

Nous réservons pour le chapitre de l'hystéro-traumatisme l'analyse des faits de surdité dus à cette cause ; quant aux cas de surdité par fulguration, rentrent-ils ou non dans l'hystéro-traumatisme, c'est une question que nous aurons alors à discuter. Nous ferons seulement remarquer ici qu'il ne faut pas, comme on l'a fait parfois, attribuer à l'action propre de la foudre toutes les surdités contractées en sa présence ; pour qu'il y ait surdité par fulguration le malade doit évidemment être frappé lui-même par la foudre ; si, comme dans le cas de Freund et Kayser, il est devenu sourd pour avoir simplement vu tomber la foudre à côté de lui, c'est à la frayeur qu'il est redevable de son accident.

Symptomatologie. — Rarement progressif, le début de la surdité hystérique est ordinairement brusque ; quelquefois unilatérale, celle-ci frappe le plus souvent les deux oreilles, et elle les frappe d'une façon complète ou presque complète.

Elle apparaît seule, ou au milieu d'une escorte de symptômes auriculaires subjectifs et de symptômes généraux ; ceux-ci peuvent revêtir une allure des plus graves, réduits parfois à un peu de céphalée et d'abattement, ils consistaient dans l'un des cas de Launois et Le Marc' Hadour en troubles cérébraux des plus accentués, avec état semi-comateux, délire, aphasie, agraphie, cécité verbale.

Entre ces deux extrêmes on pourra constater tous les intermédiaires.

Enfin les intéressantes observations de Cartaz et de Launois et Le Marc'Hadour nous obligent à réserver une place spéciale aux faits où la cécité vient s'ajouter à l'anesthésie auditive.

Fulton a rapporté un cas de surdité et d'amaurose hystérique, mais ces deux symptômes n'existaient pas à un degré absolu.

La surdi-cécité est extrêmement rare ; la cécité est

absolue et bilatérale ; elle disparaît avant la surdité ou persiste autant que cette dernière. On conçoit aisément la difficulté qu'il y a à communiquer avec un malade atteint de surdi-cécité ; on est obligé alors de recourir à des artifices pour rappeler au malade qu'il a des yeux pour voir et des oreilles pour entendre. Dans les cas de surdité simple, le malade n'entend d'ordinaire absolument rien, ni bruit, ni son ; parfois cependant la voix hurlée *ad conquam* réveille un semblant de perception ; mais la lecture sur les lèvres de son interlocuteur et en tout cas la lecture de l'écriture lui restent, qui rendent faciles les rapports avec lui.

L'action du rétrécissement du champ de la conscience sur l'établissement de cette surdité se révèle parfois de façon caractéristique. La voix ou un bruit près de l'oreille occasionnait chez la malade de Cartaz, des soubresauts, alors qu'aucun son cependant n'était perçu ; celle d'Edinger n'entendait un peu que lorsqu'elle écoutait très attentivement, puis elle redevenait vite absolument sourde ; celle de Barth n'entendait pas la musique d'un régiment, et pourtant elle attaquait un chant sur le ton qu'on lui donnait, mais elle continuait ensuite dans le même ton malgré toutes les transpositions et toutes les dissonances que l'on introduisait dans l'accompagnement.

Enfin la surdité peut ne pas être absolument égale des deux côtés : une oreille sera totalement sourde, l'autre percevra encore légèrement les bruits violents et la voix hurlée.

La surdité absolue n'est pas toujours le seul symptôme auriculaire ; dès le début, en effet, des troubles subjectifs peuvent lui être surajoutés ; c'est de l'hyperacousie douloureuse, de l'otalgie, ce sont des sifflements, des bourdonnements d'oreilles, des vertiges. Mais ces symptômes subjectifs sont loin d'être constants ; leur présence est au contraire plutôt rare.

A l'examen objectif, rien pour expliquer tout ce syndrome. Les tympans sont normaux ou n'offrent que des traces morbides insignifiantes ; parfois l'une seulement des oreilles a des lésions, l'autre étant complètement indemne, tout en réalisant de la surdité hystérique.

Mêmes constatations négatives à l'œil dans les cas de surdi-cécité.

L'examen fonctionnel sera d'une grosse importance en permettant de reconnaître la marque de la névrose : on trouvera en totalité ou en partie le syndrome otique de l'hystérie ; nous en avons suffisamment analysé les caractères dans le chapitre précédent pour nous dispenser d'y revenir ici.

L'anesthésie du tympan, de la caisse, du conduit, du pavillon a été signalée, mais elle n'existe pas dans la plupart des cas.

Là peut se borner l'aspect clinique : la surdité hystérique est alors *monosymptomatique*.

Le plus souvent elle est *accompagnée* : on pourra rencontrer les divers stigmates de la névrose : hyperesthésie généralisée ou en plaques, anesthésie disséminée ou hémianesthésie, crises, zones hystérogènes, rétrécissement du champ visuel, dyschromatopsie, paraplégies, etc. Quant à l'anesthésie généralisée, elle est notée dans un certain nombre d'observations, mais en somme assez rarement. La surdité bilatérale hystérique n'entraîne pas plus une anesthésie généralisée, que celle-ci n'entraîne une surdité bilatérale.

Les symptômes généraux, que nous avons signalés au début, peuvent persister plus ou moins longtemps ; des hallucinations visuelles, des troubles intellectuels ont été rencontrés ; habituellement l'intelligence est intacte.

La parole est quelquefois mal articulée ; son timbre dur semble affirmer l'absence de contrôle auditif (Taptas) ; au contraire, la malade de Barth chantait avec une justesse parfaite.

Évolution. — La guérison est la tendance naturelle de la surdité et de la surdi-cécité hystériques ; elle peut s'effectuer successivement pour l'une et l'autre oreille, pour l'un et l'autre sens ; mais les délais en sont fort variables (d'un jour à plusieurs années) ; aussi ne faut-il pas confier à la nature le soin d'une guérison spontanée.

Pronostic. — Le pronostic est essentiellement bénin ; le cas d'Itard est en effet le seul, qui ne soit pas terminé par la guérison, et les circonstances spéciales de son développement furent certainement la cause de sa persistance. La guérison s'obtiendra d'autant plus vite qu'on agira plus tôt.

Diagnostic. — C'est dire que le diagnostic devra être précoce. Il sera souvent des plus difficiles ; surtout dans le cas de surdité unilatérale ; l'analyse des observations que nous avons rapportées, montre en effet les hésitations qui ont enveloppé parfois l'affirmation de la nature hystérique de la surdité.

La constatation du syndrome otique de l'hystérie ;

La coexistence d'autres manifestations de la névrose ;

Le caractère bilatéral et spontané de la surdité ;

La faible intensité ou l'absence de troubles auriculaires subjectifs fourniront les principaux éléments du diagnostic.

En tout cas, ce n'est qu'après avoir successivement éliminé toutes les causes de surdité que l'on pourra poser le diagnostic de surdité hystérique.

L'évolution de l'accident et la facilité de sa guérison en seront du reste la confirmation.

L'élimination de la simulation se fera par les moyens habituels.

Traitement. — La suggestion fournira un procédé de guérison infaillible ; chacun l'emploiera à son gré et suivant les circonstances.

CHAPITRE VI

SURDI-MUTITÉ HYSTÉRIQUE

La surdi-mutité est l'une des manifestations les plus rares de l'hystérie. Pour démontrer une fois de plus cependant que rien n'est nouveau sous le soleil et que c'est imiter quelqu'un que d'être sourd-muet par hystérie, on a voulu voir dans Hérodote d'Halicarnasse un premier cas de ce type clinique. L'égalité devant la névrose nous est prouvée par Mercuriale : d'après lui, Maximilien, fils de l'empereur Henri III, aurait été atteint de surdi-mutité et aurait recouvré à l'âge de six ans cette parole, dont il devait se servir si brillamment plus tard.

Betti fait ressortir le rôle de la névrose dans un cernombre de cas de surdi-mutité.

Mais la grande majorité des observations sont de date toute récente. Celles que nous avons pu réunir sont au nombre de 25 ; nous en donnons ci-dessous l'analyse ; nous les répartirons en trois classes :

1° *Surdi-mutité pure.*

2° *Surdi-mutité hystéro-traumatique.*

En raison de l'importance de l'hystéro-traumatisme, nous avons réuni dans un chapitre spécial tous les cas d'hystérie auriculaire ressortissant à cette catégorie.

3° *Surdi-muti-cécité.*

Contrairement à Gradenigo et à Mingazzini nous ne considérons pas comme pouvant prendre place au milieu de cas d'hystérie pure les observations de Schlosser et d'Uckermann, dans lesquelles la surdi-mutité était une surdi-mutité réflexe, due à la présence de vers intestinaux. Nous nous sommes expliqué déjà sur cette question au chapitre de la surdité ; nous n'y reviendrons pas ici.

Nous ne croyons pas non plus suffisamment démontrée la nature hystérique de la surdi-mutité observée par Courtade sur une fillette de trois ans et demi ; l'affection, qui avait débuté avant l'âge de trois ans, ne subit aucune modification sous l'influence de divers traitements ; l'indocilité de l'enfant rendit du reste impossible l'examen des fonctions atteintes.

Nous ne retiendrons pas, faute de détails, le cas rapporté par Suñé y Molist ayant trait à une surdi-mutité congénitale (?) guérie par suggestion.

Avant d'aborder la description générale de la surdi-mutité hystérique, nous résumerons en un tableau synoptique les principaux caractères rencontrés dans les différentes observations.

I. Surdi-mutité hystérique pure.

BALL

(*Encéphale*. 1881, vol. I, p. 5.)

Obs. IV. — Homme de vingt-six ans. A la suite d'une violente discussion, il devint sourd et muet ; il prit 60 grammes de sulfate de soude et le lendemain la parole revenait, mais il restait une surdité bilatérale complète et une hémianesthésie sensitivo-sensorielle gauche. Parésie faciale gauche.

Le quatrième jour d'un traitement par l'électricité galvanique, le malade ressentit un craquement dans l'oreille droite : l'audition reparut aussitôt des deux côtés. L'hémianesthésie disparut également.

Le malade eut dans la suite deux accès semblables à celui-ci; un an auparavant il avait eu de la cécité de l'œil gauche pendant un mois.

REVILLIOD

(Rev. méd. de la Suisse romande, 1883, p 566.)

Obs. II. — Homme de quarante-huit ans, renvoyé des hôpitaux de Lyon et amené par la police à l'hôpital cantonal de Genève comme sourd-muet et paralysé du côté gauche.

Paralysie complète du mouvement et du sentiment du côté gauche, sauf à la face, qui quoique insensible n'est pas déviée.

A droite, les membres répondent à la volonté, mais le bras est animé d'un mouvement rythmique choréiforme, presque continuel. Ce mouvement est exagéré lorsque le malade exécute un mouvement volontaire.

Pendant les mouvements du bras, la jambe est au repos complet ; mais essaie-t-on de chatouiller n'importe quelle partie du côté droit du corps, la jambe droite répond par un tremblement clonique épileptoïde.

Phénomènes du pied et du genou très accentués.

Vue normale à droite, presque nulle à gauche.

Mutisme absolu ; surdité bilatérale complète.

Pas trace de syphilis.

Après quinze jours de traitement tonique et électrique, diminution du tremblement du côté droit, apparition de quelques mouvements volontaires à gauche. Enfin, un beau jour, après une séance d'électrisation, le malade se met à pousser des hurlements de joie, accompagnés d'un rire sauvage. Peu à peu l'ouïe reparaît. Lorsqu'on lui crie très fort dans l'oreille, le malade manifeste qu'il a entendu, puis il chuchote quelques mots à voix basse. En même temps les mouvements et la sensibilité du côté gauche reparaissent.

Bref, un mois après son entrée, notre malade parle et entend, il est vrai assez confusément ; il marche ; il a retrouvé des forces et de l'entrain. Il serait, dit-il, hémiplégique depuis 1869 et sourd-muet depuis 1878.

OSERETZKOWSKY

(*Arch. de neurologie*, n° 36, novembre 1886, p. 268.)

Obs. II. — Ch... jeune soldat, entré à l'hôpital le 4 avril 1884. Il était complètement sourd et muet. La surdi-mutité s'était développée tout d'un coup, sans choc apoplectique. Le malade fit entendre par signes qu'il avait été frappé de cette maladie sous l'influence de certaines émotions morales. Le sujet paraît peu développé.

Examen laryngoscopique : configuration normale de toutes les parties du larynx ; en général on constate une anesthésie des muqueuses du larynx et du pharynx.

L'examen de l'oreille et de l'œil donne des résultats négatifs.

On n'observe pas d'autres dérangements nerveux. Plus tard on remarque une grande instabilité mentale : rire et pleurs faciles.

5 mai. — Douleurs dans le bras gauche ; sensibilité émoussée ; état paralytique transitoire.

11 mai. — Tous les troubles de la sensibilité et de la motilité ont disparu.

Douleurs passagères à gauche, puis à droite dans les muscles du cou.

18 mai. — Céphalée, vomissements, température pendant une journée.

2 juin. — Hémianesthésie complète à droite et hémiopie. Tous

ces phénomènes persistent jusqu'au 28 juin, jour de la sortie de l'hôpital.

L'été passé, j'ai appris que Ch..., après avoir obtenu son congé, a recouvré l'usage de la parole et de l'ouïe, bientôt après son retour dans ses foyers.

CARTAZ

(*Progrès médical*, 1886, nos 7, 9, 10.)

Obs. VI. — J..., vingt ans, sculpteur. Etant au restaurant, il fut brusquement frappé de surdi-mutité, à la lecture d'une lettre de son père, où celui-ci lui reprochait sa conduite et lui refusait de l'argent A son entrée à la Salpêtrière, il n'entend que si l'on parle très fort et près de son oreille. Il répond correctement par écrit aux questions qu'on lui pose par écrit ou en criant très haut.

Pas de paralysie, pas de troubles de la sensibilité. Intelligence intacte.

Après une quinzaine de jours la parole revint et la surdité diminua progressivement.

ORTOLANI

(*Progresso medico*, I, 1887.)

Homme, vingt ans.

Fin décembre 1886, ayant assisté à une opération chirurgicale, il est pris d'un accès convulsif, dont il sort muet. Six jours après, surdité à la suite de nouveaux accès. Stigmates hystériques ; hémianesthésie sensitivo-sensorielle gauche. En correspondant par écrit avec le malade, on constate l'intégrité de son état mental. On prescrit KBr, 5 grammes par jour. Deux jours après, les convulsions cessent, mais la surdi-mutité persiste.

Intégrité fonctionnelle des membres, des lèvres, de la langue; le malade cependant ne peut faire sortir celle-ci de sa bouche.

Le 19 mars 1887, il s'enivre ; reconduit chez lui et laissé seul, il commença à crier pour savoir le nom de celui qui l'avait accompagné : ce fut de la sorte que disparut la surdi-mutité, aussi brusquement qu'elle était survenue.

RIZU

(Bull. de la Soc. des médecins et natur. de Jassy, 1887.)

Homme prenant des attaques d'hystérie de périodicité annuelle, suivies de surdi-mutité passagère ; à la suite de l'une d'entre elles la surdi-mutité persista pendant quatre mois.

MENDEL

(Neurol. Centralblatt, 1887.)

Homme de cinquante et un ans. Accidents nerveux depuis l'âge de vingt-huit ans.

Le 28 mars 1886, après un accès avec perte de connaissance, surdi-mutité qui dura quatorze jours sans interruption. Puis le malade devint sourd-muet de 5 heures du soir à 6 heures du matin. Plus tard il n'entendait et ne parlait que de 6 heures à 9 heures du matin et était sourd-muet le reste du temps. Les seuls sons qu'il émettait étaient ceux de la toux. On ne pouvait communiquer avec lui que par écrit. État mental normal. Vue normale ; pas de rétrécissement du champ visuel.

La perception du diapason-vertex est notablement diminuée : 2″ 1/2 au lieu de 7″. Anesthésie du pharynx. Sensation de compression à la partie droite de la tête, dans le larynx et dans la poitrine.

La pression de la région iléo-cæcale est douloureuse. Pas d'autre trouble de la sensibilité ni des réflexes. Le malade se lève à 5 heures sourd et muet ; à 6 heures, il est pris d'une forte toux et peu à peu « comme si une valvule s'ouvrait » il se met à parler et à entendre ; à 9 heures, sensation de constriction à la gorge, la voix s'éteint et l'ouïe disparaît.

FAGE

(*In* Natier, *Rev. mens. de laryng.*, 1888, n°s 4, 5, 8, 9.)

Homme, trente-sept ans. Trouvé couché dans un bois complètement muet ; il avait en outre une surdité bilatérale intense et des troubles divers de la sensibilité générale. Légère rougeur des cordes vocales, dont la mobilité était à peu près normale.

A la suite d'un traitement par le courant faradique, guérison complète, mais persistance d'un léger degré de surdité.

LEMOINE

(*Méd. mod.*, n° 43, p. 542, 31 mai 1893.)

Homme de quarante ans, ouvrier frappeur, amené à l'hôpital dans un état de surdi-mutité complète. Sujet très irritable, ayant eu déjà des crises d'hystérie.

A la suite d'une violente colère, il ressentit pendant quarante-huit heures des frémissements, de la constriction épigastrique ; il est pris d'idées de persécution ; le deuxième jour, il tombe comme une masse et reste une heure et demie dans le coma ; en revenant à lui, il est sourd-muet et ne peut marcher.

A son entrée à l'hôpital, la mémoire, l'intelligence sont intactes ; légère parésie des membres inférieurs ; placards d'anesthésie et d'hyperesthésie inégalement distribués sur toute la surface du corps. L'articulation des mots est impossible ; le malade n'émet que des sons rauques. La surdité est complète pour la voix haute ; la perception cranienne a disparu pour la montre appliquée sur le frontal ou sur la mastoïde ; anesthésie complète du tympan. Odorat, goût, champ visuel normaux.

Le malade est plongé dans le sommeil hypnotique à l'aide du miroir rotatif ; on ferme les conduits auditifs avec les doigts pour créer à l'aide du toucher une auto-suggestion relativement au sens de l'ouïe, puis subitement on écarte les mains en criant : « entendez ! » A la troisième fois l'audition commence à reparaître et augmente rapidement. On suggère ensuite au malade qu'il peut parler. A la fin de la séance d'hypnotisme audition et parole sont revenues.

GRADENIGO

(Sulle manifestazioni auricolari dell' isterismo, p. 236.)

Obs. XIX. — 11 août 1894. — Carlo R..., quinze ans, employé de commerce. Il m'est amené par sa mère pour une surdité complète, apparente depuis peu. Le malade, qui a toujours joui d'une bonne santé, est de constitution robuste ; il a l'air absorbé, et ne paraît pas s'intéresser à ce qui se passe autour de lui ; le regard fixe, il ne semble rien entendre de ce qu'on lui dit. Des renseignements fournis par la mère et de la *réponse écrite* que l'on obtient du jeune homme, il résulte :

Mère et père bien portants; ni surdité, ni tuberculose, ni syphilis, ni maladie nerveuse dans la famille. Depuis trois mois environ le malade se plaignait de céphalée continuelle et de diminution légère de l'ouïe des deux côtés. Trois jours auparavant il aurait eu pendant la nuit un accès de caractère hystérique et serait tombé de son lit à terre ; il n'a aucune notion du traumatisme alors subi. Le matin il fut trouvé par son patron à terre au pied du lit et sans connaissance; remis au lit, il revint à lui au bout d'une heure environ, mais il était complètement sourd. Ni vertiges, ni bruits subjectifs de l'oreille. La surdité est si complète que le malade ne perçoit pas mon acoumètre téléphonique à son maximum d'intensité.

Il n'y a pas de stigmates hystériques bien nets : une légère hypoesthésie tactile de la face, et du retard à indiquer le point touché pouvaient être mis sur le compte de la torpeur intellectuelle. Pas d'anosmie.

L'application galvanique à l'oreille droite montre une insensibilité presque complète à la douleur ; pas de salivation à 10 M.A.

A 12 M. A. seulement, avec alternatives voltaïques, le malade pousse un cri et dit qu'il entend : en effet, l'examen fonctionnel révèle la réapparition d'une audition normale à droite (côté de l'application galvanique) comme à gauche. La torpeur intellectuelle a également disparu : le malade répond rapidement et exactement à toutes les questions.

RANSON

(*Brit. med. journ.*, mars 1895, p. 470.)

Homme de dix-neuf ans, mineur. Après s'être couché en parfaite santé, il se réveilla le lendemain matin complètement sourd et muet. Un an auparavant, monoplégie brachiale droite subite, de trois semaines de durée. Intelligence intacte ; le malade ne communique avec son entourage que par l'écriture. Pas de signes d'émotion, pas de stigmates hystériques manifestes. A un deuxième examen, anesthésie du pharynx et du voile. Douleurs à la tête et aux tempes.

Perception aérienne et perception osseuse sont abolies ; cependant, lorsque, d'une voix brève, on lui donne dans une oreille un ordre simple (mouvoir les yeux, tirer la langue, etc.), l'ordre est parfois exécuté.

Toutes les épreuves pour le faire parler sont inutiles ; on lui fait alors passer un courant faradique à travers le larynx (une électrode intra-laryngée, l'autre au cou), et on lui affirme qu'il peut parler : « Oui, je le puis », s'écrie-t-il brusquement ; en même temps l'audition est revenue. Le malade retourne chez lui guéri, après une surdi-mutité de cinq semaines.

VAN DYCK

(*Brit. med. journ.*, 1895, p. 973.)

Jeune homme de dix-neuf ans, aide de cuisine sur un yacht, devenu en l'espace de quelques jours graduellement sourd et muet.

Oreilles externes et tympans normaux. Pas de stigmates hystériques. Absence évidente de simulation.

Le malade lit les questions écrites et répond par écrit, mais n'essaye pas de communiquer spontanément avec son entourage. Divers sons violents et subits ne sont pas perçus ; cependant l'ordre « Revenez sur vos pas » donné d'une voix ordinaire pendant une promenade du malade, est obéi simplement. Le médecin insiste alors, et obtient des réponses par signes à quelques questions posées à voix haute et nette ; quelques instants plus tard, le malade demandait une tasse de café de sa voix ordinaire. Le lendemain, ouïe et parole étaient absolument normales.

Le malade avait eu, à l'âge de quatorze à quinze ans, une attaque semblable ; le médecin l'avait alors guéri de sa surdi-mutité en lui « soufflant dans les oreilles ».

MINGAZZINI

(Arch. italiano di ot., rin. e lar., 1897, p. 177.)

P. T..., vingt ans, élève carabinier. Accès de convulsions à dix-huit ans. Depuis lors, accès mensuel de céphalée, sans vomissements ; en juillet 1896, l'attaque habituelle ne se produisit pas. Le mois suivant, à l'époque où aurait dû apparaître la céphalée, le malade manifeste des apparences de manie, vomit tout ce qu'il prend, ne perçoit aucune demande : on l'envoie dans un asile d'aliénés le 6 septembre.

Là, son regard est fixe, sa tête immobile, il ne répond toujours pas aux questions qu'on lui pose.

Le 9 septembre, il écrit spontanément une lettre dans laquelle il déclare ne pas « pouvoir proférer une parole et ne pas entendre ».

A la suite de cette révélation, on fait vibrer une cloche et un diapason derrière le malade et l'on s'aperçoit en effet qu'il n'entend rien ; on place le diapason sur l'apophyse mastoïde et le malade fait signe qu'il n'entend pas. Tous ses efforts pour parler n'aboutissent qu'à un « a » enroué.

Le malade montre par gestes qu'il comprend ce qu'on lui fait lire; il copie correctement l'écriture. L'intelligence est complète.

Les mouvements de la langue sont faibles et assez limités. Dyschromatopsie.

On constate de l'hyposmie, de l'hypogueusie et de l'hypoalgésie à gauche.

11 septembre. — Avec l'application d'un courant faradique sur la langue, la face et les régions latérales du cou, on obtient la mobilité complète de la langue. Ce résultat impressionne vivement le malade.

A la suite d'applications faradiques au voisinage du conduit auditif externe, le malade recouvre subitement la perception des sons, sans comprendre pour cela ce qu'on lui dit ; peu à peu, il est capable de répéter d'abord les lettres séparément, puis quelques syllabes, enfin une phrase entière, sans pourtant bien comprendre ; quelques minutes après seulement, il recouvre l'intelligence du langage parlé et parle lui-même spontanément ; le timbre de sa voix est devenu clair ; sa langue est mobile.

12 septembre. — La surdi-mutité a complètement disparu ; l'audition est légèrement moindre à droite. Goût et olfaction normaux et égaux des deux côtés. Acuité visuelle normale.

Sensibilité à la douleur obtuse sur toute la surface du corps ; sensibilité tactile et thermique normale.

EEMAN

(*Soc. belge d'otol.*, 1897.)

Jeune fille, surmenée, perdit l'ouïe du côté droit et la voix. Guérison immédiate par la seule application d'un miroir laryngé.

ANTONY

(*Soc. méd. des hôp.*, 3 mars 1899, et th. Filitz, p. 65.)

Joseph G..., vingt-cinq ans. Convulsions dans l'enfance. Surdité d'une quinzaine de jours pendant fièvre typhoïde Ni syphilis, ni alcoolisme.

En mars 1898, à la suite d'un violent mal de tête, crise convulsive avec perte de connaissance, sans morsure de la langue. Actuellement, surdi-mutité. S'il veut parler, il n'arrive à produire qu'un son faible et inarticulé.

Il tire facilement la langue Sensibilité cutanée normale. Anesthésie pharyngée légère. Réflexes normaux Intelligence conservée.

Larynx normal, cordes mobiles, spasme facile.

Oreilles : pas de douleurs.

D. V. et D. M. perçus comme vibration, non comme son.

Tympans : une petite tache ecchymotique (due à lavage antérieur) sur chacun d'eux.

Trompes perméables.

Traitement par l'électricité et des exercices de prononciation (7 mars 1899).

3 avril. — Guérison complète.

ANTONY

(In th. Filitz, 1899, p. 68.)

L..., jeune soldat, se présente le 2 mars 1878, se plaignant de surdité ; il n'avait encore jamais assisté à des tirs au canon. L'examen otoscopique ne suffit pas à expliquer cette surdité. Deux jours plus tard, le malade est devenu muet. Céphalée intermittente ; crises de sommeil.

Pas de lésions de la gorge ou du larynx. Diminution du réflexe pharyngien. Anosmie, agueusie. Le malade peut mouvoir la langue dans la bouche, mais ne peut l'en faire sortir.

Rétrécissement du champ visuel de l'œil droit.

On communique avec lui par écrit. Emotivité.

Anesthésie du membre supérieur droit disparaissant au bout de quelques jours. Après une crise, parésie et anesthésie partielle du membre inférieur droit.

Toutes les tentatives du malade pour parler n'aboutissent qu'à un son rauque.

Tympans sensibles: tympan gauche hystérogène. Pas d'anesthésie tactile ni d'hyperesthésie tactile des pavillons ni des conduits.

Tympan droit cicatriciel ; tympan gauche sclérosé ; probablement otites dans l'enfance ; mais ces lésions ne suffisent pas à expliquer la surdité, qui est absolue.

Electrisation et exercices de phonation : guérison complète le 4 avril.

WEIS

(*Münch. med. Woch.*, 1899, p. 415.)

Homme de vingt-six ans, agriculteur, pas de nervosime. Il se réveille un matin sourd et muet. Pas de stigmates d'hystérie. Examen des tympans négatif. La surdi-mutité persiste absolue pendant neuf semaines. Weis écrivit alors au malade qu'il allait lui rendre l'ouïe ; après de grands préparatifs, il fait le cathétérisme de la trompe. Au moment où l'air arrive dans l'oreille, le malade chuchote : « J'entends de cette oreille » ; le cathétérisme de l'autre côté est pratiqué avec le même succès. En même temps, la parole à voix haute est revenue.

II. **Surdi-mutité hystéro-traumatique.**

Littre
Krzywicki
Cartaz — Voir chapitre IX.
Francotte
Delie

III. **Surdi-muti-cécité hystérique.**

MACARIO

(Ann. médico-psychologique. 1844, III, p. 78.)

Obs. VI. — Femme présentant, avec des troubles nerveux graves, des altérations de la sensibilité et de la motilité. Elle avait tantôt du mutisme, tantôt de la cécité, tantôt de la surdité, tantôt de l'anesthésie cutanée générale ; ces phénomènes se produisaient alternativement ou simultanément.

N. N.

(Revista de ciencias med. de Barcelona, 10 mai 1887.)

Femme hystérique, devenue subitement sourde, muette et aveugle. La surdité ne dura qu'un jour, le mutisme six jours, la cécité ne disparut que sous l'influence de la suggestion hypnotique.

MARINESCO

(Gaz. des Hôpitaux, 11 avril 1899, p. 382.)

Jeune fille de quinze ans. Phénomènes hystériques divers.

Rétrécissement du champ visuel, plaques d'anesthésie avec analgésie dans la région du sein gauche et de la face du même côté.

La malade a perdu subitement la vue pendant deux jours, et après l'avoir recouvrée, elle l'a perdue de nouveau quelques jours après, et cette fois-ci l'amaurose fut accompagnée d'une surdité complète.

Diminution de la sensibilité tactile dans les régions du pavillon et péri-orbitaires.

Le premier jour où la surdité a fait son apparition, la malade a présenté certains troubles du langage, consistant en un *mutisme complet* suivi d'une aphasie passagère.

Le lendemain elle parlait mieux.

La malade a été conduite au piano pour exécuter un morceau. Elle a demandé à sa sœur de lui mettre le doigt sur la première note du morceau et a joué avec une perfection remarquable.

Pendant qu'elle jouait, oubliant pour un moment sa surdité, elle a tout à coup demandé à sa sœur pour quelle raison elle n'entendait rien, et pourquoi on avait enlevé les touches du piano ; puis, se souvenant qu'elle était sourde, elle a néanmoins continué à jouer comme sur un piano sourd. Sa figure exprimait un sentiment de béatitude pendant qu'elle jouait ses airs favoris. Elle a été ensuite reprise de la passion de la musique, et il n'était pas rare de la voir jouer du piano des après-midis entiers.

La surdité et l'amaurose persistent pendant plus de deux semaines.

Œsophagisme.

Isolement, douche.

Le lendemain, après avoir été hantée de rêves toute la nuit, la malade se réveilla voyant et entendant parfaitement.

(Voir le tableau des pages 184-185.)

Etiologie. — Les divers pays semblent fournir au cadre de la surdi-mutité hystérique un contingent à peu près égal.

Le sexe féminin au contraire hésite à s'y enrôler ; les statistiques révèlent en effet une importante proportion en faveur du sexe mâle, 82 pour 100 d'après Mingazzini ; actuellement sur 25 cas absolument nets de surdi-mutité hystérique, nous en relevons 19 à l'actif de l'homme, soit 76 pour 100 ; si même nous n'englobons pas dans notre calcul les trois cas où la surdi-mutité était accompagnée de cécité, qui tous les trois appartiennent au sexe féminin, la proportion s'élève à 86 pour 100. Comme chaque fois qu'elle

	Nos	OBSERVATEURS	AGE	SEXE	ANTÉCÉDENTS NERVEUX	CAUSE	DÉBUT	ÉTA[T] DE LA SURD[ITÉ]
Surdi-Mutité.	1	BALL.	26	H	Cécité hystérique.	Dispute.	Brusque.	Disparit. d[...] après 1[...]
	2	BEVILLIOD . . .	48	H	Crises épileptiform.	»	»	Absol[...]
	3	OSERETZKOWSKY	»	H	»	Emotion.	Brusque.	Absol[...]
	4	CARTAZ.	20	H	»	Emotion.	Brusque.	Presque a[...]
	5	ORTOLANI . . .	20	H	Hystérique.	Crise.	Brusque.	Absol[...]
	6	RIZU.	»	H	Hystérique.	Apr crise.	Brusque.	»
	7	MENDEL	51	H	Crises, etc.	Aps crise.	Brusque.	Absolue, i[...]
	8	FAGE.	37	H	»	»	»	Mutisme [...] surdité bila[...]
	9	LEMOINE	40	H	Crises.	Colère.	Brusque.	Absol[...]
	10	GRADENIGO. . .	15	H	Crises.	Après crise.	Sur. prog. surdi-m. brusque.	Absol[...]
	11	RANSON	19	H	Monoplégie hystérique.	Au réveil.	Brusque.	Absol[...]
	12	VAN DYCK. . .	19	H	Surdi-mut.	»	Progres.	Presque a[...]
	13	MINGAZZINI. . .	20	H	Crises.	»	Progres.	Absol[...]
	14	EEMAN	»	F	»	»	»	Surd. à D.. 1[...]
	15	ANTONY	25	H	Convulsions.	Apr crise.	Brusque.	Absol[...]
	16	—	22	H	Pas	»	Brusque.	Surd., puis[...]
	17	WEIS	26	H	Pas	Au réveil.	Brusque.	Absol[...]
Surdi-Mutité. Hystéro-Traumatique.	18	LITTRE.	20	H	»	Serré à la gorge.	Brusque.	Absol[...]
	19	KRZYWICKI. .	42	H	»	Traumat. sur tête.	Brusque.	Mutisme [...] surdité pr[...]
	20	CARTAZ.	16	F	Nerveuse.	Soufflet.	Brusque.	Absol[...]
	21	FRANCOTTE . .	35	H	2 accès de délire.	morsure de chien.	Brusque.	Absol[...]
	22	DELIE	13	F	»	Traumat. sur tête.	Brusque.	Abso[...]
Surdi-Muti-Cécité.	23	MACARIO . . .	»	F	Nerveuse.	»	Brusque.	Surdité, [...] cécité alte[...] et simult[...]
	24	N. N	»	F	Hystérique.	»	Brusque.	Surdi-mu[...]
	25	MARINESCO. . .	»	F	Hystérique.	»	Brusque.	Absolue, di[...] de mutité [...]

SYMPTÔMES STÉRIQUES	TRAITEMENT	DURÉE	TERMINAISON
nesthésie G.	Électricité galvan.	4 jours.	Disparition spontanée du mutisme, Guérison de surdité.
gie et hémian. G.	Électricité galvan.	5 ans	Guérison à peu près complète de tous les sympt.
et hémian. D.	»	4 ans.	Guérison spontanée.
Pas	»	15 jours.	Guérison progressive.
bles divers bilité générale	»	3 mois	Guérison après ivresse.
»	»	4 mois.	Guérison.
»	»	»	»
ibles divers bilité générale	Courant faradique	»	Guérison, persistance de légère surdité.
anesth., d'hyp., des memb. inf.	Suggestion hypnot.	1 mois.	Guérison.
hypoesthésie tactile.	Courant galvanique.	»	Guérison.
s hyst. divers.	Courant faradique.	35 jours.	Guérison.
e stigmates.	»	qq. jours.	Guérison spontanée.
bles divers.	Courant faradique.	15 jours.	Guérison.
bles divers.	Appl. miroir laryngé.	»	Guérison.
bles divers.	Électricité statique.	1 an.	Guérison.
de sommeil.	Électricité statique.	1 an.	Guérison.
Pas	Cathétér. et suggest.	9 semaines.	Guérison immédiate.
»	»	»	»
Divers.	»	36 heures.	Guérison.
anesthésie G.	Électricité galv. et suggestion.	2 jours.	Guérison.
Pas	Suggestion à l'état de veille.	15 jours.	Guérison.
»	»	3 jours.	Guérison spontanée.
de la sensibilité.	»	»	»
»	»	qq. jours.	Guérison spont. de surdité et de mutisme, guérison de cécité par sugg. hypnot.
Divers.	Isolement.	»	Disp. spont. du mutisme. Guérison de la surdi-cécité.

porte sur un nombre restreint de cas, la statistique, on le voit, ne donne ici qu'une indication générale ; mais elle l'affirme d'une façon péremptoire, la surdi-mutité hystérique a vraiment une prédilection pour l'homme.

C'est d'ordinaire entre quinze et trente-cinq ans qu'on la rencontre, mais ces limites sont loin d'être absolues, puisque treize ans d'une part et cinquante et un ans de l'autre sont aussi des chiffres signalés.

Le passé nerveux du malade peut n'offrir rien à noter ; l'hystérie était alors latente, la surdi-mutité en est la première et peut en rester la seule traduction. Mais le plus souvent des symptômes nerveux nets ont marqué déjà le malade du sceau de la névrose : tantôt ce sera simplement un nerveux, tantôt au contraire il aura eu de véritables crises, des troubles de la sensibilité, etc., parfois même des manifestations hystériques plus graves, paraplégie, cécité, surdi-mutité, accès de délire, etc.

Des affections antérieures de l'oreille ou du larynx pourraient évidemment jouer un rôle d'appel pour la localisation de l'hystérie ; en fait, elles ne sont presque jamais signalées dans les observations.

L'élément émotif a une part considérable dans l'apparition des accidents ; c'est à la suite d'une émotion violente, d'une frayeur, d'une discussion, d'un accès de colère que s'installera la surdi-mutité.

Elle clôturera parfois une crise hystérique.

Un traumatisme, même des plus légers, qu'il porte sur la jambe ou sur la gorge, pourra également la provoquer ; la frayeur, l'accompagnant dans certains cas, dans celui de morsure par un chien par exemple, renforcera son action, et il sera dès lors très difficile de démêler la part revenant à chacun de ces deux éléments dans la réalisation du shock nerveux.

D'autres fois la surdi-mutité apparaîtra sans cause appréciable, subitement, en pleine santé ; ce sera pour quelques-uns une désagréable surprise du réveil.

On l'a vue se produire à la suite de troubles nerveux divers coexistant avec une diminution progressive de l'ouïe.

Symptomatologie. — Le début peut être progressif, commencer par une surdité bientôt suivie de mutisme, ou réciproquement ; le plus souvent surdité et mutisme s'installeront ensemble, brusquement, et atteindront d'emblée leur plénitude entière.

La surdi-mutité peut être compliquée de cécité ; nous avons trouvé trois cas de cette association.

Une fois déclarée, l'affection disparaît parfois, pour réapparaître à nouveau après un très court répit ; ces intermittences, pouvant se reproduire à heures fixes, portent sur l'ensemble de ses éléments constituants ou seulement sur l'un d'entre eux. Enfin, la guérison peut s'effectuer spontanément, morceau par morceau : une surdi-muti-cécité sera de a sorte transformée en surdi-cécité au bout d'un jour, par exemple ; d'une surdi-mutité, il ne restera que du mutisme ou de la surdité.

En règle générale cependant, l'affection reste *une* pendant toute sa durée.

La surdi-mutité est d'ordinaire absolue : la surdité est bilatérale, le malade ne réagit sous l'influence d'aucun bruit ; la perception osseuse, tout comme la perception aérienne, est abolie ; l'usage de la parole est impossible ; le malade ne réussit pas en général à faire sortir le moindre son. Tous ses efforts n'aboutissent qu'à des mouvements des lèvres, parfois à un son faible et inarticulé, à de la toux. Dès lors, il ne peut plus communiquer avec son entourage que par signes ou par l'écriture ; il est du reste souvent le premier à user de ces moyens, car son intelligence survit intacte à la disparition de ses sens de sociabilité.

La cécité, quand elle se rencontre, est complète elle aussi.

Dans quelques cas, très rares, il est vrai, l'affection n'atteint pas un degré si absolu ; la perception des cris violents peut être conservée ; la surdité était unilatérale dans l'observation d'Eeman.

L'examen révèle un état normal des oreilles, du larynx, de la musculature des lèvres et de la langue, des yeux ; s'il existe des lésions de l'un de ces appareils, elles sont insuffisantes pour expliquer le degré de l'affection, et ont avec celle-ci de simples rapports de coexistence.

Là peut se borner tout l'aspect clinique de la maladie : la surdi-mutité est alors *monosymptomatique*.

Le plus souvent elle est *accompagnée* : l'hystérie prend soin de marquer en caractères connus la réalité de sa conquête.

Toutes les manifestations de la névrose peuvent se rencontrer. Outre les symptômes fonctionnels habituels, on observera des troubles de la motilité, convulsions, contractures, parésies, paraplégies, etc., et surtout des altérations de la sphère sensitive : elles porteront sur la sensibilité générale, sur les muqueuses, sur les organes des sens ; on aura ainsi des anesthésies, des hypoesthésies, des hyperesthésies diverses, des zones hystérogènes, mais principalement de l'hémianesthésie; de l'anesthésie du voile du palais, du pavillon, du conduit auditif, des muqueuses du larynx et du pharynx ; le réflexe pharyngien sera aboli ; le tympan a rarement été trouvé anesthésique.

Il peut y avoir diminution ou abolition uni ou bilatérale du goût et de l'odorat.

Le rétrécissemeut du champ visuel, la dyschromatopsie, l'amblyopie unilatérale ont été signalées.

Des crises de sommeil ont été observées.

L'intelligence, la mémoire sont d'ordinaire conservées ; il existe parfois cependant un état passager d'égarement ou même de délire. Le coefficient individuel jouera ici un grand rôle; tandis que certains malades seront violemment impressionnés par cette surdi-mutité, dont ils ne prévoient pas la durée, d'autres supporteront patiemment cette épreuve; les uns seront absorbés, indifférents à ce qui se passe autour d'eux, les autres chercheront à communiquer par le geste et l'écriture avec leur entourage, ils conserveront leurs goûts passés, et pourront même jouer avec âme un morceau de piano, qu'ils n'entendront pas, comme dans le cas de Marinesco.

La plus grande irrégularité préside du reste à l'installation de ces divers troubles ; leur existence, comme leur durée, est parfaitement inconstante. Ils existaient parfois avant la surdi-mutité, ils pourront lui survivre ou disparaître avec elle.

Quant à la nature intime de l'affection elle-même, c'est évidemment celle de l'hystérie.

Diagnostic. — Un malade est frappé brusquement de surdi-mutité absolue ; il ne présente pas de phénomène de paralysie ; son intelligence est intacte, son écriture conservée ; en même temps il est porteur de stigmates hystériques, et l'examen des organes ne rend pas compte de la perte de la fonction : le diagnostic est bien près d'être évident.

Il faudra cependant éliminer l'hypothèse d'une simulation : ce sera d'ordinaire facile, sauf dans les milieux militaires où se rencontrent plus volontiers les simulateurs ; ceux-ci choisiront toutefois de préférence la surdité simple comme terrain d'exercice, car les fausses manœuvres y peuvent être évitées plus aisément. Quoi qu'il en soit, c'est surtout par une surveillance constante et adroite. que l'on déjouera les supercheries.

Mais le diagnostic ne sera pas toujours aussi simple ; la surdi-mutité peut constituer à elle seule toute la maladie : pour en reconnaître la véritable nature, il faudra se souvenir que l'hystérie peut être monosymptomatique.

La simulation devra, bien entendu, être éliminée comme dans le premier cas.

L'évolution de l'affection viendra du reste confirmer le diagnostic.

Évolution. — La surdi-mutité hystérique se termine en effet toujours par la guérison : cette guérison est parfois spontanée, elle est hâtée par l'intervention d'un traitement ; elle est le plus souvent brusque, la surdi-mutité s'en va comme elle est venue ; dans certains cas, elle disparaît progressivement ; la parole peut revenir la première, puis l'audition, ou inversement. Le retour des fonctions se fait simplement, sans cortège symptomatique ; il peut au contraire être marqué par une sensation de craquement dans l'oreille, par une forte toux, bientôt suivie de l'apparition de la parole, par l'illusion d'une valve s'ouvrant peu à peu et permettant ainsi le fonctionnement de la parole et de l'audition disparues, etc.

Les récidives sont possibles.

Si l'on a des exemples de surdi-mutité hystérique ayant duré quatre et cinq ans, il n'en est pas ainsi dans l'immense majorité des cas ; quelques mois, quelques jours même le plus souvent, et tout rentre dans l'ordre.

Pronostic. — Aussi le pronostic est-il des plus bénins.

Traitement. — Il sera rendu plus bénin encore par la précocité d'un diagnostic, car reconnaître le caractère hystérique d'une surdi-mutité, c'est être assuré d'en pouvoir obtenir rapidement la guérison : la nature elle-même, laissée à ses propres forces va parfois très vite en besogne (trois jours dans le cas de Delie) ; ses moyens thérapeutiques sont même un peu risqués dans certains cas : Ortolani n'a-t-il pas vu, en effet, une surdi-mutité disparaître spontanément sous l'influence de copieuses libations ! En ce temps de ligues contre l'alcool, c'est là un procédé de traitement que nous n'oserons conseiller !

Il sera le plus souvent inutile de chercher à ramener le malade à son état normal par des exercices répétés et progressifs ; c'est d'un coup qu'on doit le guérir. La suggestion, voilà le remède ; chacun l'appliquera suivant ses préférences ; l'emploi de l'électricité, précédé de suggestion écrite, compte à son actif le plus grand nombre des succès. Au besoin la suggestion hypnotique triompherait de toutes les résistances, mais il la faut réserver comme dernière cartouche, car elle n'est pas sans présenter quelques inconvénients.

CHAPITRE VII

ALGIES OTIQUES

L'hystérie peut produire sur l'oreille toute la série des manifestations hyperesthésiques, depuis l'hyperesthésie sensitive simple jusqu'aux paroxysmes les plus violents.

Sans doute l'hyperesthésie n'est guère à sa place au milieu de l'hystérie auriculaire monosympathique ; c'est l'une des manifestations du syndrome otique de la névrose ; mais comme il y a entre tous les phénomènes hyperestésiques une relation de nature et de progression, nous avons cru préférable de ne pas détruire ici l'unité des algies otiques. Nous étudierons donc successivement :

1° L'hyperesthésie.
2° Les zones hystérogènes;
3° Le vertige de Ménière hystérique ;
4° L'otalgie;
6° L'algie mastoïdienne.

I. — HYPERESTHÉSIE DE L'OREILLE

L'hyperesthésie de l'oreille peut porter :

1° Sur l'appareil sensitif.

2° Sur l'appareil sensoriel ;

A. Hyperesthésie sensitive.

L'hystérie peut déterminer toutes les formes d'hyperesthésie sensitive que l'on rencontre dans les maladies de l'oreille. Ce sera tantôt une simple exagération de la sensibilité de la peau et des muqueuses, tantôt une véritable douleur spontanée ou à la pression. Parfois ce seront de fausses sensations : sensation d'obstruction du conduit auditif externe, sensation de compression, de vents, etc., dans l'intérieur de l'oreille.

C'est surtout sur un terrain préparé par une lésion auriculaire qu'agira l'hystérie en augmentant le degré des hyperesthésies d'origine organique.

B. Hyperesthésie auditive.

On peut, avec Gradenigo, distinguer deux formes d'hyperesthésie auditive :

1° L'hyperesthésie auditive vraie ;

2° L'hyperacousie douloureuse.

1. **Hyperesthésie auditive vraie.** — Elle correspond à une augmentation de l'acuité acoustique, qui devient ainsi supérieure à la normale. Rare en général cette forme l'est encore davantage dans l'hystérie, où l'hypoesthésie acoustique est de règle. On en connaît cependant quelques exemples. L'un des plus remarquables est le suivant :

Monneret (*in* Briquet, *Traité de l'hystérie*, p. 246). Une femme hystérique fut prise d'une violente attaque, après laquelle elle annonça aux personnes qui l'entouraient, que son mari, absent depuis quelque temps, allait rentrer à la maison. En effet, quelques instants après, son mari se présenta. Plus tard, elle dit qu'elle l'avait reconnu à son pas, au moment où il entrait par une porte cochère fort éloignée de son appartement.

Hasse rapporte un fait analogue : il s'agit d'une dame qui, au cours d'une crise hystérique, distingua au milieu du bruit de la rue la voix de son mari ; peu après, en effet, celui-ci entra dans la chambre.

Ces phénomènes d'hyperesthésie précèdent quelquefois l'apparition d'une surdité (Desbrosse. Lichtwitz).

2. **Hyperacousie douloureuse.** — Elle est caractérisée par la production dans l'oreille d'une sensation désagréable, ou même d'une douleur vraie sous l'influence des sons ou des bruits.

Normalement, on le sait, les sons très élevés sont douloureux ; mais le degré de sensibilité varie avec les individus. Se rencontrant parfois dans les maladies du système nerveux, l'hyperacousie se voit le plus souvent dans les affections auriculaires. Rare dans les otites externes, elle est fréquente surtout dans les maladies chroniques de la caisse; l'hystérie est alors une cause adjuvante importante dans la production de l'hyperacousie; mais celle-ci peut être purement hystérique.

Habituellement accompagnée de douleurs de tête et d'excitation nerveuse, l'hyperacousie peut se produire pour les moindres bruits ; elle est parfois limitée à une catégorie spéciale de sons et devient même vraiment paradoxale : le bruit de la rue, d'un coup de canon sera parfaitement supporté ; des sons musicaux au contraire provoqueront de l'hyperacousie, ou même une véritable crise.

Une malade de M. Lannois était exaspérée par le bruit d'une machine à coudre et celui produit en froissant du papier ; huit jours après, la machine à coudre n'avait plus d'influence sur elle, mais le froissement du papier lui était toujours insupportable. Tous les autres bruits lui étaient indifférents.

Gradenigo, à la suite de constatations analogues, insiste sur l'influence de la continuité du son : des sons faibles mais continus, comme par exemple le tic-tac de la montre, produisent la sensation douloureuse, alors que des sons forts mais non continus sont tolérés sans réaction spéciale.

L'hyperacousie accompagne parfois d'autres manifestations de l'hystérie auriculaire : Haug, Gradenigo l'ont vue se produire avec des otorragies.

Elle peut coexister aussi avec des bruits subjectifs

de l'oreille, mais elle n'a sur leur apparition aucune influence ; elle n'est pas déterminée non plus par ces derniers ; ce sont là deux sortes de phénomènes absolument indépendants les uns des autres.

Enfin, comme pour se mieux distinguer encore de l'hyperesthésie vraie, l'hyperacousie douloureuse se surajoute quelquefois à l'hypoesthésie auditive ; on l'a même rencontrée dans la surdité complète ou presque complète (Haug).

Quand elle est très accentuée ou quand la cause qui la produit prolonge son action, l'hyperacousie douloureuse peut aboutir à une véritable crise hystérique : nous désignerons cet état sous le nom d'hyperacousie hystérogène.

Entre l'hyperacousie douloureuse et l'hyperacousie hystérogène, il n'y a qu'une différence de degré ; la seconde est à la première ce que la zone hystérogène est à la zone hyperesthésique. Les observations d'hyperacousie hystérogène, que nous rapportons au paragraphe suivant, montreront bien du reste la réalité de cette transition.

II. — ZONES HYSTÉROGÈNES DE L'OREILLE

Grâce surtout aux travaux de Charcot, de Pitres et de leurs élèves, les zones hystérogènes de la peau sont aujourd'hui bien connues. Celles des muqueuses tardèrent davantage à attirer l'attention. C'est sur la muqueuse nasale que leur existence fut d'abord soupçonnée : Cloquet, Henrot, Chairou, Szokalsky furent les premiers à en affirmer la possibilité. Puis Rosenthal en signalait la présence sur la muqueuse du col de l'utérus ; Franque les rencontrait au larynx et Urbantschitsch les retrouvait sur la muqueuse nasale et produisait une sorte de crise en pratiquant le Politzer chez une hystérique.

Mais c'est à Lichtwitz que l'on doit la première étude complète sur cette question ; nous lui ferons du reste de nombreux emprunts.

Avec lui nous prendrons l'expression de zones hystérogènes dans son sens le plus large, en désignant sous ce nom les régions dont la pression produit :

1° Un phénomène hystérique quelconque : zone hystérogène simple ;

2° L'attaque convulsive : zone spasmogène ;

3° L'état somnambulique : zone hypnogène ;

4° L'état léthargique : zone léthargogène.

L'excitation de ces zones est simple ou à effets successifs, suivant qu'elle produit, lorsqu'elle est prolongée, un seul ou plusieurs des états précédents.

Lichtwitz n'a pas trouvé sur les muqueuses de zones hypnofrénatrices.

Nous aurons surtout en vue dans notre description les zones hystérogènes simples et les zones spasmogènes.

Les zones hystérogènes se rencontreront à l'oreille sur toutes les parties constituantes de celle-ci : le pavillon, le conduit auditif, le tympan, la caisse, la trompe, la mastoïde. L'excitation du nerf auditif peut également produire la crise hystérique : c'est ce que nous avons appelé l'hyperacousie hystérogène.

Les zones se voient chez des hystériques avérés, qui d'ordinaire présentent également des zones sur d'autres parties du corps.

Uniques ou multiples, elles ne sont pas symétriques, contrairement à ce que Lichtwitz a constaté pour les muqueuses des autres organes des sens.

Elles n'ont pas de rapport non plus avec l'état de la sensibilité cutanée : nous les avons rencontrées chez des hystériques à sensibilité normale.

Elles peuvent siéger sur une muqueuse que l'inflammation prédisposera à une réaction sensitive plus intense, et disparaître ensuite avec l'affection auriculaire; mais on les observe tout aussi bien sur une oreille absolument saine.

La sensibilité de la peau et des muqueuses de l'oreille est généralement conservée du côté où l'on trouve des zones hétérogènes, mais dans ce cas encore les troubles sensitifs et les troubles sensoriels manifestent leur indépendance réciproque, et l'on constate d'ordinaire de l'hypoesthésie auditive plus ou moins marquée.

L'apparition et la disparition des zones de l'oreille présentent toute l'irrégularité habituelle à l'hystérie ; l'aggravation des divers symptômes de la névrose coexistante, la présence d'une hystérie auriculaire monosymptomatique auront parfois une réelle influence sur leur production.

C'est avec une sonde mousse que se fait la recherche des zones hystérogènes dans les parties profondes de l'oreille ; en augmentant la pression on exagère parfois le phénomène.

L'action locale du froid (Ricard), de la chaleur pourra être hystérogène.

Lichtwitz a déterminé dans un cas (obs. VI) une crise convulsive et un état cataleptoïde par excitation de zones de la langue avec un courant galvanique de 4 à 6 M. A.

Nous avons observé nous-même pour l'oreille un fait analogue, dont nous reparlerons plus loin.

Tantôt rien ne fait prévoir l'existence d'une zone hystérogène de l'oreille; elle se manifeste brusquement par une crise hystérique sous l'influence d'une excitation quelconque, parfois extrêmement faible (lavage, etc.), ou même demande à être minutieusement cherchée; tantôt, au contraire, elle coexiste avec des symptômes auriculaires subjectifs, bourdonnements, vertiges, etc., qui attirent l'attention ; à un degré intense on a ainsi le vertige de Ménière hystérique, dont nous allons bientôt aborder l'étude.

Les auras auditives sont rares dans l'hystérie.

Avant de discuter la rareté ou la fréquence des zones hystérogènes dans l'oreille, il est nécessaire d'en bien délimiter le cadre.

Les affections auriculaires peuvent, on le sait, donner lieu à divers phénomènes réflexes, toux auriculaire, dyspnée, nausées, vomissements, vertiges, névralgies faciales, salivation exagérée, etc.; sur une oreille saine même, la pression de la paroi postérieure du conduit, la simple introduction d'un spéculum suffit souvent à produire la toux auriculaire. L'existence concomitante de l'hystérie favorisera certainement la production de ces manifestations et en augmentera l'intensité; s'ensuit-il qu'il faille dans ces cas considérer l'oreille comme le siège de zones hystérogènes? Nous ne le pensons pas, car il ne s'agit pas là d'une réaction hystérique pure.

Dans les cas, au contraire, où, comme on en connaît un certain nombre d'exemples, la présence d'un bouchon de cérumen, d'un corps étranger, d'une otite a déterminé des crises épileptiques ou épileptiformes, nous croyons que souvent il s'agissait, en réalité, de crises hystériques. La guérison complète et définitive après l'ablation du bouchon de cérumen ou après la la guérison de l'otite, c'est-à-dire après la décompression d'une zone hystérogène ou après la disparition de l'inflammation siégeant au niveau de celle-ci ou lui donnant naissance, semble venir à l'appui de notre hypothèse. Chacun sait, du reste, combien l'hystérie arrive parfois à ressembler à l'épilepsie.

Les zones hystérogènes de l'oreille sont notablement plus rares que celle du nez, du larynx et du pharynx; tandis que Lichtwitz les constatait 6 fois sur la muqueuse nasale, 4 fois sur la muqueuse laryngée et 3 fois sur le pharynx nasal, il ne les rencontrait que 2 fois sur le conduit auditif externe et le tympan et 1 fois sur la trompe.

Personnellement, sur les hystériques que nous avons examinés, nous avons trouvé des zones hystérogènes :

1 fois sur le pavillon et le conduit cartilagineux;

2 fois sur le conduit auditif externe ;

4 fois sur la mastoïde ;

1 fois nous avons déterminé une crise par le cathétérisme de la trompe ;

1 fois nous avons déterminé une crise par l'excitation galvanique de l'auditif.

Ces 9 cas sont réduits à 8 par le fait de la coexistence chez le même malade d'une zone sur le conduit et d'une autre sur la mastoïde. Si nous ajoutons que sur ces 8 cas, 5 fois il s'agissait d'hystérie auriculaire monosymptomatique, on comprendra notre affirmation de la rareté relative des zones hystérogènes de l'oreille dans l'hystérie.

Leur disparition est parfois spontanée ; il est souvent malaisé de l'obtenir ; c'est naturellement la suggestion qui sera la base du traitement Lorsqu'il existe des lésions locales de l'oreille, on les traitera avec soin et souvent leur guérison entraînera la disparition de la zone hystérogène.

Les exemples suivants vont, du reste, compléter notre description.

1. Zones hystérogènes du pavillon et du conduit cartilagineux.

OBSERVATION XVIII (personnelle).
(Service de M. Lannois.)

Mlle X..., âgée d'une trentaine d'années, est amenée le 5 février 1901 à la clinique des maladies de l'oreille de M. Lannois.

Elle est accompagnée de sa sœur.

Par les renseignements fournis par celle-ci, nous apprenons que la malade a toujours été très nerveuse ; elle n'aurait jamais eu de crise hystérique proprement dite ; depuis quelques jours, elle a été frappée d'une surdité presque complète de l'oreille droite, et en même temps d'une hyperesthésie telle du pavillon droit et du conduit cartilagineux du même côté, que le moindre attouchement de ces parties provoque une douleur atroce et une véritable petite crise.

La sœur de la malade, l'ayant alors engagée à venir à la consultation, se heurta à un refus absolu : Mlle X... est en effet d'une intelligence plus que médiocre, et des commères de sa connaissance lui ont annoncé que, si elle se laissait faire une opération à l'oreille, elle en sortirait infailliblement sourde. C'est en effet une femme à l'air désespéré, tout en larmes, essayant d'échapper par la fuite à la surdité prédite, que nous avons devant nous.

Sa sœur l'a amenée presque de force à la consultation ; c'est dant les mêmes conditions que nous l'examinons.

Le pavillon et le méat droit sont, en effet, hystérogènes; le contact d'une tête d'épingle suffit à produire l'exacerbation.

La sensibilité est conservée sur le reste de la face et sur les membres supérieurs.

L'audition est à peu près nulle. On constate la présence d'un bouchon de cérumen.

L'indocilité de la malade rend impossible un examen plus complet de l'oreille et du système nerveux.

Le bouchon de cérumen est immédiatement enlevé au moyen d'un lavage. Aussitôt la malade s'écrie : « c'est fait ; on me l'avait bien dit! Mon oreille est morte! »

A l'hyperesthésie précédente a succédé instantanément une anesthésie absolue du pavillon et du conduit : les piqûres les plus vives, les pressions les plus fortes n'y sont pas perçues. La malade part alors comme une folle, au milieu d'une crise de sanglots.

Il était intéressant de savoir qui l'emporterait, la suggestion des commères déjà réalisée en partie par l'anesthésie du pavillon et du conduit, ou l'amélioration effective de l'audition à la suite de l'ablation du bouchon de cérumen. Nous avons appris par la sœur de la malade que celle-ci, après avoir été très agitée à la suite de son départ de la consultation, s'était calmée peu à peu et avait recouvré une audition normale. Quant à la malade, nous ne l'avons jamais revue.

Cette observation nous paraît intéressante par l'existence des zones hystérogènes et leur transformation en zones d'anesthésie sous l'influence de la suggestion, par la présence des troubles sensitifs du pavillon et du conduit, avec conservation normale de la sensibilité de la face et sans coexistence d'hémianesthésie sensitive ; par la possibité, à un examen superficiel, de qualification d'hystérique d'une surdité due en réalité à la présence d'un bouchon de cérumen chez une hystérique.

2. Zones hystérogènes du conduit auditif, du tympam, de la caisse.

Dans son observation II, que nous avons résumée

au chapitre du syndrome otique de l'hystérie, Lichtwitz signale sur les conduits et les tympans la présence de zones à effets successifs, le plus souvent léthargogènes.

Dans un autre cas (obs. V), l'existence dans les conduits auditifs externes et les tympans de zones à effets successifs coïncidait à droite avec une otite externe, à gauche, avec une otite moyenne aiguë. La gravité de l'affection locale semblait aller de pair avec la fréquence et l'intensité des attaques hystériques.

HAUG

(loc. cit.)

Femme hystérique : prit un accès de catalepsie à la suite de l'instillation de quelques gouttes d'alcool chaud dans une oreille, qui était le siège d'un prurit violent Un contact des plus légers sur un point très limité de la paroi postéro-supérieure du conduit, près du tympan, déterminait des convulsions cloniques de toutes les extrémités, et bientôt après la catalepsie.

GRADENIGO

(Loc. cit.)

Obs. XXXIV. — B. Antonietta, trente et un ans, hystérique. Otite moyenne purulente à droite, avec destruction partielle de la membrane tympanique, carie de la paroi postéro-supérieure du conduit osseux Le contact du spéculum sur le conduit est assez douloureux.

Une injection d'eau tiède pratiquée avec une force d'impulsion très légère détermine une véritable crise hystérique avec vertiges, nausées, perte de connaissance, chute à terre, convulsions toniques et cloniques, etc. L'accès dure en général dix à quinze minutes ; la malade est ensuite indisposée tout le reste de la journée.

Des phénomènes semblables peuvent se produire si l'on insiste dans l'examen de l'oreille au moyen du spéculum.

Obs. XXXV. — Femme de trente ans, hystérique. Otorrhée double.

Un lavage de l'oreille gauche, fait avec une impulsion très faible, provoqua une syncope d'une durée de deux minutes; le lendemain, un autre lavage détermina un accès typique d'hystérie.

Avec la guérison des deux otites disparurent les troubles de caractère hystérique.

RICARD

(*Rev. hebd. de lar.*, n° 16, 21 avril 1900, p. 452.)

Françoise G..., dix-sept ans, 9 janvier 1900. Depuis quelques jours elle se plaint d'une douleur vive, pulsatile, accompagnée de céphalalgie à l'oreille gauche ; légère surdité et bourdonnements intermittents qu'elle compare au bruit d'une machine à coudre. Ces bourdonnements se produisent tous les soirs à la tombée de la nuit et ont leur maximum d'intensité entre 10 et 11 heures du soir.

Obstruction nasale avec sécheresse de la gorge.

La rhinoscopie antérieure décèle des deux côtés une hypertrophie notable des cornets inférieurs, légère des cornets moyens. La rhinoscopie postérieure montre un pharynx normal. Pas de végétations adénoïdes ; pas la moindre dégénérescence de l'extrémité postérieure des cornets.

Rinne + ; surdité unilatérale varie avec nature de la source sonore ; elle entend très bien la voix chuchotée et elle n'entend point au contact le tic-tac d'une assez forte montre.

Conduit et tympan normaux.

Introductiou du spéculum dans le conduit produit vive douleur; nous instillons quelques gouttes de chlorhydrate de cocaïne à 1/20. Immédiatement sensation d'étouffement, de strangulation, vertiges, et finalement évanouissement avec arrêt du thorax en inspiration.

Quelques instants après, la malade revient à elle ne se souvenant plus de rien. Les tremblements seuls persistent, et sont si violents que, rentrée chez elle, la malade est obligée de se coucher.

12 janvier. — Tout malaise a disparu.

Avant l'examen otoscopique, nous recherchons les stigmates de la névrose et nous découvrons une anesthésie pharyngienne complète. Cornée à peine sensible. Sur l'omoplate gauche, large zone d'anesthésie totale, tandis que le bras et l'avant-bras du même côté sont marqués d'une hypoesthésie qui se termine nettement au poignet.

Au lieu de chlorhydrate de cocaïne, nous instillons dans l'oreille de l'eau ordinaire à la température ambiante. Mêmes symptômes et même crise.

Trois jours après nous revoyons notre malade.

Malgré la douleur, nous introduisons le spéculum et nous touchons plusieurs fois le tympan à l'aide d'un petit stylet boutonné. Nous n'obtenons que de la douleur et la toux réflexe de Fox.

Nous tentons une instillation avec de l'eau pure à 30 degrés. La malade n'accuse même pas la moindre sensation désagréable.

Nous recommençons avec de l'eau à la température ambiante : Crise avec les mêmes symptômes.

Nous instituons alors un traitement avec lotions froides sur tout le corps, des calmants, et, pour agir sur le moral de la malade, des bains anodins d'oreille.

Deux mois après otalgie presque nulle ; les bourdonnements ont disparu et l'état général s'est bien amélioré.

OBSERVATION XIX (inédite).

(Due à l'obligeance de M. Lannois.)

Femme de trente ans, hystérique. Cette malade présentait sur le conduit auditif droit une zone hystérogène ; de plus, elle prenait de petites crises hystériques lorsqu'on lui faisait un lavage de l'oreille ou lorsqu'on touchait avec un stylet la muqueuse du promontoire, à travers une assez large perforation pour laquelle

elle était en traitement. La malade, qui avait aussi du vertige d'origine auriculaire, signalait nettement la différence entre les deux sortes de crises.

3. **Zones hystérogènes de la trompe.** — Hartmann, Lichtwitz (obs. III), etc. ont signalé la production des crises hystériques par le cathétérisme de la trompe. Nous avons nous même observé un cas analogue.

4. **Zones de la mastoïde.** — Nous reviendrons longuement sur cette question au chapitre de l'algie mastoïdienne.

5. **Hyperacousie hystérogène.** — Nous désignons ainsi la production de crises hystériques sous l'influence de l'excitation du nerf acoustique. Cette excitation s'effectue d'ordinaire par l'intermédiaire de la voie aérienne ; elle peut être déterminée au moyen du courant électrique.

α) Hyperacousie hystérogène par voie aérienne.

LICHTWITZ

(*loc. cit.*)

Obs. IV. — Si l'on exposait pendant plusieurs minutes la malade à l'audition de bruits brusques et très intenses, elle était prises de crises convulsives.

STEINBRUGGE

(*Arch. of. otol.*, 3-4. 1889.)

Homme de quarante-cinq ans, sujet depuis quinze ans à des attaques singulières. Après une sensation de froid allant des genoux à l'estomac ou après un véritable frisson, il faisait quelques inspirations, puis la respiration devenait très rapide ; une phase d'apnée succédait, suivie de respirations profondes et irrégulières. La même série de phénomènes se reproduisait pendant cinq à dix minutes; durant l'accès le malade gardait toute sa connaissance, entendait parfaitement, mais était frappé de mutisme.

Ces attaques étaient provoquées par les sons musicaux et non par les bruits. Un instrument de musique quelconque, même une trompette d'enfant, un diapason placé sur le front déterminait la crise ; les bruits du tambour, du chemin de fer, etc. n'avaient pas d'action.

Le malade avait une sclérose double de la caisse.

Après une séance d'hypnotisme, ces accidents, qui avaient duré quinze ans, cessèrent pour ne plus se reproduire.

Delie a rapporté le cas d'une jeune fille atteinte de sclérose à ganche, chez qui le diapason, placé devant l'oreille malade, produisait des contractions cloniques de la face, du cou et du membre supérieur correspondant.

COOSEMANS

(*Bull. de la Soc. belge d'ot. et de lar.*, 1898, p. 74.)

Homme de trente-quatre ans, garçon de café ; tempérament nerveux, diplopie monoculaire gauche, etc. La musique, les aboiements d'un chien l'énervent, le bruit d'une bouilloire sur le feu l'agace au point qu'il faut enlever l'ustensile ; le diapason en vibration devant l'oreille le crispe, provoque des clignements d'yeux, etc., les oreilles étant du reste objectivement normales. L'oreille hyperesthésiée était le siège d'une véritable aura hystérique.

β) *Hyperacousie hystérogène à la suite de l'excitation électrique du nerf auditif.* — Chez l'un de nos hystériques (obs. I), l'audition d'un diapason grave pendant quelques minutes provoquait une surexcitation qui se serait terminée par une crise hystérique si l'on avait prolongé plus longtemps l'expérience ; l'audition de chants ou de morceaux de musique monotones et lents lui étaient insupportables et l'obligeaient à fuir.

Pendant que nous recherchions sur lui la réaction galvanique de l'acoustique, ce malade accusa à 1 M. A. une hyperesthésie douloureuse intense; à 4 M. A. il prit une violente crise hystérique.

La réaction avait été, quelques jours plus tôt, douloureuse à 3 M. A.

Il n'y avait de zones hystérogènes, ni sur le tympan, ni sur le conduit, ni en aucun point de l'oreille; nous avions pratiqué la recherche de ces zones avant cet incident, nous l'avons renouvelée dans la suite à plusieurs reprises, mais toujours avec le même résultat négatif. Nous ne savons pas si une nouvelle excitation électrique aurait été à nouveau hystérogène, le malade ayant depuis lors une répulsion invincible pour l'électricité.

Cette observation nous paraît montrer clairement la différence de degré qui existe entre l'hyperacousie douloureuse et l'hyperacousie hystérogène.

Ajoutons qu'à une intensité de courant aussi faible, il ne peut s'agir de douleur vulgaire causée par le passage de l'électricité ; à 1 M. A., en effet, il ne se produit aucune sensation d'aucune espèce chez un sujet normal.

Les *zones hypnogènes et léthargogènes* sont beaucoup plus rares ; elles ont parfois une existence indépendante, mais le plus souvent l'hypnose et la léthargie succèdent à la crise convulsive dans les réactions d'une zone à effets successifs. Les bruits monotones, comme le murmure produit par un flacon à large ouverture approché de l'oreille, ou le tic-tac d'une montre peuvent, on le sait, produire l'hypnose, la catalepsie et la léthargie ; Pitres et Lichtwitz en ont donné plusieurs exemples. Le diapason présenté devant le méat, et aussi appliqué sur le crâne, l'excitation directe d'une zore hypnogène du conduit ou du tympan (Lichtwitz, Haug, Verdos, etc.), permettent d'obtenir parfois le même résultat.

Dans un cas de Lichtwitz (obs. IV), la malade était réveillée par la présentation devant l'oreille gauche d'un diapason dont l'audition par l'oreille droite l'avait endormie.

Enfin, signalons en terminant, les observations de Suñé y Molist : le contact de la sonde sur le méat de la trompe déterminait dans l'un de ses cas un état hypnotique simple, sans catalepsie ni somnambulisme. Dans l'autre, à la suite d'une myringotomie faite sans causer la moindre douleur, sur un tympan anesthésié à la cocaïne, la malade (une femme de quarante-six ans, nerveuse), fut plongée pendant quatre heures dans l'état hypnotique ; le pouls était petit, les pupilles fortement déviées en haut et en dedans ; il existait de l'anesthésie générale et une résolution musculaire complète aux extrémités. Suñé, dans. ce cas, rejette l'hypothèse d'une intoxication cocaïnique, mais il reste dans le doute au sujet du mode de production de l'hypnose.

III. — VERTIGE DE MÉNIÈRE HYSTÉRIQUE

On a tant abusé du cadre pathologique représenté par le syndrome de Ménière, que ce n'est pas sans quelque appréhension que l'on en examine les types nouveaux. L'existence d'une forme hystérique du vertige de Ménière ne saurait cependant faire de doute ; elle a été bien démontrée par Charcot et Gilles de la Tourette. Elle est des plus rares : on ne peut en effet considérer comme vertige de Ménière le cas d'Hartmann que Gilles de la Tourette rapporte et trouve à bon droit douteux ; il s'agit « d'un homme bien portant chez qui Hinton a vu survenir du vertige, de la perte de connaissance et des accès épileptiformes pendant le cathétérisme de la trompe». C'est là évidemment un exemple de trompe hystérogène. L'observation de Weber-Liel, dans laquelle cet auteur parle « d'une femme hystérique atteinte de bourdonnements d'oreille devenant, par périodes, insupportables, et que l'on ne calmait que par des applications de glace sur la région ovarienne, qui était hyperesthésique », ne peut pas davantage être rattachée à la maladie de Ménière.

En réalité, la première observation nette de cette modalité de l'hystérie est celle de la femme présentée par Charcot à sa leçon du 24 mai 1887 ; la voici telle que nous la lisons dans Gilles de la Tourette. :

« Cette jeune femme, à passé hystérique très chargé, tait prise, depuis plusieurs mois, de bourdonnements dans l'oreille droite, avec exacerbations sifflantes, titubation et vertiges ; à plusieurs reprises survinrent des vomissements. Les vertiges étaient assez forts pour la renverser : une nuit même elle tomba de son lit. La chute avait toujours lieu du côté droit, siège d'une hémiparésie avec hémianesthésie.

« La crise se terminait presque toujours par des pleurs, et l'examen de l'oreille et celui de l'état général ne laissaient aucun doute sur la nature hystérique du phénomène. »

Depuis lors, les cas vraiment typiques de vertige de Ménière hystérique n'ont pas été nombreux. Rybalkin, en effet, en en publiant une observation, ne signale comme antérieurs au sien que le cas de Charcot et celui de Frankl-Hochwart.

Chevallier, en outre, a observé deux cas de syndrome de Ménière chez des hystériques, et il pense que la névrose a pu, chez ses malades, être la cause de phénomènes vertigineux. Nous rapportons nous-même plus loin deux observations nouvelles de vertige de Ménière hystérique.

Gilles de la Tourette croit ce paroxysme sous la dépendance d'une zone hystérogène du tympan ou de la muqueuse de la caisse : « Une zone hystérogène du tympan pourra, dit-il, mettre en jeu tout le système auriculaire, tout l'appareil nerveux labyrinthique, qui comprend non seulement le nerf de l'audition, mais aussi le nerf de l'espace. » C'est là, en effet, un mécanisme ; mais l'existence d'une zone hystérogène du tympan ou de la caisse n'est pas constante : dans nos deux cas ces points ne présentaient en effet aucun trouble de la sensibilité ; dans l'un il y avait une zone hystérogène sur les deux mastoïdes et sur la paroi postérieure du conduit auditif droit, exactement à l'endroit où le conduit cartilagineux se continue par le conduit osseux ; dans l'autre, un point d'hyperesthésie sur la paroi postérieure du conduit osseux droit.

Les malades chez qui l'on observe le vertige de Ménière hystérique semblent être toujours des hystériques avérés ; celui de Rybalkin avait, en dehors de ses vertiges, de grandes crises hystériques avec perte de connaissance ; il en était de même chez l'une de nos malades ; mais, fait qui n'est signalé dans aucune des observations que nous rapportons, les vertiges étaient le plus souvent accompagnés de perte de connaissance : c'était véritablement la forme apoplectique du vertige de Ménière ; ils se produisaient d'autres fois, mais très rarement, sans perte de connaissance. Nous croyons donc pouvoir distinguer deux formes de vertige de Ménière hystérique :

1° Forme ordinaire ;

2° Forme apoplectique.

La manifestation hystérique sera, comme le dit Charcot, le tableau le plus complet du vertige de Ménière. On y retrouvera la triade de Gruber ; bruit, vertige, surdité ; les nausées, les vomissements, l'état demi-syncopale ou même la perte de connaissance complète s'y ajouteront parfois.

Tout cela se passe avec des oreilles absolument saines.

Les observations suivantes montreront bien, du reste, l'allure clinique du vertige de Ménière hystérique.

1. Forme ordinaire.

FRANKL-HOCHWART.

(Path. u. Thérapie).

Femme de vingt-huit ans. Hérédité névropathique chargée. De dix à douze ans, accès de vertiges, de tintements d'oreilles et de vomissements. A l'âge de vingt-huit ans, elle fut prise brusquement de vertiges pendant la nuit, sentant son lit tourner, tandis que dans les oreilles le bruit perçu était tel que la malade comprenait à peine ce qu'on lui disait; en outre, se produisaient des hallucinations de l'ouïe, dont la malade se souvint dans la suite. Les résultats de l'examen de l'urine et du système nerveux furent négatifs; l'ouïe était intacte, aucune espèce de changement dans l'appareil de l'audition.

RYBALKIN

(Deutsche Zeitschrift für Nervenheilkunde, 1900, XII, p. 199.)

J. T..., vingt-quatre ans, fut trouvé sans connaissance dans la rue et conduit aussitôt (1er avril 1898) à l'hôpital. C'est seulement dans cet établissement que le malade reprit connaissance.

Antécédents. — Depuis 1895, le malade souffre de convulsions avec perte de connaissance et quelquefois morsure de la langue. Le premier accès date de janvier 1895 : le malade s'éveilla pendant la nuit, voulut se lever, alors « il commença à tirer du côté gauche » et perdit connaissance. Lorsqu'il revint à lui, il constata qu'il s'était mordu la langue; il eut des nausées, des douleurs de tête et dans les membres. Quatre mois après, deuxième accès ; depuis lors les crises reviennent tous les deux à trois mois.

Pendant la dernière année, les accès augmentèrent au point de se reproduire toutes les semaines.

Le malade dit avoir eu du somnambulisme dans son enfance ;

typhus en 1889 ; érysipèle à la jambe droite en 1892 ; ni syphilis ni gonorrhée. Alcoolisme douteux. Ni vertige, ni absence avant le premier accès convulsif. Il y a environ un an, sensation de pesanteur et de douleur, parfois aiguë, aux tempes et à l'occiput. Les douleurs augmentent pendant l'accès. Enfin bourdonnements d'oreilles continuels à gauche et bruits divers.

Le père du malade est mort d'un refroidissement; il n'était pas buveur.

Mère et quatre frères ou sœurs en bonne santé.

Etat actuel. — Pas d'anomalie dans les os du crâne. Pendant l'examen, secousses de courte durée dans les muscles de la face et du cou.

Tremblement des paupières à la fermeture des yeux ; tremblement des mains étendues; secousses fibrillaires dans la langue.

Motité normale; force musculaire un peu diminuée à gauche.

Au dynamomètre 19 k. à gauche, 45 k. à droite.

Pas de signe de Romberg.

Sensibilité diminuée dans la moitié gauche du corps pour tous les modes.

Anesthésie de la conjonctive et en partie de la cornée. A gauche, anesthésie des muqueuses nasale, palatine et pharyngienne.

Goût et odorat très diminués à gauche, ainsi que l'audition et la perception osseuse.

Rinne et Weber positifs. A l'examen otoscopique, pas d'altération appréciable (Dr Neumann).

Le malade n'a jamais eu d'affection auriculaire dans l'enfance. Rétrécissement insignifiant du champ visuel des deux côtés. Pas de dyschromatopsie. Les pupilles sont égales, réagissent bien à la lumière et à l'accommodation.

Fond de l'œil normal (D Sergivew).

Points hyperesthésiques sur le sein gauche et dans l'hypocondre gauche.

En arrière de l'oreille gauche, zone hystérogène dont l'excitation détermine des vertiges et quelquefois des accès hystériques.

Réflexe patellaire exagéré, du tendon d'Achille normal, plantaire diminué, abdominal plus fort à droite, crémastérien normal, nauséeux manque à gauche, ainsi que celui de la muqueuse nasale du même côté. Pas de troubles de la vessie ni du rectum.

Un examen plus approfondi permet de distinguer chez ce malade deux sortes de crises. L'accès le plus léger consiste en ce que le malade ressent un coup sur le devant de la tête, et en même temps il éprouve du vertige et des tintements d'oreilles, la poitrine et le cou sont étranglés, les narines se gonflent, la respiration devient plus profonde ; fréquemment se produisent des secousses de la tête à gauche, et tout le corps tourne du même côté. Pendant un accès plus violent, le malade se tourne du côté gauche et pivote une ou deux fois autour de l'axe vertical de son corps, sans tomber. La connaissance est conservée, bien que pendant quelques secondes le malade soit incapable de répondre ; parfois l'accès se termine par des nausées.

En dehors de ces accès le malade a de grandes crises avec perte de connaissance ; elles commencent par une phase épileptoïde dans laquelle le malade se roule du côté gauche ; écume quelquefois teintée de sang, somnolence, nausées et vomissements ; cette période est parfois terminée par des convulsions en arc de cercle.

Jamais d'émission involontaire d'urine ou de matières pendant la crise.

Les accès de vertige (à la manière du vertige de Ménière) reviennent plusieurs fois par jour (jusqu'à trente fois), surtout si le malade se met au lit ou monte un escalier. Les accès légers peuvent être provoqués expérimentalement : on fait fermer les yeux au malade pendant une à deux minutes, la respiration devient alors plus profonde, le visage se cyanose, la tête est attirée par saccades à gauche, les paupières s'ouvrent, les deux yeux sont détournés du côté gauche, et le malade fait un demi-tour ou un tour complet autour de son axe vertical.

L'analyse de l'urine montre la formule chimique de l'hystérie.

OBSERVATION XX (personnelle).

(Service de M. Lannois).

Mme Joséphine M..., vingt ans. Rien de spécial à noter dans les antécédents héréditaires.

Personnellement : bonne santé habituelle: pas de syphilis.

Ayant toujours été très nerveuse, la malade a eu, à plusieurs reprises depuis quelques années, des sensations de boule, de constriction épigastrique, etc. Il y a quatre ans, chorée à la suite d'une frayeur. Guérison.

Réapparition de la chorée à la fin d'une grossesse terminée par l'accouchement à terme d'un enfant, qui a actuellement deux mois, et est en bonne santé.

22 mars 1901. — *Sensibilité cutanée* normale au trois modes.

Sensibilité des muqueuses : normale.

Champ visuel : normal ; pas de dyschromatopsie.

Odorat : normal des deux côtés.

Goût : normal à droite, diminué à gauche.

Oreilles : Tympans normaux, trompes libres.

Sensibilité normale des deux côtés sur le pavillon, le conduit cartilagineux, le tympan, la caisse, la trompe.

Zone hyperesthésique, mais non hystérogène, sur la paroi postérieure du conduit osseux droit ; sensibilité normale sur le conduit osseux gauche.

Symptômes subjectifs. — La malade n'a jamais eu d'affection auriculaire.

Depuis deux mois elle a des bourdonnements fréquents, presque journaliers ; ils sont localisés surtout à l'oreille droite et sont accompagnés d'une diminution de l'acuité auditive, sensible pour la malade elle-même et plus marquée à droite. Ils reviennent par accès d'une durée d'une heure environ. Ils sont plus forts et plus fréquents quand la malade est plus nerveuse. En même temps celle-ci est prise de vertiges, pendant lesquels elle titube comme une personne ivre, voit tout tourner autour d'elle et a la sensation qu'elle va tomber ; ces vertiges sont accompa-

Perception cranio-tympanique

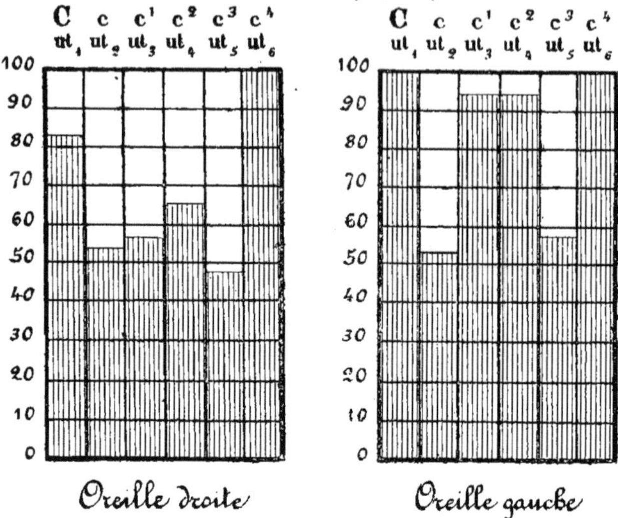

Perception aérienne

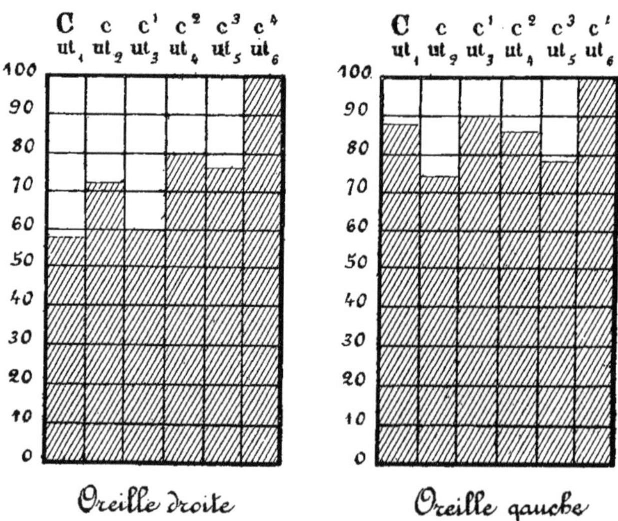

Obs. XX. — 22 mars 1901.

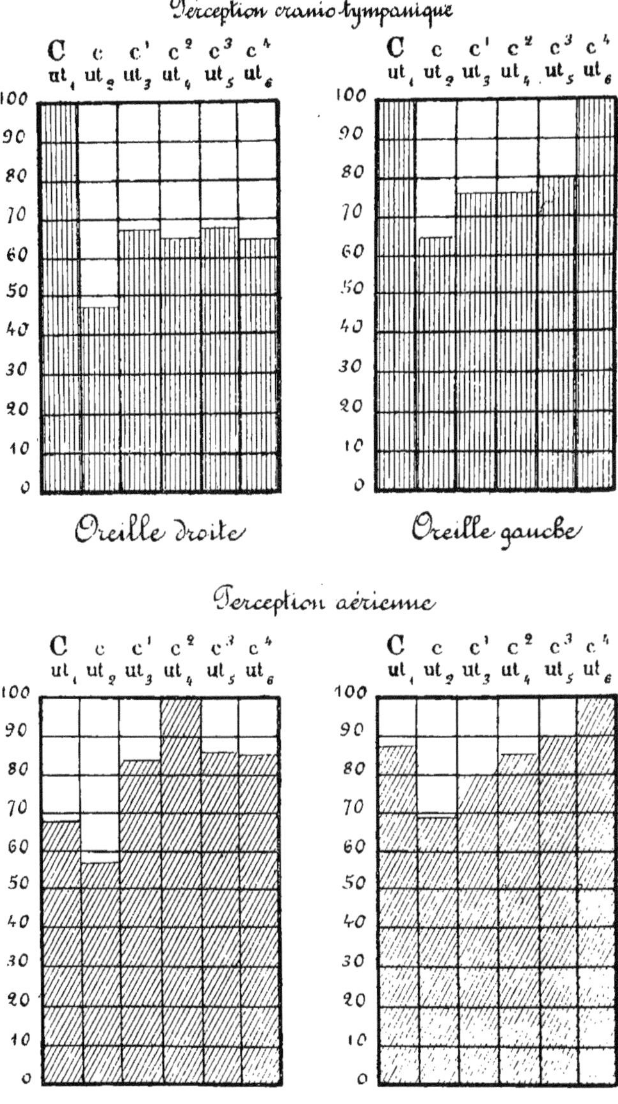

Obs. XX. — 3 avril 1901.

gnés de sueurs froides ; jamais de chute ni de perte de connaissance, ni nausées ni vomissements.

Depuis deux mois également, la malade, qui autrefois traversait les ponts, les places, etc., sans jamais éprouver de sensation spéciale, est prise, dans les mêmes conditions, à la vue de l'eau, etc., de vertiges semblables à ceux qui viennent d'être décrits.

Audition. — Montre : O. D. = 0,80 O. G. = 1,60.

Voix chuchotée : O. D. = 3 mètres. O. G. > 5 mètres.

Pas de latéralisation du Weber. Rinne + des deux côtés.

Gellé : diminue audition.

Bing + Corradi +.

3 avril 1901. — Sous l'influence d'un traitement général et de douches, les mouvements choréiques ont notablement diminué.

Les bourdonnements et les vertiges ont presque complètement disparu, parallèlement à l'amélioration de l'état général et sans qu'aucun traitement spécial ait été institué contre eux.

Montre : O. D. = 1 m. 50 O. G. = 1 m. 60.

Pour tout le reste l'état est le même qu'au précédent examen.

La chorée a notablement diminué.

9 avril. — Les bourdonnements, les vertiges, l'agoraphobie ont absolument disparu.

2. Forme apoplectique.

OBSERVATION XXI (personnelle).

(Service de M. Lannois.)

Mlle Françoise M..., vingt ans.

Antécédents héréditaires. — Père et mère morts bacillaires.

Antécédents personnels. — Croup à l'âge de quatre ans, phénomènes convulsifs d'allure mal déterminée ; scarlatine à sept ans, fièvre typhoïde à huit ans et demi. De douze à quinze ans, hémoptysies (?) fréquentes guéries par un séjour à la campagne.

La malade a toujours été très nerveuse, riant et pleurant sans grand motif; réglée à quinze ans, régulièrement; elle n'a pas eu de crise hystérique jusqu'au 20 mars 1900.

A cette époque, en apprenant la mort de son frère, elle fut prise pendant deux heures de contractures tétaniformes, puis vint à Lyon où son frère était mort (la malade habitait alors Paris).

On jugera l'état de semi-connaissance où elle se trouvait alors, quand nous aurons dit qu'elle arriva à Lyon en pantoufles et sans chapeau.

A la vue du corps de son frère, elle prit une deuxième crise et tomba dans un état marqué de subconscience, qui dura trois jours. Nouvelle crise au moment de l'enterrement.

Se reproduisant d'abord tous les mois, au moment des règles, les crises augmentent progressivement de fréquence et deviennent finalement journalières.

A la fin de l'année 1900, la malade fait un séjour à l'Hôtel-Dieu dans le service de M. Tournier; là, les crises, devenues d'abord moins fréquentes, reprennent ensuite avec une intensité telle que M. Roque, qui avait succédé à M. Tournier dans la direction du service, fait passer la malade dans le service des maladies nerveuses de l'Antiquaille.

9 février 1900. — Les crises présentées par la malade sont nettement caractérisées par ce fait qu'elles commencent la plupart du temps pendant le sommeil, non pas seulement la nuit, mais encore pendant la journée; lorsque la malade doit commencer une crise, elle est prise de maux de tête, de lassitude générale et d'un irrésistible besoin de sommeil, et c'est quand elle dort que l'accès débute. Brusquement, elle saute hors de son lit et en quelques bonds se trouve à plusieurs mètres de celui-ci; puis c'est la grande crise, aussi belle qu'on la puisse rêver, avec convulsions, mouvements du bassin, arc de cercle, les talons arrivant presque à toucher la tête, etc.; la malade déploie alors une force incroyable, il faut plusieurs personnes

pour la contenir et l'empêcher de se blesser par les violents coup de tête qu'elle donne sur le plancher où elle est venue tomber. Après une durée parfois longue (nous avons vu une de ces crises durer une heure et demie), la malade, toute en sueur, s'endort d'un profond sommeil, d'où elle sort brisée, avec une céphalée intense et un abattement qui persistent en général deux jours.

Ces crises se reproduisent en moyenne une ou deux fois par semaine.

Ni morsure de la langue, ni émission involontaire d'urine.

Dans quelques cas, mais très rarement, les crises ne sont pas précédées de sommeil ; elles débutent alors sans aura, et présentent ensuite les mêmes caractères que précédemment.

Ces deux sortes de crises sont également accompagnées de perte de connaissance absolue et marquées par des hallucinations manifestées par des cris : « Ah ! mon frère ! ah ! cet homme ! ah ! cette femme ! mon Dieu qu'il est laid ! plutôt mourir ! tuez-moi plutôt ! » Ces cris, toujours les mêmes, montrent bien que les hallucinations de la malade évoluent dans un cadre très restreint ; en réalité, elles se rapportent à trois faits seulement qui sont : la vue de son frère mort, la vue d'une femme pendue, et une autre d'ordre plus intime.

En dehors de ces crises, la malade a quelques hallucinations de même ordre que les précédentes.

Dans l'intervalle des accès, les douleurs thoraciques, abdominales, les sensations de constriction à la gorge, etc. sont fréquentes.

Outre ses crises, la malade présente des vertiges revêtant absolument l'allure du vertige de Ménière. Ils existent depuis trois mois déjà et se reproduisent très souvent, parfois plusieurs fois par jour ; ils sont fréquents, surtout pendant les deux ou trois jours qui suivent les crises. Ces vertiges revêtent deux formes :

Dans certains cas, ils ne sont pas accompagnés de perte de connaissance ; dans d'autres, de beaucoup plus fréquents, la perte de connaissance est absolue.

Brusquement la malade éprouve, dans l'oreille droite ordinairement, parfois dans les deux oreilles, des bourdonnements intenses, des sifflements de timbre grave, accompagnés de sensation de vertige ; elle voit tout tourner autour d'elle et tombe immédiatement à l'endroit même où elle se trouve, sans avoir le temps de protéger sa chute. Celle-ci se fait tantôt en deux temps, la malade s'affaissant d'abord, puis s'étendant ensuite à terre ; tantôt d'un seul coup, la malade tombe comme une masse. Elle ne tourne pas autour de son axe et sa chute n'est pas dirigée d'un côté plutôt que de l'autre.

Nous avons assisté le 15 février à un de ces vertiges : au moment même où la malade se préparait à monter sur le lit d'examen pour nous permettre d'étudier les modifications de sa sensibilité, elle fut brusquement prise d'un vertige et tomba à terre en criant : « Mon oreille ! mon oreille ! oh ! qu'elle me fait mal ! » Deux minutes après, le vertige était passé ; il n'avait pas été accompagné de perte de connaissance.

Cette forme de vertige, qui correspond à la forme ordinaire du syndrome de Ménière, est exceptionnelle chez notre malade. Le plus souvent, c'est la forme apoplectique qu'elle réalise ; nous l'avons fréquemment constaté chez elle, la perte de connaissance est absolue ; le vertige, dans ce cas, se présente de la même façon que dans le cas précédent ; il dure également environ deux minutes.

Dans les deux cas, les vertiges sont accompagnés d'hypoesthésie auditive marquée ; ils sont précédés ou suivis de vomissements.

Pas d'agoraphobie.

Examen somatique : la force est conservée aux membres supérieurs et inférieurs. Les réflexes sont normaux. Ni trépidation épileptoïde, ni phénomène du genou.

Sensibilité cutanée : hémianesthésie absolue aux trois modes du côté gauche.

Sensibilité normale à droite.

Sensibilité des muqueuses : sensibilité abolie sur les conjonctives ; diminuée des deux côtés sur la cornée. Réflexe pharyngien aboli.

Dans les fosses nasales, le contact est bien senti à gauche, mais légèrement moins qu'à droite; la différence diminue à mesure que l'on s'éloigne de l'orifice antérieur.

Sur la langue, anesthésie complète dans la moitié gauche; sensibilité normale à droite.

Sur les lèvres, sur le voile, au pharynx, hémianesthésie gauche.

A la face interne des joues, hémihypoesthésie gauche.

Zones hystérogènes sus-mammaires, sous-mammaires, ovariennes, rachidiennes, sur les deux mastoïdes, au vertex. Pas de zones frénatrices.

Odorat aboli à gauche, normal à droite.

Goût normal à droite, légèrement diminué à gauche.

12 février. — *Oreilles :* Tympans normaux, trompes libres ; pas d'affection du nez, ni du naso-pharynx.

Sensibilité : sur le pavillon et le conduit cartilagineux, la sensibilité est normale à droite ; à gauche, le contact n'est pas senti, les piqûres très fortes sont perçues comme contact ; les sensations thermiques sont abolies.

Sur le conduit osseux, la sensibilité est normale et égale des deux côtes.

Il en est de même sur le tympan.

La douche d'air est également perçue des deux côtés.

Zones hystérogènes : sur la paroi postérieure du conduit droit, à l'endroit de la jonction des portions osseuse et cartilagineuse. La pression la plus légère en ce point produit chez la malade une sensation qu'elle compare à celle provoquée par la pression des zones ovariennes ou mammaires. Cette pression ne détermine pas le vertige.

Pas de zone sur le conduit gauche, ni sur les tympans.

Zones hystérogènes sur les deux mastoïdes.

Les troubles subjectifs ont été décrits plus haut.

Orientation auditive normale.

Audition. Montre O. D. = 1 m. 25. O. G. = 0 m. 80.

Voix chuchotée O. D. = 2 m. 30. O. G. = 2 mètres.

D. F. et D. V. ne sont pas perçus. D. M. n'est perçu ni d'un côté ni de l'autre, pour ut_1, et ut_2 ; il n'est pas perçu non plus à gauche pour ut_3, ut_4 et ut_6.

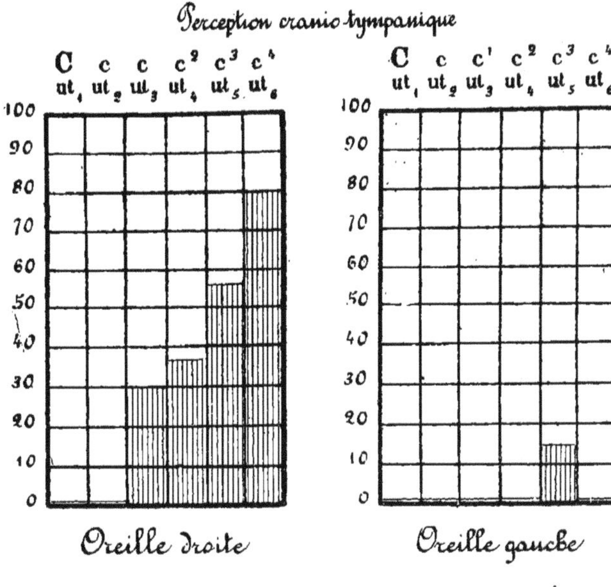

Perception aérienne

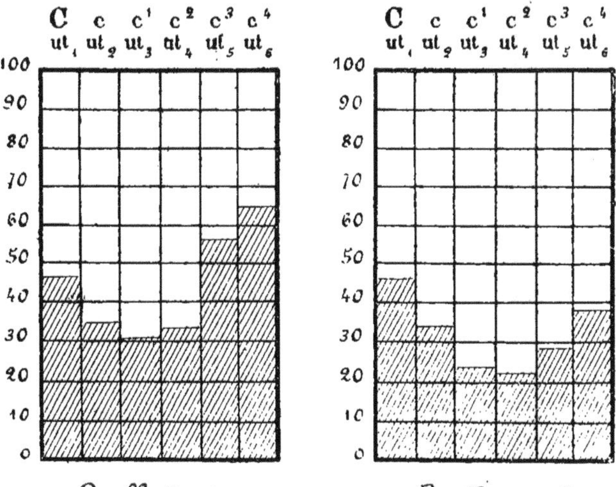

Obs. XXI. — 9 février 1901.

Perception cranio-tympanique

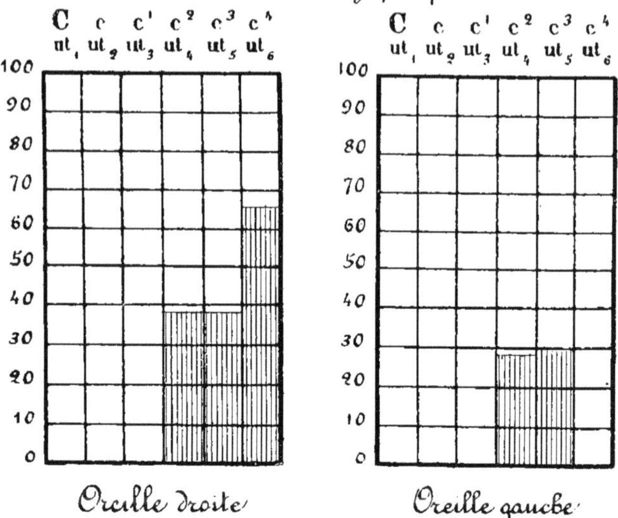

Perception aérienne

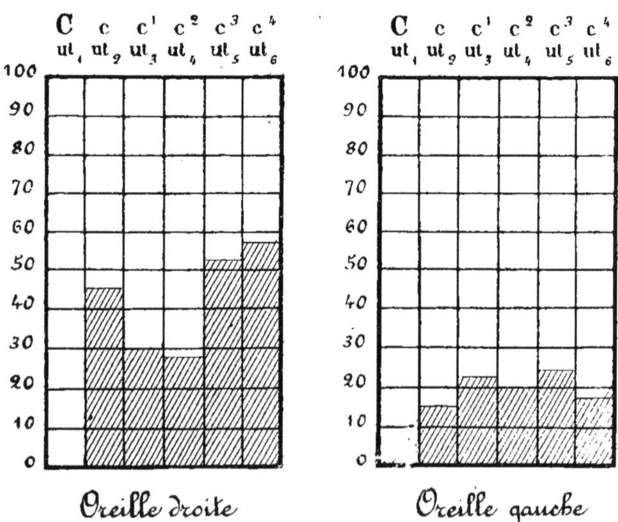

OBS. XXI. — 12 mars 1901.

Rinne + des deux côtés.

Les pressions centripètes suppriment l'audition des diapasons qui sont perçus par voie mastoïdienne.

15 février. — La réaction galvanique de l'acoustique est obtenue à 6 M. A. des deux côtés ; elle est douloureuse, provoque une sensation d'éclairs et des vertiges intenses.

12 mars. — Montre O. D. = 0 m. 80. O. G. = 0 m. 55.

Voix chuchotée O. D. = 2 mètres. O. G. = 1 m. 50.

D. V. et D. F. ne sont toujours pas perçus.

D. M. n'est perçu ni d'un côté ni de l'autre pour ut_1, ut_2, ut_3 ; l'audition est nulle à gauche pour ut_6.

Rinne + des deux côtés pour ut_2, ut_3, ut_6 ; + à droite pour ut_4 et ut_5 ; — à gauche pour ut_4 et ut_5.

Les autres symptômes sont les mêmes que dans le précédent examen.

25 mars. — La malade, que le traitement général n'améliore pas, est hypnotisée.

11 avril. — Sous l'influence de suggestions hypnotiques successives, les hallucinations et les grandes crises ont disparu ; les vertiges ont considérablement diminué de fréquence et d'intensité.

C'est sur l'existence même du syndrome de Ménière, sur l'absence totale de lésions du côté de l'appareil auditif, sur la nature hystérique du phénomène qu'est basé le diagnostic.

L'hystérie sera révélée ici par la coexistence d'autres stigmates de la névrose, par la constatation du syndrome otique de l'hystérie, par la fugacité du phénomène, par la disparition ordinairement rapide de la surdité.

La formule urinaire de Gilles de la Tourette et Cathelineau sera parfois d'un utile concours.

Enfin la guérison qui se produira spontanément ou

sous l'influence de la suggestion viendra affirmer la nature hystérique du syndrome en même temps que la bénignité du pronostic.

S'il existe des zones hystérogènes, on les fera disparaître par un moyen suggestif quelconque. On débarrassera par le même procédé l'hystérique de son vertige de Ménière.

IV. — OTALGIE HYSTÉRIQUE

L'oreille est exposée directement ou par contre-coup à tant de causes d'irritations, que sa réaction douloureuse est un phénomène banal ; mais dans certains cas cette douleur peut acquérir une acuité et une persistance telle, qu'elle apparaît comme idiopathique et ne trouve pas son explication dans une lésion de l'oreille ou des appareils voisins : c'est là l'otalgie vraie.

Ainsi comprise, l'otalgie n'est pas d'une extrême fréquence : Gradenigo, dans une statistique ayant porté sur une période de trois ans, ne l'a rencontrée que 24 fois à droite, ce qui par rapport au nombre d'affections observées équivalait à 0,75 pour 100 ; il l'a vue 20 fois à gauche, soit 0,62 pour 100, et 18 fois des deux côtés, soit 0,56 pour 100.

L'hystérie, avec son habitude de créer des douleurs ou d'augmenter l'intensité de celles qui existent, jouera ici un rôle important ; l'otalgie purement hystérique est cependant rare ; le plus souvent la névrose aura été appelée sur l'oreille par une lésion ancienne ou récente de celle-ci, ou par des phénomènes douloureux ayant leur cause dans son voisinage. Nous n'insisterons pas sur ces faits, qui sont du domaine de la clinique journalière ; nous rappellerons seulement avec Gradenigo que l'otalgie est liée le plus souvent :

1° A la carie dentaire ;

2° A des affections inflammatoires aiguës ou chroniques du pharynx, du larynx ou du nez ;

3° A des affections de l'oreille (otite moyenne aiguë, chronique, catarrhale ou purulente, furonculose du conduit auditif externe, eczéma, etc.).

Ces lésions sont la cause véritable de l'otalgie ; l'hystérie ne fait qu'en renforcer l'action. Leur guérison entraînera d'ordinaire la disparition des phénomènes douloureux.

V. — ALGIE MASTOIDIENNE

Comme toutes les autres parties de l'oreille, la mastoïde peut être le siège de zones hystérogènes; celles-ci ne présentent parfois aucun caractère spécial; elles sont hystérogènes seulement à la pression.

D'autres fois au contraire il se produit spontanément du côté de l'apophyse de véritables paroxysmes, qui bientôt revêtent une allure grave et font penser à une mastoïdite : notre maître, M. Lannois, a eu plusieurs fois l'occasion d'observer cette manifestation de l'hystérie, qu'il désigne sous le nom d'algie mastoïdienne.

Il ne s'agit pas ici évidemment de simples douleurs plus ou moins erratiques, ni de points névralgiques du côté de l'apophyse. L'algie mastoïdienne est réellement une entité clinique : c'est sous le couteau qu'a été confirmé plusieurs fois le diagnostic de sa nature hystérique.

Les observations suivantes, que nous avons rencontrées dans la littérature, ou qui sont inédites, serviront à montrer l'allure clinique de l'algie mastoïdienne.

CLARÉNCE BLAKE ET WALTON.

(*Ann. des mal. de l'or.*, septembre 1884, p. 203.)

L'acuité des symptômes subjectifs qui coïncidait avec un état congestif assez prononcé de la muqueuse de la caisse pouvait faire croire à une inflammation des cellules mastoïdiennes. Mais la conservation du pouvoir auditif, et surtout la température et le pouls, qui avaient gardé leur caractère normal, firent écarter l'idée de la nécessité d'une intervention chirurgicale.

On prescrivit seulement un traitement général qui, sans procurer la guérison, amena un apaisement notable des symptômes. Ceux-ci avaient consisté principalement en *une vive douleur de la région mastoïdienne et temporale, dont la première présentait aussi de la rougeur et un léger gonflement.* Ce diagnostic, en quelque sorte négatif, s'est vérifié. On eut, plusieurs mois après, des nouvelles de la malade, et on apprit ainsi qu'aucune affection mastoïdienne ne s'était déclarée.

C'est que cette femme, âgée de quarante-huit ans, et ayant eu plusieurs enfants, était sujette à toutes les manifestations de l'hystérie : attaques, hémianesthésie généralisée, sensibilité à la pression d'une des régions ovariennes, etc.

SCHIFFERS.

(*Rev. hebd. de lar.*, 1892, nº 23, p. 811.)

La malade en question se présente à la Polyclinique, demandant avec insistance qu'on l'opère sans retard ; elle entendait par là subir la trépanation de l'apophyse mastoïde. Elle souffrait depuis plusieurs semaines de *douleurs très vives localisées dans la moitié gauche de la tête et spécialement dans la région mastoïdienne de ce côté.*

Elle est porteur d'une otite moyenne purulente chronique de date ancienne, avec destruction presque complète du tympan ; l'intérieur de la caisse est recouvert d'une muqueuse plutôt congestionnée qu'enflammée ; par ci, par là, il y a des points de cicatrisation, c'est-à-dire que la surface a pris à ces places un aspect dermoïde. Pas de carie ni de nécrose, pas de signe d'abcès cérébral, pas de sclérose de l'apophyse, dont la peau est rouge, sans tuméfaction, plutôt hyperesthésiée que douloureuse.

Hémianesthésie et paraplégie de nature hystérique non douteuse.

Instillations chaudes d'une solution glycéro-phéniquée à 4 pour 100 additionnée de chlorhydrate de cocaïne. Traitement général. Les douleurs se calment pour disparaître complètement après quelques jours.

LICHTENBERG.

(Soc. des oto-lar. hongrois. 24 mai 1895.)

Malade âgée de seize ans ; au dire de sa mère, elle a souffert depuis son enfance de diverses affections bilatérales de l'oreille, localisées d'abord au conduit auditif externe et à la caisse, puis à l'apophyse mastoïde. La maladie actuelle a débuté il y a trois mois, par des *douleurs intolérables dans toute la région mastoïdienne gauche*, qui, en dépit du traitement, durèrent jour et nuit, de sorte que la jeune fille ne peut ni manger ni dormir, pleure et maigrit considérablement. Surdité bilatérale prononcée. A l'examen, l'apophyse mastoïde gauche semble normale, de même que le conduit auditif externe, mais il existe des deux côtés un catarrhe chronique sec de la caisse.

En cathétérisant, j'ai perçu à gauche un bruit sec, étendu, vésiculaire.

On pouvait donc songer à une affection suppurée chronique ; ni la caisse, ni la mastoïde ne présentaient de symptômes inflammatoires aigus ; aussi fit-on le diagnostic de mastalgie et, comme les douleurs remontant à trois mois résistaient à tout traitement et n'étaient pas de nature hystérique, on décida la trépanation mastoïdienne, que les parents et la malade réclamaient avec instance. Elle fut pratiquée au sanatorium de Grünwald, en présence des Drs Pokornyi, Rothbart et Tomka.

Pour éviter toute erreur, j'expliquai avant l'opération que je ne cherchais et ne trouverais ni pus ni inflammation ou produits inflammatoires ; je m'attendais au plus à une sclérose osseuse, qui existe parfois dans les inflammations de la caisse et réclame la trépanation ; mais je ne trouvai rien de cela à l'opération ; *les cellules étaient normales et ne présentaient pas trace d'inflammation*, de pus ni de rougeur ; elles étaient nombreuses et vastes, allaient en arrière jusqu'au sinus; on remarquait la pâleur, la coloration presque blanche de la muqueuse des cellules. L'antre fut également ouvert.

Quand toutes les parties douloureuses furent excisées, je perforai toute l'apophyse mastoïde, je fis l'extirpation totale, curettai régulièrement la plaie et la suturai.

La malade se rétablit promptement ; elle mange, dort bien et peut être considérée comme guérie. Deux jours après l'opération, l'ouïe est considérablement améliorée, ce qui peut être attribué à l'ouverture de l'antre, ou être la suite de l'activité nerveuse provoquée par la cessation des douleurs et aussi se rapporter à une plus grande acuité de l'acoustique.

Six mois après, les douleurs mastalgiques n'avaient pas reparu à gauche ; mais au bout de trois mois, du côté droit se manifestaient les mêmes symptômes du côté de la mastoïde. La malade a été guérie du côté droit le 19 octobre.

N. B. — Malgré les protestations de Lichtenberg au cours re la discussion qui suivit sa communication, la nature hystédique de ces manifestations ne semble pas douteuse.

HARTMANN

(Congrès des otol. all. à Nüremberg, mai 1896.)

Un garçon de onze ans est atteint d'otite moyenne aiguë ; traitée par la paracentèse, elle guérit rapidement ; six mois plus tard, l'enfant est pris de *violentes douleurs au niveau de l'apophyse mastoïde ; une trépanation de l'apophyse montre qu'elle est absolumemt normale*, mais l'opération fait néanmoins cesser toute douleur, et l'enfant se porte bien jusque vers l'âge de treize ans. Un jour, il est pris subitement de fièvre qui dure deux jours, de douleurs mastoïdiennes, avec irradiation dans la tête ; quelques jours après, il ne peut plus marcher. On croit à des accidents du côté de l'oreille, mais une nouvelle paracentèse ne donne rien et l'enfant est une deuxième fois adressé à l'auteur, qui établit, avec le professeur Oppenheim, le diagnostic d'astasie-abasie et d'otalgie de nature hystérique ; en effet, quelques séances d'électrisation amenèrent une guérison complète.

SHEPPARD

(*New-York med. jour.*, 9 mai 1896, p. 603 et suiv.)

Obs. I. — Mlle M..., âgée de dix-huit ans, n° 29703 à l'hôpital Broocklyn.

Elle fut examinée pour la première fois le 14 juillet 1892.

Le Dr Wood l'envoya à ma clinique en raison des symptômes qu'elle présentait du côté de la mastoïde.

Etat général plutôt chétif, surdité des deux oreilles depuis trois ans et, depuis trois semaines, *douleurs* de l'oreille droite et *hyperesthésie périauriculaire du même côté.*

Le diapason C est entendu plus fort et plus longtemps par la conduction osseuse que par la conduction aérienne dans les deux oreilles ; sur le vertex, il est entendu plus longtemps dans l'oreille gauche.

La paroi postérieure du conduit droit paraît un peu plus rouge que normalement. A gauche, conduit normal.

Sur la membrane du tympan droit, opacité considérable, rétraction légère ; reflet lumineux petit et brumeux.

Sensibilité exagérée dans le conduit droit, autour de l'oreille et sur la mastoïde. Je remarque, pendant l'examen, qu'en occupant ailleurs son attention, on pouvait faire une pression ferme sur les parties sensibles sans provoquer aucun témoignage de douleur. Ce n'était donc pas un furoncle. Je conclus à un trouble hystérique, je fis prendre du bromure à la malade.

Cinq jours après, elle partit, n'ayant presque plus de douleur ni d'hyperesthésie. Ce soulagement se maintint.

Obs. II. — Mlle M..., vingt et un ans, domestique, me fut envoyée à la Polyclinique de New-York, par le Dr Whitney, le 11 mai 1895.

Elle se plaint de troubles utérins. Maux de tête qu'elle attribue à une chute faite d'une hauteur de trois étages sur la tête, il y a deux ans. Une demi-heure environ après la chute, il se produisit un saignement par l'oreille gauche et par le nez; deux heures environ après la chute, elle perdit connaissance pendant dix à douze heures.

Tout le jour suivant, pas plus longtemps, elle fut prise de forts vertiges. Depuis deux mois, elle prétend avoir eu chaque jour des douleurs à l'oreille droite ; depuis quatre jours, douleur constante, violente, et accompagnée d'un « bruit de battements » constant. Depuis deux jours, à trois reprises différentes, elle a éprouvé des vertiges à peu près semblables à ceux qui avaient suivi sa chute, avec tendance à tomber en arrière et à droite. Pas d'écoulement par l'oreille, sauf celui signalé plus haut, une demi-heure après sa chute. A son dire, elle n'a pas de maux de tête; elle ne se plaint que de douleurs de l'oreille. *Tout autour de l'apophyse mastoïde, très grande sensibilité sans infiltration.* La pression du spéculum contre le conduit postérieur cause de la douleur, mais le conduit est d'aspect normal, exactement le même que celui de droite. Les deux membranes du tympan paraissent les mêmes ; elles sont légèrement rétractées et opaques dans la moitié postérieure, avec reflets lumineux de demi-grandeur.

Epreuves au diapason : sur le vertex, le diapason est mieux entendu dans l'oreille droite; dans l'oreille gauche, conduction aérienne plus forte et plus persistante que conduction osseuse pour les cinq séries d'Hartmann, mais la durée absolue pour la conduction aérienne et surtout pour la conduction osseuse, est très réduite par rapport à la normale.

Elle prétend avoir eu hier, chez elle, en se réveillant un frisson avec fièvre et sueurs. Elle prétend aussi qu'on lui a ouvert, il y a six semaines, à la clinique Vanderbilt, un petit gonflement sur la mastoïde gauche, ce dont je doute, car il n'y a pas de cicatrice.

Je la mis au bromure pendant deux ou trois jours. L'annonce d'une opération n'amoindrit pas les symptômes ; elle fut, au contraire, très désappointée lorsque je lui annonçai que je pourrais la guérir sans l'opérer.

Je résolus de la traiter par suggestion. Deux séances d'hypnose complète avec suggestion suffirent à la guérir. Une seule eut peut-être suffi ; je me décidai à deux, une première de soulagement temporaire et une seconde de guérison complète et permanente.

N. B. — Sheppard publie une troisième observation analogue, mais il a immédiatement perdu de vue sa malade et ne sait pas quelle a été l'évolution ultérieure de l'affection.

OBSERVATION XXII (inédite).

(Due à l'obligeance de M. Lannois).

Mlle X..., âgée de quatorze ans, habitant une ville voisine de Lyon, eut, au mois de juin 1898, une angine d'intensité moyenne, avec une otite purulente droite, dont l'écoulement dura huit jours ; cette otite avait été précédée de douleurs très violentes, qui ne cédèrent pas à l'apparition de l'écoulement, et qui durent encore actuellement (octobre 1898).

Cette jeune fille a toujours été très nerveuse ; elle présente actuellement des zones hyperesthésiques sus et sous-mammaires et ovarienne gauche. Elle n'a jamais pris de grande crise ; elle n'a pas d'hémianesthésie.

La mère de la malade est également très nerveuse ; elle semble avoir eu quelques crises hystériques dans sa jeunesse. Une autre de ses filles, vue ultérieurement, présente quelques troubles de neurasthésie hystériforme, des accidents dyspnéiques, etc.

Depuis son otite, la malade présente des douleurs extrêmement violentes de la moitié droite de la tête, aussi bien le jour que la nuit ; ces douleurs l'empêchent de reposer et la font souvent gémir et crier ; en présence de cette douleur persistante, qui s'accompagnait de constipation, les médecins consultés ont pensé qu'il pouvait bien s'agir d'une méningite tuberculeuse. La malade fut examinée à ce moment par le Dr D. Courtade, qui se trouvait de passage ; il rejeta l'idée de méningite, en raison de la durée de l'affection, de l'absence de tuberculose, d'inégalité pupillaire, d'irrégularité du pouls, etc. ; et, tout en pensant à de la céphalée neurasthénique, il m'adressa la malade pour s'assurer qu'il n'y avait pas une mastoïdite latente.

A l'examen on ne constate rien à l'oreille, qui est absolument sèche et présente seulement en haut et en arrière des traces peu visibles d'une cicatrice.

L'audition est revenue, mais la malade latéralise à droite le diapason-vertex. Rinne + des deux côtés.

Douleur assez nette en arrière de l'oreille sur l'apophyse mastoïde, mais toute la moitié droite de la tête est sensible à la pression ; la malade se laisse mal examiner, en accusant de vives douleurs au moindre frôlement de la peau. Pas de gonflement au niveau de l'apophyse.

Amygdales un peu grosses ; un peu de pharyngite ; quelques végétations adénoïdes.

En présence de ce peu de signes, j'éliminai complètement l'idée d'une mastoïdite et refusai toute intervention, en pensant qu'il ne s'agissait là que de phénomènes hystériques.

Mais cette possibilité d'une intervention, qu'on avait discutée depuis longtemps déjà devant la malade, devint pour elle une idée fixe ; elle fut présentée successivement à plusieurs médecins, et notamment au professeur Lépine, toujours avec l'idée de la possibilité d'une intervention au point le plus sensible.

Les douleurs continuèrent à être très violentes ; la malade ne s'alimentait plus, passait ses journées entières étendue sur un canapé, de sorte qu'au mois de janvier 1899 un chirurgien de Saint-Etienne se décida à intervenir.

Je tiens de lui-même que l'intervention fut absolument négative et que les *cellules mastoïdiennes étaient parfaitement saines*.

L'intervention d'ailleurs ne donna aucun résultat, et dix-huit mois après, la malade était toujours dans le même état grave ; elle est immobilisée au lit, anorexique, très amaigrie, incapable de se tenir sur ses jambes.

OBSERVATION XXIII (inédite).

(Due à l'obligeance de M. le Dr Aboulker.)

Mlle F. K., vingt-deux ans.

Antécédents héréditaires. — Mère nerveuse.

Antécédents personnels. — En 1896, névralgie faciale rebelle à tous les traitements.

En 1897, l'état nerveux de la malade s'aggrave; ses règles deviennent douloureuses; l'état général est bon, mais les douleurs faciales augmentent, au point de faire penser à une sinusite maxillaire et d'entraîner une intervention par l'alvéole; il ne se produit aucune issue de pus et, après une douzaine de jours, on laisse refermer le trajet.

La douleur n'a pas cédé à cette opération; elle se localise successivement à la tête, au lieu d'élection du clou hystérique, puis se fixe au niveau de la mastoïde droite. La malade a, à cette époque, de véritables paroxysmes douloureux. L'examen de l'oreille est négatif.

En 1898, la malade va à Paris et consulte M. Lermoyez, qui ne constate rien ni du côté de l'apophyse, ni du côté de l'oreille. La malade rentre à Alger avec les mêmes troubles douloureux qu'elle avait à son départ.

La peau de la région de l'apophyse est très sensible; le moindre attouchement est douloureux. Il n'y a aucune modification d'aspect, ni de forme; la région n'est pas œdématiée. Les ganglions rétro-auriculaires sont normaux.

Du côté de l'oreille, pas d'écoulement, ni ancien, ni récent.

Acuité auditive normale.

Amygdales normales. Réflexe pharyngien très diminué.

Pas de paralysie faciale.

Hypoesthésie à gauche, avec zones d'anesthésie, rétrécissement concentrique du champ visuel, surtout pour le vert.

Sensation de boule, etc.

Devant la persistance des douleurs, la malade se fait trépaner; l'intervention montre une apophyse et une oreille moyenne absolument saines.

L'opération n'a pas modifié l'état local; elle a aggravé l'état général.

OBSERVATION XXIV (inédite).

(Due à l'obligeance de M. Lannois.)

Mme X, femme d'une cinquantaine d'années, est adressée, le 19 septembre 1900, à M. Lannois par le Dr Brintet pour une douleur violente siégeant au niveau de la mastoïde droite.

D'après les renseignements fournis par le Dr Brintet, cette malade a déjà présenté, à plusieurs reprises, des manifestations hystériques; elle a de l'hémianesthésie gauche. De plus, vers la fin de 1899, elle eut des douleurs lombaires, accompagnées de tremblements dans les membres inférieurs, et guéries immédiatement par l'application de quelques pointes de feu; en janvier 1900, à la suite d'une grippe, apparurent des crises de dyspnée avec douleurs vives en ceinture, s'étendant jusqu'au niveau de la crête iliaque. En même temps, la malade présentait une fausse tumeur abdominale animée de battements. En février 1900, elle fut prise d'une diarrhée persistante. En mars, elle eut des hématémèses assez abondantes; en juillet, de l'œdème douloureux à la jambe gauche.

Enfin, vers le 10 septembre, à la suite d'une chute sur la région occipitale, elle fut prise du côté de la mastoïde droite, de douleurs violentes, profondes, augmentées par les mouvements de mastication. Le jour de la chute et les jours suivants, se produisirent, du côté droit, des otorragies assez abondantes.

Pas de température; des vertiges, des nausées, mais pas de vomissements.

Depuis lors, les douleurs ont augmenté d'intensité; elles laissent cependant à la malade des heures et même des demi-journées de répit. La mastoïde est douloureuse au toucher; la douleur se prolonge dans la région du sterno-mastoïdien. La région mastoïdienne est le siège d'un gonflement manifeste. Devant la persistance et l'acuité de ces douleurs, le Dr Brintet, malgré la connaissance très exacte qu'il avait de l'existence de l'hystérie chez cette malade, pensa à la possibilité d'une mastoïdite chez une hystérique.

Quand M. Lannois vit la malade, les *douleurs du côté de l'apophyse droite* persistaient, mais le gonflement avait disparu.

L'examen de l'oreille permettait de constater sur la paroi postérieure du conduit auditif la trace d'une légère érosion, qui avait évidemment été le point de départ de l'otorragie signalée plus haut.

Pas d'écoulement purulent.

Tympan normal. L'oreille gauche est également normale.

M. Lannois conseille un simple *traitement suggestif et, sous son influence, les douleurs disparaissent complètement et très rapidement.*

Le 24 octobre 1900, nous voyons cette malade avec le Dr Brintet : les douleurs mastoïdiennes n'ont pas reparu ; mais au commencement d'octobre, il s'est produit dans la moitié droite de la face un œdème de coloration érysipélateuse qui, à la suite de l'application d'une pommade anodine, passa au côté gauche.

Actuellement l'appareil auditif de la malade présente les particularités suivantes :

Tympans normaux, trompes libres.

Sensibilité du pavillon et du conduit normale à gauche, très diminuée à droite : le contact n'est pas senti ; la piqûre est perçue comme contact.

Montre : O. D. = o m. 45 ; O. G. = o m. 55.

Voix chuchotée : > 5 mètres des deux côtés.

Acoumètre : > 5 mètres des deux côtés.

D. F., D. V., D. D., ne sont pas perçus avec ut_1, ut_3, ut_4, ut_5, ut_6 ; avec ut_2, il existe une légère perception latéralisée à gauche; l'oreille droite n'entend rien.

Sur la mastoïde droite le diapason n'est pas perçu ; il l'est faiblement sur la mastoïde gauche.

Par la voie aérienne, les diapasons sont faiblement perçus à gauche ; presque pas à droite.

Les pressions centripètes diminuent considérablement l'audition du diapason par l'oreille gauche ; elles n'ont pas d'action à droite (le diapason n'est pas perçu par voie osseuse de ce côté).

L'examen de la sensibilité générale permet de constater l'anesthésie du membre supérieur gauche et de la partie droite de la tête ; la sensibilité est normale dans la moitié gauche de la tête et au membre supérieur droit.

OBSERVATION XXV (personnelle).

(Service de M. Lannois.)

Mlle Marie P..., treize ans et demi. Rien à signaler dans les antécédents héréditaires.

Antécédents personnels. — La malade a eu successivement une bronchite à deux ans et demi, la rougeole, la scarlatine, la coqueluche, la fièvre typhoïde à neuf ans. Pas de convulsions.

A trois ans, elle aurait reçu au niveau de la région mastoïdienne droite un coup de pied de vache, qui la fit violemment souffrir.

Elle n'aurait pas été nerveuse jusqu'à l'âge de neuf ans ; à cette époque elle fut mordue par un chien ; quinze jours après un autre chien la renversa dans la rue ; elle eut dans les deux cas une vive frayeur. Une quinzaine plus tard, elle eut une nouvelle frayeur en voyant pendant la nuit son père se lever et se promener dans la chambre où elle couchait. Huit jours après apparut une chorée, qui fut traitée à la Charité dans le service de M. Colrat. L'enfant fit ensuite deux séjours à Giens. Vers l'âge de onze ans, otite droite.

En janvier 1901, la malade eut un nouvel écoulement purulent de l'oreille droite ; il s'accompagna bientôt de *vives douleurs du côté de la mastoïde*, et le 24 janvier la malade entra à la Charité dans le service de M. Nové-Josserand[1]. A ce moment la palpation de l'apophyse était très douloureuse ; la région était le siège d'empâtement ; elle était un peu augmentée de volume.

Le 28 janvier 1901, M. Nové-Josserand se décide à intervenir; *la trépanation montre une apophyse saine* et ne donne lieu à aucune issue de pus.

Les suites de l'opération furent simples.

Une amélioration dans l'état de l'enfant suivit immédiatement la trépanation, mais elle ne dura guère.

Un mois après les douleurs reparurent, et fin mars l'enfant était amenée par sa mère à la consultation des maladies de l'oreille de M. Lannois, qui voulut bien nous confier son examen.

Les douleurs du côté de l'apophyse sont intenses, continues, avec des exacerbations passagères, la pression les exagère mais la simple pression de la peau est presque aussi douloureuse que celle de la mastoïde. Ni œdème, ni empâtement de la région.

L'enfant a en outre une céphalée persistante ; elle n'a de goût pour aucun jeu et reste toute la journée assise dans un coin, occupée seulement à souffrir.

Elle n'a jamais eu de crise hystérique, mais fréquemment elle éprouve à la gorge une sensation de constriction. Elle est très nerveuse, au dire de sa mère.

L'examen somatique nous fournit les renseignements suivants :

Sensibilité cutanée : hémihypoesthésie droite sur les membres et le tronc ;

Sensibilité normale des deux côtés sur la face.

[1] Nous prions M. Nové-Josserand d'accepter tous nos remercîments pour l'obligeance avec laquelle il nous a communiqué, sur l'état antérieur de notre malade, des renseignements, qui contribuent pour une part importante à l'intérêt de notre observation.

Sensibilité des muqueuses normale des deux côtés, partout, sauf au pharynx où elle est diminuée des deux côtés.

Zones hystérogènes sus-mammaires et ovariennes.

Pas de rétrécissement du champ visuel ; pas de diplopie ; pas de dyschromatopsie ; un peu d'hypermétropie de l'œil droit.

Goût normal des deux côtés.

Odorat un peu diminué à droite.

Oreille. — Tympan gauche normal. Sur le tympan droit, petite bride partant de l'umbo et se dirigeant en arrière et en bas ; reflet lumineux circulaire à la hauteur de l'umbo et un peu en avant de lui ; petit reflet lumineux au-dessous du premier. Pas d'écoulement.

Pas de lésion de l'oreille externe.

Trompes libres ; pas d'affection du nez, ni du naso-pharynx, ni de la cavité buccale.

Pas de bourdonnements, quelques vertiges accompagnés de nausées, mais sans vomissements.

Montre : O. D. = 0,15 ; O. G. = 1,50.

Voix chuchotée : O. D. = 1,50 ; O. G. > 5.

D. V. latéralisé à gauche ; entendu à droite, mais plus faiblement.

Rinne + des deux côtés pour ut_5 ; — des deux côtés pour ut_1 et ut_6.

Rinne + à droite pour ut_2 et à gauche pour ut_3 et ut_4.

Perception crânio-tympanique

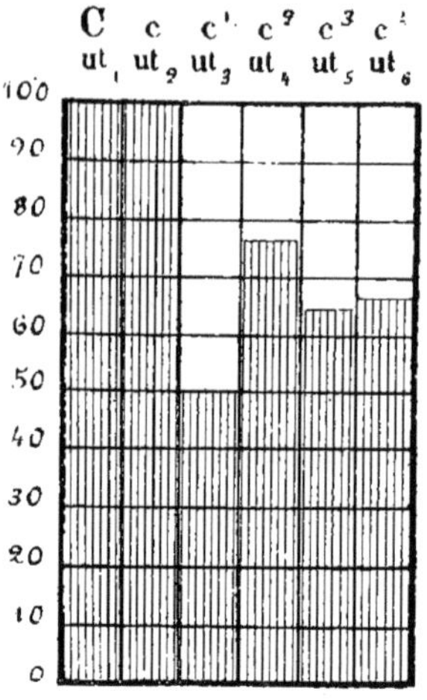

Oreille gauche

Perception aérienne

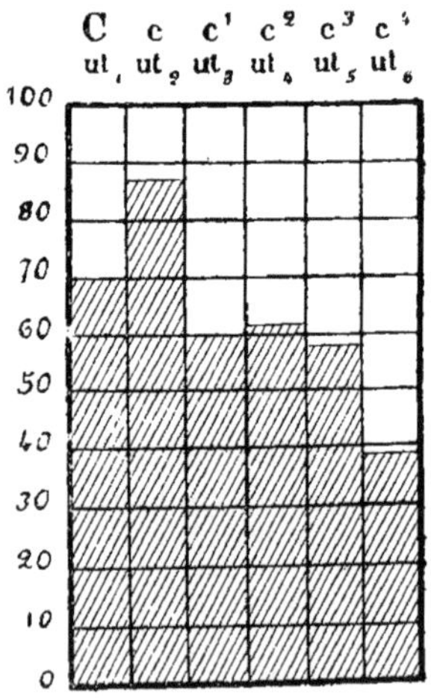

Oreille gauche

Obs. XXV. — 29 mars 1901.

Rinne — à droite pour ut_3 et ut_4 et à gauche pour ut_2.

Les pressions centripètes suppriment à droite comme à gauche l'audition du diapason.

Bing +; Corradi +.

2 avril. — Nous faisons à la malade un *cathétérisme suggestif* de la trompe droite.

5 avril. — L'état de l'enfant est très amélioré : les douleurs mastoïdiennes sont bien moins vives ; la pression de l'apophyse est encore douloureuse, mais supportable. Nous pratiquons un nouveau cathétérisme en déclarant à la malade qu'un troisième sera inutile et qu'elle doit nous revenir complètement guérie à la prochaine consultation.

9 avril. — *L'algie mastoïdienne a complètement disparu;* les pressions les plus fortes sont supportées sans douleur.

Parfois les symptômes cérébraux dominent la scène et peuvent faire penser à un abcès cérébral ou à une méningite ; les observations suivantes constituent des exemples de cette modalité.

FURET

(*Arch. intern. de lar.*, 1896, n° 6, p. 650.)

Mme C., trente ans.

13 mai. — Violente douleur de l'O. D. ; enchifrènement et obstruction nasale. Suppuration fétide à l'O. G. depuis trois ou quatre ans.

Pas de zone hystérogène ; depuis plusieurs années hyperesthésie du cuir chevelu. Inflammation considérable des muqueuses du nez et du pharynx ; hypertrophie des cornets inférieurs ; amygdales et piliers très larges, surtout à droite.

Tympan D. un peu enfoncé ; apophyse du marteau saillante, manche légèrement injecté ; audition diminuée.

A gauche, suppuration abondante ; vaste perforation ovalaire en arrière ; pus semble couler de haut.

T. = 37°6.

Glycérine phéniquée au 1/10 à D. ; au 1/30 à G. Pommade boriquée. Gargarismes au salol.

14 mai soir. — T. = 39° et sans qu'il y eût aucune douleur, il se faisait dans la nuit une petite perforation punctiforme en avant du manche.

15 mai, matin. — Large paracentèse en arrière pour donner au pus un écoulement suffisant. Le soir T. = 39°.

16 mai, matin. — T. = 37°4, *légère douleur à la pointe de la mastoïde*. Pansements à la gaze iodoformée. Malade soulagée.

19 mai. — L'état nerveux s'accuse. Vive douleur à tout le côté droit de la tête « comme s'il y avait là un vésicatoire ». 37°9. Ecoulement un peu moins abondant.

Douche d'air.

20 mai. — Douleur a cessé. — Température normale.

22 mai. — Céphalalgie occupant le côté droit de la tête; vertiges ; Mme C... ne peut rester assise dans son lit. Même état de l'oreille ; perforation non refermée, écoulement abondant; pas de température. Audition mauvaise. Gaze iodoformée mal tolérée remplacée par glycérine-phéniquée à 1/30.

La maladie traîne pendant un mois. Ecoulement abondant, perforation largement ouverte.

La malade se plaint tantôt de *douleurs mastoïdiennes*, sans que l'apophyse mastoïde présente le moindre changement dans sa forme, son volume, sa coloration, tantôt de céphalée localisée, surtout à la région sus-orbitraire et frontale du côté droit. Pas de température. Nervosisme se traduisant surtout par l'infériorité mentale nettement accusée.

15 juin. — Apparition des règles avec un retard de trois semaines.

16 juin. — Facies grippé, céphalée, douleurs mastoïdiennes plus vives.

17 juin matin. — Tout a disparu ; un peu d'exubérance.

17 juin soir. — Brusquement, un peu avant 5 heures, la malade assise dans sa chambre se lève, l'œil hagard, articulant des mots incohérents; on la couche. Elle semble inconsciente,

cherche à se dérober aux questions, ne cesse d'articuler à mi-voix des syllabes sans sens ni suite; c'est plutôt un bredouillement que de l'aphasie vraie. Sa main droite est fixée sur le front comme pour indiquer la place douloureuse. La malade change continuellement de position. Elle répond quand on lui parle assez fort pour fixer son attention : « oui, non, je veux bien ». « Je vous en supplie »...

Indifférente, elle paraît vouloir dormir.

Ni myosis, ni contractures, ni strabisme, ni paralysie.

36°8 dans l'aisselle. Pouls : 80. Réflexes rotuliens très exagérés.

Avec le Dr Baudier nous pensons à l'hystérie.

Mais, à 8 h. 1/2 du soir, il y a eu deux vomissements alimentaires. Température axillaire : 38,4. Pouls : 96.

Dépression physique et intellectuelle plus accentuée; état quasi-comateux; malade en chien de fusil. Ni sucre, ni albumine.

Avec Gilles de la Tourette nous *pensons à une suppuration intra-cérébrale d'origine otique*, méningite suppurée diffuse ou abcès du lobe temporal gauche.

Langue sale, haleine fétide, 1 gramme de calomel en deux doses, lavements purgatifs.

Le lendemain matin, après l'émission de selles abondantes, infectes, le sommeil devient tranquille : plus de température, langage compréhensible, un peu de bredouillement : « il faut m'oreiller mon oreille », dit encore la malade, mais cet état disparaît bientôt.

Fin juin. — La suppuration est tarie à droite, elle est tarie à gauche seulement depuis quelques semaines.

Donc pseudo-méningite hystérique sous la dépendance probable d'un vulgaire embarras gastrique. *La suppuration des deux oreilles était restée étrangère à ces graves symptômes cérébraux.*

OBSERVATION XXVI (inédite).

(Due à l'obligeance de M. Lannois.)

Le nommé H. V..., dix-huit ans, m'est adressé le 26 février 1898; antécédents nerveux nets dans la famille; le père est légèrement alcoolique, très nerveux, a de violentes colères; la mère a eu des crises hystériques pendant plusïeurs années.

Le malade est fils unique; il a eu la variole à l'âge de quatre ans, et depuis lors les oreilles n'ont pas cessé de couler par intermittences.

Les retours de l'otorrhée sont habituellement précédés de phénomènes, qui ont fait plusieurs fois songer à la méningite, et c'est actuellement parce que *son médecin croit à la possibilité d'un abcès cérébral*, qu'il me l'envoie. Depuis deux jours, le malade a de violents maux de tête, une insomnie complète, une légère élévation de la température et un véritable délire.

Pendant quatre jours, après sa première visite, ce délire ne fit que s'accentuer; le malade avait des idées de suicide, voulait « mourir avec sa mère » ; à un moment il dit à son père qu'il voulait l'embrasser et le mordit; il avait aussi des scrupules religieux, craignait de ne pas aller au ciel, etc. Pas de signe cependant autorisant le diagnostic d'abcès cérébral; aucun trouble du côté de la musculature, du côté des yeux; pas de douleur localisée.

12 mars. — L'écoulement était devenu abondant dans les deux oreilles et tous les phénomènes avaient disparu ; le malade, très raisonnable, ne se plaignait plus que de sa surdité.

L'examen des oreilles montre des tympans,qui ont été totalement détruits des deux côtés, et pour lesquels il se fait une cicatrisation partielle sur le promontoire. Des deux côtés les manches du marteau sont conservés et adhérents au promontoire.

Le malade entend la montre au tragus fort à droite et au pavillon à gauche.

Pas de Weber; Rinne + des deux côtés.

L'écoulement s'arrête rapidement sous l'influence du traitement et tout rentre dans l'ordre.

30 juillet 1899. — Nouvelle crise, qui dura huit jours et fut précédée également de douleurs dans l'oreille droite; le malade se plaignait de maux de tête, disait qu'il ne voyait plus clair, se débattait dans de véritables crises hystériques subintrantes, voulait se sauver de chez lui, au point que plusieurs personnes furent obligées de le maintenir pendant toute une nuit.

En octobre 1899, en mars 1900, en janvier 1901, des crises analogues se reproduisirent; elles sont précédées toujours de douleurs auriculaires, à l'exception de la dernière, qui doit être attribuée à un léger accès alcoolique.

Le malade est nettement hystérique, il a fréquemment une sensation de constriction à la gorge, avec angoisse, palpitations; ses pieds deviennent glacés; il se couvre de sueur. Sa mère dit qu'il ne l'a jamais quittée et qu'il n'est jamais sorti seul; il a quelques bizarreries de caractère : ainsi sa mère raconte que chaque soir, en revenant du travail, il est taquin, rit, chante, extravague un peu; le matin, au contraire, il est très calme et très gentil pour elle.

Comme stigmates, il a un peu d'hypoesthésie dans toute la moitié droite du corps; la pression du testicule est hystérogène. Les réflexes sont forts et le champ visuel est légèrement rétréci des deux côtés.

L'algie mastoïdienne se rencontre d'ordinaire chez des malades ayant eu autrefois une lésion auriculaire, qui aura déterminé la localisation de la névrose. Au moment où elle se produit, tantôt l'examen permet de constater une oreille saine ou plus ou moins cicatricielle mais sèche, tantôt au contraire il montre une suppuration plus ou moins abondante : on comprend aisément la difficulté qu'une semblable constatation peut réserver pour le diagnostic.

Mais ce qui domine la scène tout entière, c'est l'intensité de la réaction douloureuse.

Celle-ci n'apparaît pas brusquement ; en général elle s'installe peu à peu. C'est souvent après la guérison d'une otite que se produisent les premiers phénomènes ; une douleur d'abord sourde puis aiguë, avec des exacerbations plus ou moins fréquentes, s'irradie de l'oreille qui a été malade à la tête ; la céphalée est d'ordinaire plus violente du côté où a eu lieu la suppuration ; puis cette douleur gagne les régions périauriculaires, et finalement s'installe définitivement sur la mastoïde. Localisée parfois à la pointe, elle peut simuler une mastoïdite de Bezold.

L'apophyse est douloureuse spontanément ; la douleur est continue avec des lancées intermittentes. La pression profonde est insupportable ; la pression superficielle est également pénible ; le moindre attouchement de la peau exaspère la douleur.

Parfois même il y a de la rougeur superficielle, de l'empâtement, de l'œdème rétro-auriculaire ; ces phénomènes peuvent s'étendre le long du sterno-mastoïdien.

En même temps, l'état général supporte le contrecoup de ces manifestations douloureuses ; le malade perd l'appétit, passe son temps à gémir et à souffrir et, arrive parfois à un état de cachexie considérable.

Quelquefois même des symptômes cérébraux viennent encore jeter le doute dans l'esprit du médecin : il peut y avoir du délire, des hallucinations, de la fièvre et tout un cortège de phénomènes nerveux et généraux graves. Cet état est souvent assez prononcé pour faire craindre une mastoïdite latente ou en évolution, ou même des complications encéphaliques.

Le malade, du reste, devant la persistance et l'acuité de ses douleurs, demande à grands cris une intervention.

C'est alors qu'il ne faut pas se contenter d'examiner les oreilles « avec la gouge et le maillet », comme le dit Lermoyez.

L'état local de l'oreille tranche avec ces symptômes alarmants : il n'y a pas de lésions ou elles sont d'apparence insignifiante.

Mais il pourrait exister une mastoïdite latente : l'examen du système nerveux sera alors souvent des plus précieux ; il permettra de constater des stigmates hystériques qui fourniront l'explication de la nature de cette douleur si vive et si tenace sans cause objective suffisante.

L'hystérie auriculaire peut être cependant, nous le savons, *mono-symptomatique* : la recherche du syndrome otique de l'hystérie rendra alors de grands services.

Sans doute il vaut mieux trépaner inutilement dix mastoïdes que de laisser une seule fois du pus dans l'apophyse sans aller l'y chercher ; mais un examen minutieux permettra un diagnostic qui parfois cependant est des plus délicats.

L'absence de phénomènes objectifs aigus du côté de l'oreille ;

La coexistence de stigmates hystériques ;

La présence du syndrome otique de l'hystérie ;

Le mode d'établissement de la douleur mastoïdienne, sa persistance ;

L'existence d'une douleur superficielle de la peau recouvrant l'apophyse, parfois aussi vive que celle provoquée par la pression de la mastoïde;

L'évolution générale de l'affection seront les principaux éléments du diagnostic.

La percussion de l'apophyse et l'éclairage électrique seront négatifs, mais il ne faut pas ajouter à ces signes une importance exagérée.

Un examen approfondi de l'oreille et du système nerveux pourra ainsi, dans un nombre de cas que nous croyons assez considérable, sauver la mastoïde de la trépanation.

Le *pronostic* n'est pourtant pas toujours bénin ; les algies mastoïdiennes revêtent parfois une persistance désespérante, qui peut même survivre à une opération inutile. La manière dont on a été conduit à celle-ci, les hésitations que le malade a vue dans l'esprit du médecin, sont autant d'empêchements à la disparition d'une douleur hystérique.

Une suggestion bien dirigée au contraire, permettra souvent de se rendre maître de l'algie mastoïdienne. Au besoin on pratiquera l'incision suggestive de la peau recouvrant la mastoïde, mais on aura eu soin au préalable d'annoncer au malade sa guérison immédiate et complète.

CHAPITRE VIII

OTORRAGIES HYSTÉRIQUES

L'acte des hémorragies est certainement l'un des plus intéressants du répertoire hystérique ; dans les différentes scènes d'imitation que reproduit la névrose, et dans lesquelles elle représente la plupart des manifestations pathologiques, chaque organe a son tour : on voit des ecchymoses spontanées comme on voit des hématémèses hystériques.

L'oreille avait droit à un rôle : il y a des otorragies hystériques.

Rencontrées dès longtemps, puisqu'on en trouve des exemples dans la littérature du début du XVIIe siècle, elles sont aujourd'hui bien connues grâce, surtout aux travaux de Baratoux, de Luc, de Gradenigo, de Lermoyez, de Bourlon et des divers auteurs, dont nous rapportons plus loin les observations.

Il ne s'agit pas évidemment d'otites externes hémorragiques se produisant chez des hystériques, et trouvant *in situ* leur explication.

Ces otorragies sont vraiment sous la dépendance de la névrose, on peut même les rencontrer dans des cas d'hystérie exclusivement localisée sur l'oreille, et dont elles fourniront le principal, presque l'unique symptôme. Mais les hémorragies hystériques sont, on le sait, fréquemment en relation avec la fonction hémorragipare qu'est la menstruation ; les otorragies n'échappent pas à cette règle, et c'est précisément d'après les rapports qu'ils affectent avec la menstruation, que nous diviserons en trois classes la série des faits observés :

1. *Otorragies menstruelles* α *supplémentaires.*
— β *complémentaires ;*

2. *Otorragies produites sur un terrain pathologique sous l'influence de la congestion menstruelle ;*

3. *Otorragies indépendantes de la menstruation.*

L'exposé des observations elles-mêmes justifiera cette division et nous permettra une étude d'ensemble sur l'otorragie hystérique.

I. Otorragies menstruelles.

α. Supplémentaires.

SCHENK

(*Hæmorragia ex auribus, menstrualio.* Obs. med. raræ. L. IV.)

Jeune fille de tempérament pléthorique. N'était pas réglée à l'âge de seize ans ; la nature fit évacuer le sang superflu par les yeux et les oreilles.

SPENDLER

(*in* J. Franck, *Traité de pathologie*). — Obs. analogue à la précédente.

GLASER

(*Id.*)

HARDER

(*Menstrua per aures.* Obs. LXXXIII).

Jeune fille de vingt-quatre ans, réglée à seize ans, irrégulièrement. Une fois où la menstruation avait fait défaut, elle fut prise de fièvre, de convulsions et d'une hémorragie de l'oreille gauche. Le sang était noir. Grâce à des médicaments et à des eaux minérales, hémorragie et convulsions disparurent.

Boerhaave parle dans ses Aphorismes de la possibilité d'hémorragies menstruelles par l'oreille.

JOUILLETON

(*Journ. de méd., chir., pharm.*, Paris 1813, XXVI.)

« J'ai vu plusieurs fois, il y a dix-huit ans, une femme âgée de trente-deux à trente-cinq ans, qui, depuis cinq ans, à la suite d'une fausse couche, était réglée par l'oreille droite. Quelques jours avant l'écoulement elle souffrait dans cet organe de douleurs très vives. »

PINEL

(*Dict. des Sciences méd.*, 1817).

Mlle A..... dès l'âge de onze ans, crises d'hystérie, hématémèses. Puis suppression des règles, qui sont remplacées par des hémorragies siégeant successivement au pouce, aux jambes, à l'angle nasal de l'œil, à la paupière, au nombril (pendant cinq mois), à la malléole interne gauche (deux mois), à l'oreille gauche (deux mois). Quand le sang ne s'échappait par aucune voie fixe, épistaxis et hématémèses. Finalement les règles réapparurent.

BARNES

(*J. des Sc. méd. d'Edimbourg*, 1826-27.)

Femme de trente ans, réglée depuis l'âge de quatorze ans à peu près régulièrement. A trente ans, troubles nerveux, suppression des règles pendant trois mois ; à ce moment, hémorragie abondante de l'oreille, qui se reproduit à chaque époque menstruelle.

ALIBERT

(J. de méd. et chir. de Toulouse, 1845-46.)

Paule Ancely, quarante-cinq ans. Il y a neuf ans, arrêt subit des règles à la suite d'un refroidissement ou d'un trouble nerveux. Depuis lors cette femme devint sourde, et tous les mois s'écoule par son oreille droite une once ou une once et demie de sang ; ce suintement dure vingt-quatre à quarante-huit heures ; il disparaît spontanément et s'annonce par une pesanteur de la tête, des bourdonnements et des fourmillements dans l'oreille. Actuellement l'hémorragie revient à des époques indéterminées et s'accompagne de céphalée, vertiges, éblouissements. Santé générale parfaite.

BENNI

(2e Congrès intern. d'otol., Milan, 1880.)

Beni rapporte quatre cas d'hémorragie bilatérale auriculaire remplaçant la menstruation.

FIELD

(Med. press. and circ., 1882)

Jeune fille de dix-huit ans. A six ans otorrhée et perforation du tympan droit. Hémorragies périodiques de l'oreille droite et épistaxis remplaçant règles normales.

STEPANOW

(Monatschrift für Ohr., n° 11, 1885.)

Jeune fille de dix-sept ans ; à treize ans, au moment de l'apparition des règles, troubles nerveux violents, paralysie et anesthésie des deux jambes ; la paralysie disparut quelque temps après, l'anesthésie un peu plus tard. Depuis lors les règles ne se sont pas reproduites ; à leur place apparurent des hémorragies périodiques des deux oreilles d'abord, puis seulement de l'oreille gauche ; elles duraient un ou deux jours et étaient accompagnées de dyspnée, de palpitations et de douleurs de la région précordiale. Pendant les cinq mois durant lesquels Stepanow eut l'occasion d'observer cette jeune fille, il vit l'hémorragie se faire six fois, dont une des deux côtés et cinq par l'oreille gauche. L'otorragie était précédée de douleurs violentes du côté de l'oreille, diminution progressive de l'acuité auditive à gauche, avec vertiges et faiblesse générale. Pendant l'hémorragie, surdité complète à gauche. La quantité de sang perdue dépassait celle d'une menstruation normale. Le point où se faisait l'otorragie ne put être précisé. Une seule fois un groupe de petits points hémorragiques microscopiques fut aperçu sur la paroi supérieure du conduit.

GELLÉ

(Précis des maladies de l'oreille, p. 72.)

D...., hystérique ; pas d'affection auriculaire antérieure. Suppression brusque des règles ; hémorragie par le conduit auditif gauche Examen otoscopique négatif : un caillot de sang sur la paroi inférieure du conduit auditif gauche ; appareil de l'ouïe normal. Surdité très nette par l'os et par l'air.

Douleurs céphaliques depuis quelques jours : apyrexie.

Hémianesthésie gauche.

Noguet aurait observé un cas analogue.

HAUG

(Die Krankh. des Ohres in ihrer Beziehung zu den Allgemeinerkrankungen, p. 196.)

Femme de trente ans, anémique, hystérique (anesthésie, etc.). Réglée à dix ans ; menstruation régulière seulement depuis quatre ans. Jamais d'affection de l'oreille ; hyperacousie douloureuse au retour des règles. Il y a quatre mois, à la suite d'un refroidissement, suppression des règles, surdité, céphalée et violents bourdonnements dans les deux oreilles ; défaut d'équilibre. Pavillon gauche chaud, enflammé, douloureux ; prurit insupportable dans le conduit auditif externe gauche. Pendant deux jours la surdité est telle des deux côtés que c'est à peine si la voix de conversation est entendue au voisinage de l'oreille. Le matin du troisième jour, hémorragie goutte à goutte par le conduit gauche ; après une durée de six heures, l'otorragie est d'environ deux cuillers à café.

L'ouïe revient alors, tandis que la rougeur et le prurit de l'oreille externe gauche disparaissent.

Examen otoscopique : Tympan droit normal ; rien au méat. Tympan gauche légèrement opaque ; au voisinage du méat gauche, sur la paroi postéro-inférieure du conduit, croûte de sang noirâtre ; sur la partie postéro-supérieure, à l'extrémité du conduit cartilagineux, coloration rougeâtre. Sensibilité normale.

Voix aphone : $1^{m}20$ à droite ; à gauche, seulement voix haute.

D. V. à droite (oreille meilleure). Rinne +.

Pas d'amélioration par le cathétérisme.

30 août 1891. — Tympan droit comme précédemment ; à gauche, pavillon très chaud, turgescent ; tympan très vascularisé ; méat normal ; conduit rougeâtre comme la première fois, mais pas d'écoulement de sang. Le jour suivant, nouvelle otorragie le soir et dans la nuit. Conduit couvert de caillots frais ; leur enlèvement fait détacher une vésicule à la place de laquelle on aperçoit quatre ou cinq points rougeâtres. Quelques jours après, tout a disparu.

Depuis lors, la menstruation s'est faite sans otorragie ; l'audition s'est améliorée.

Comme traitement, on avait employé le bromure à haute dose et une injection de pilocarpine.

GRADENIGO
(*Giorn. Accad. Med. di Torino*, 1889, n°s 2 et 3.)

Jeune fille de quatorze ans, réglée à dix ans; bonne santé jusqu'à treize ans; alors divers troubles nerveux.

4 avril 1888. — Céphalée occipitale et otalgie bilatérale très intense; diminution uniforme de l'acuité auditive des deux côtés; légère otite moyenne catarrhale chronique bilatérale; hypertrophie du cornet inférieur droit; pharyngite; pas de troubles de la sensibilité ni de la motilité. Je lui fais le Politzer en lui suggérant que cette opération va faire passer ses douleurs : celles-ci disparaissent en effet.

Deux jours après, la fonction auditive est à peu près normale; hyperexcitabilité galvanique des deux nerfs acoustiques.

L'amélioration ne se maintient pas; œdème périauriculaire de caractère angionévrotique, toux, dysenterie, otalgie, céphalée, etc.

20 avril. — Le matin, apparition des règles; pendant la nuit précédente, issue de quelques gouttes de sang par l'oreille droite. Pas trace de sang dans le conduit; pas de modification dans l'aspect des tympans.

Le même jour, apparition d'anesthésie des nerfs acoustiques. L'otorragie se répète trois jours après, au moment où devait avoir lieu la cessation des règles : examen otoscopique encore négatif.

Les otorragies ne se reproduisent pas, mais la céphalée persiste pendant les mois suivants.

Fin novembre. — La malade n'est plus réglée depuis quatre mois, et depuis un mois elle a un écoulement de sang par l'oreille droite. Deux ou trois fois par jour, à heures déterminées, légers picotements dans la profondeur de l'oreille, sensation de chaleur dans le conduit auditif, puis otorragie. Pas de bruits subjectifs; ouïe à peu près normale des deux côtés. Tympan un peu jaunâtre par suite d'une otite moyenne catarrhale chronique légère; pas de perforation; pas d'hyperémie; pas de sang dans la caisse. Sur les parois du conduit auditif externe, principalement à la partie inférieure, abondantes croûtes noirâtres de sang desséché; une petite croûte semblable est adhérente au segment antéro-supérieur de la membrane tympanique, à peu de distance du manche du marteau. Après avoir enlevé cette croûte, ce qui est assez difficile, par suite de l'hyperesthésie du conduit auditif, on constate, sur la paroi postéro-inférieure du conduit osseux, de six à huit points rougeâtres du diamètre d'une tête d'épingle : c'est là probablement le point d'origine de l'hémorragie, mais il est impossible d'en acquérir la certitude *de visu* ; cessation de l'otorragie après deux instillations d'alcool boriqué. Quinze jours plus tard, réapparition des règles.

LERMOYEZ

(*Ann. des mal. de l'or.*, XXV, 2, 1899, p. 202, et th. de Bourion, p. 59.)

Soy. Eugénie, quatorze ans, vient consulter en mai 1896, à Saint-Antoine, pour un écoulement de sang intermittent, qui a lieu par le conduit auditif droit. Cette jeune fille n'est pas encore réglée. Pas de maladie antérieure, jamais d'affection auriculaire ni d'hémorragie grave ; pas d'hémophilie.

Fin août 1895, un écoulement de sang, trois à quatre gouttes, s'est montré pour la première fois par le conduit auditif droit, sans otalgie. Fatigue, somnolence pendant les quinze jours précédents.

Même phénomène tous les mois avec augmentation progressive de l'hémorragie.

25 mai 1896. — L'écoulement, précédé de vives douleurs frontales et temporales, dure depuis dix jours ; le sang rouge brun, non coagulé, est abondant.

Douleur au niveau de l'hypocondre droit, puis sous-ombilicale.

Pas de tuméfaction péri-auriculaire ; pavillon droit normal ; conduit libre, mais varicosités capillaires de la peau de la paroi osseuse, surtout accentuées sur le mur de la logette, où elles forment d'élégantes arborisations. Tympan normal. Audition voix basse O. D. = $0^{m}35$.

Oreille gauche normale ; jamais d'hémorragie, cependant

dilatations vasculaires comme de l'autre côté. Voix basse O. G. = 3m50.

Fosses nasales, naso-pharynx normaux. Varicosités du voile et de la paroi postérieure du pharynx.

29 juin 1896. — Nouvelle otorragie.

Pour la première fois, écoulement vaginal jaunâtre, non sanguinolent, ayant persisté deux jours. Epistaxis, stomatorragie. Voix basse O. D. = 2 mètres. O. G. = 5 mètres.

La malade revient à la consultation le 27 juin 1899. Depuis trois ans la menstruation se fait à peu près régulièrement tous les mois par l'oreille droite. Comme prodromes ordinaires, céphalée, vomissements, douleurs précordiales, palpitations, caractère maussade. Démangeaisons, mais pas de douleurs vraies dans l'oreille. Parfois, deux ou trois jours avant la menstruation auriculaire, le long du cou, au-devant du sterno-mastoïdien droit, cordon mou, douloureux à la pression, conservant l'empreinte du doigt ; ce cordon s'étend de la clavicule à la région mastoïdienne ; il régresse avant la fin de l'otorragie. Celle-ci dure de trois à cinq jours. Le sang est rouge pâle, sans odeur.

La prostration et la céphalée persistent pendant toute la durée de l'écoulement.

Ordinairement la malade mouche en même temps quelques filets de sang et crache de la salive teintée en rouge.

6 janvier 1899. — La menstruation génitale a apparu pour la première fois ; l'écoulement vaginal a duré trois jours, assez abondant ; cette fois il n'y eut pas d'otorragie.

Pendant six semaines aucun écoulement sanguin. Après ce laps de temps, otorragie peu abondante ; deux jours après son début, apparition de règles génitales qui durent quarante-huit heures. L'hémorragie auriculaire continue pendant deux jours après la cessation de l'écoulement vaginal.

Depuis lors, la malade a été réglée abondamment, environ deux fois par mois.

4 mars. — Règles génitales très abondantes pendant trois jours, pas d'autre hémorragie.

25 mars. — Règles génitales moins abondantes pendant quatre jours, hémorragie auriculaire, nasale et buccale.

8 avril. — Règles pendant quatre jours ; otorragie, épistaxis.

15 avril. — Règles pendant trois jours ; quelques gouttes de sang par l'oreille pendant deux jours.

6 mai. — Règles seulement.

27 mai. — Règles seulement.

8 juin. — Règles très abondantes ; pas d'autre hémorragie.

18 juin. — Hémorragie génitale et auriculaire droite à début simultané ; mucus nasal teinté de sang.

Aujourd'hui, 27 juin, l'écoulement génital dure encore.

Examen du nez : A gauche, varicosités du vestibule narinal ; pituitaire rouge, hyperémiée ; sur la partie antérieure de la cloison, au lieu d'élection, croûtelle noirâtre.

A droite varicosités analogues.

Examen des oreilles : à gauche, rien à noter.

A droite, ni gonflement, ni ganglion périauriculaire. Douleur à la pression le long du sterno-mastoïdien.

A l'entrée du conduit, mince couche de sang desséché ; après avoir détergé le conduit, on voit ses parois nettement vascularisées ; pas d'érosions. Au niveau du mur de la logette, au pôle vasculaire du tympan, dilatation vasculaire très apparente ; à ce niveau, petites traînées rouges, peut-être ecchymotiques.

Tympan un peu épaissi ; le Valsalva passe facilement.

Montre : O. G. = 0,45. O. D. = 0,60.

Voix basse : O. G. = 6,00. O. D. = 1,10.

Weber à gauche ; Rinne + des deux côtés.

Etat général bon ; la malade souffre seulement de maux de tête et de douleurs précordiales, sans cause apparente.

La recherche de l'hystérie est négative ; pas de stigmates. On remarque seulement que la sensibilité est moins vive dans le conduit auditif droit que du côté gauche ; pas d'anesthésie périauriculaire vraie.

β. **Complémentaires.**

FERRERI

(*Sperimentale*, maggio 1883, p. 476.)

Maddalena M.., quarante ans sans héréditénerveuse. Epistaxis fréquents depuis l'enfance. Réglée à douze ans, régulièrement. Il y a cinq ans, la malade eut, pendant la période menstruelle, une violente frayeur : les règles cessèrent et il se produisit trois accès convulsifs, puis un coma hystérique de dix-neuf jours. Pendant les règles, vives douleurs à l'oreille gauche, suivies d'otorragie assez abondante pour nécessiter un tamponnement ; hyperesthésie du pavillon. Œdème de la face du côté correspondant. De Rossi constata que le sang sortait de quatre ou cinq orifices des glandes cérumineuses, situées sur la paroi postéro-inférieure du conduit cartilagineux, à quelques millimètres du méat ; il s'en écoulait goutte à goutte et arrivait en quelques heures à mouiller deux ou trois mouchoirs. L'otorragie se reproduisit ensuite sans rapport avec les règles. Pendant deux ans le phénomène ne se renouvela pas ; apparition de symptômes hystériques. Plus tard, des épistaxis alternèrent avec les otorragies.

PETITEAU

(*In* Sirus-Pirondi et Constantin Oddo. Marseille méd., 1887.)

Mme X..., vingt-sept ans ; réglée à treize ans, régulièrement ; bonne santé. Embarquée depuis vingt-quatre heures sur un paquebot et n'ayant pas eu le mal de mer, elle est prise d'une hémorragie par l'oreille droite ; le sang est rouge, sa quantité est d'un verre au moins.

Pas de douleur auriculaire ; pas d'affection antérieure des oreilles.

Tympan rouge, légèrement tuméfié, mais intact ; pas de rupture vasculaire ; pas d'érosion du conduit. Pas de différence d'acuité auditive entre les deux oreilles.

Pendant l'examen, la malade dit s'apercevoir qu'elle a ses règles ; celles-ci sont normales, la quantité de sang perdu est la même que d'habitude. L'otorragie ne se reproduit plus.

EITELBERG

(Int. klin Rundschau, nº 3-4, 1888.)

Femme de trente-sept ans, anémique. Douleurs dans les deux oreilles pendant l'enfance ; en 1870, otite moyenne purulente aiguë à droite, avec otorragies.

En 1874, douleurs de tête suivies parfois de perte de connaissance.

Examen des oreilles : cicatrices sur les deux tympans, plaques calcaires.

Bourdonnements intermittents à gauche ; douleurs et sensation de plénitude à droite. D. V. à droite ; Rinne — de ce côté. A gauche le diapason est perçu presque exclusivement par voie aérienne.

L'otorragie se fait toujours par l'oreille gauche, bien que la droite semble la plus malade. Elle est accompagnée de douleurs, sensation de chaleur dans l'oreille gauche, prurit du conduit externe, diminution de l'acuité auditive. Pendant la période prodromique la sensibilité des deux oreilles est notablement augmentée ; quand la malade est couchée sur l'oreille droite, battement dans l'oreille gauche, et vice versâ. L'otorragie se fait en une seule fois; elle est d'une cuiller à café ; les douleurs disparaissent à sa suite.

Le rapport des règles et de l'otorragie est le suivant:

24-25 juin 1887. — Otorragie; le soir du deuxième jour, apparition des règles.

14 juillet. — Otorragie dans la nuit ; règles le matin.

16 juillet. — Otorragie modérée ; les règles durent encore.

30 juillet. — Otorragie.

5 août. — Règles sans otorragie.

20 août. — Otorragie ; l'auteur constate sur le tiers interne de

la paroi postéro-supérieure du conduit quatre petits points rouges, d'où elle aurait pu provenir, mais il ne peut assister *de visu* à l'issue du sang.

23 août. — Otorragie.

24 août — Règles.

12 septembre. — Otorragie abondante.

25 septembre. — Règles. Accès nerveux pendant plusieurs jours.

19 octobre. — Ablation d'une dent cariée ; otorragie et règles.

Depuis lors l'otorragie ne s'est plus reproduite (20 janvier 1888).

CARRIEU

(Montpellier médical, 1892.)

Hélène M..., vingt et un ans, domestique. Réglée à onze ans; après cette première apparition, suppression des règles pendant un an ; depuis lors, elles sont normales. En octobre 1890, à la suite d'une dispute, crise d'hystérie, à midi ; à onze heures du soir, écoulement brusque d'un filet de sang par les deux oreilles; l'hémorragie persiste, en diminuant progressivement, pendant deux mois. Les otorragies se reproduisent chaque mois pendant la période menstruelle ; les règles sont normales.

II. — Otorragies produites sur un terrain pathologique sous l'influence de la congestion menstruelle.

TRIQUET

(Leçons cliniques sur les maladies de l'oreille, p. 138.)

Jeune fille de dix-sept ans; depuis l'enfance, écoulement purulent de l'oreille gauche. Tympan complètement détruit ; grosses granulations rougeâtres dans la caisse. A chaque menstruation, le sang suinte de ces granulations ; l'écoulement purulent reprend son cours dans l'intervalle des règles.

TRIQUET

(*Loc. cit.*, p. 155.)

Jeune fille de dix-sept ans; écoulement purulent bilatéral depuis l'enfance (scarlatine). Réglée à seize ans, c'est à peine si quelques gouttes de sang tachèrent le linge, tandis qu'une hémorragie abondante se faisait par chaque oreille; elle dura quatre jours, puis l'écoulement redevint purulent comme auparavant. Cette otorragie se reproduisit à chaque menstruation. Tympans perforés; caisses pleines de granulations fongueuses saignant au moindre contact.

Traitement général et cautérisation des granulations de la caisse gauche; au bout d'un mois, destruction de celles-ci; les règles se firent seulement par l'oreille droite. Cautérisation des granulations de la caisse droite; en deux mois, guérison. Menstruation régulière depuis cette époque.

DE ROSSI

(*Gaz. des hôpitaux*, 1868, n° 110, p. 437.)

Jeune fille de vingt ans, présentant, au moment des règles, une hémorragie auriculaire de caractère supplémentaire. L'oreille était le siège d'une affection purulente chronique et d'un polype, par où se faisait l'hémorragie : celle-ci disparut avec l'ablation du polype.

GRADENIGO

(*Sulle manifestazioni auricolari dell' isterismo*, p. 215.)

Femme de quarante-cinq ans, hystérique; vieille otite moyenne purulente de l'oreille gauche, avec large destruction de la membrane tympanique et polype provenant de la muqueuse de la caisse. Un attouchement léger ne donne pas lieu à une hémorragie Sécrétion purulente tarie. A l'époque de la ménopause, les mois pendant lesquels les règles sont irrégulières ou absentes sont marqués par un léger écoulement de sang par le néoplasme.

Notre maître, M. Lannois, nous a communiqué oralement un exemple de l'influence de la menstruaation sur les otorragies; il a observé en effet une malade hystérique qui, au cours d'une otite moyenne chronique, présentait un bourgeonnement de la muqueuse de la caisse ; ce bourgeonnement était le siège d'hémorragies qui devenaient nettement plus abondantes au moment des règles.

III. — **Otorragies indépendantes de la menstruation.**

MAGNUS HUSS

(Arch. gén. de méd., 1857.)

Maria K..., servante, vingt-trois ans. Réglée à quinze ans, régulièrement jusqu'en 1850; convulsions dans l'enfance; humeur irritable.

En août 1850, à l'âge de dix-neuf ans, à la suite d'un violent soufflet, convulsions et hémorragies du cuir chevelu persistant pendant quinze jours; écoulement sanguin également par les yeux et par l'oreille gauche, hématémèses. Pendant deux mois, elle garda le lit, saignant presque chaque jour par la tête, les paupières, l'oreille, la bouche.

Les hémorragies auriculaires disparurent pendant deux ans; à la suite d'une émotion, elles se reproduisent presque régulièrement tous les huit ou quinze jours; leur durée était de vingt-quatre à quarante-huit heures.

Les règles ne furent jamais suspendues; elles continuèrent à être régulières, se montrant même à l'époque des autres hémorragies; leur durée et leur abondance ne furent pas modifiées.

Organe des sens, de l'ouïe en particulier, en état normal.

SEPPILI ET MARAGLIANO
(*Rivista di Freniatria*, 1878, p. 345.)

Femme de quarante-cinq ans; grande hystérie; hémorragies faciles des diverses muqueuses, du nez, de la cavité buccale, des bronches, de l'oreille avec intégrité de celle-ci. Ces hémorragies n'avaient pas un caractère supplémentaire.

BARATOUX
(Hémorragies périodiques de l'oreille chez les hystériques, *Rev. heb. de lar.*, 1er octobre 1890, p. 621.)

Jeune fille de seize ans, entrée en juillet 1877 dans le service de Desprès à l'hôpital Cochin. Hystérique.

Réglée à douze ans et trois mois; pas de rapport entre les règles et les crises hystériques; ces crises sont accompagnées d'exsudations sanguines du conduit auditif droit, de la face interne des deux conjonctives palpébrales, du mamelon droit, du pourtour des ongles des mains et des pieds; ces hémorragies sont apparues peu de temps après la première attaque et ont persisté.

Pas d'hémianesthésie; zones d'anesthésie disséminées, en particulier sur les pavillons et les conduits auditifs, surtout à droite.

Pas d'altération du goût, de la vue, de l'ouïe ni de l'odorat.

21 juillet. — Ecoulement de sang par l'oreille, le mamelon, l'œil et les ongles.

23 juillet. — Hémorragie de l'œil gauche.

Fin juillet, il nous est donné de pouvoir assister à une hémorragie de l'oreille droite. Le sang provient de la paroi supérieure de la portion cartilagineuse et de la paroi postéro-supérieure de la portion osseuse, c'est-à-dire de la seule partie de la portion osseuse contenant des glandes cérumineuses. Le sang suinte sous forme de gouttelettes.

Au bout de cinq mois, diminution des crises et des hémorragies. La malade qui était réglée deux fois par mois, depuis son entrée à l'hôpital, éprouve fin novembre un retard de quinze jours sur l'époque normale.

Le mois suivant, écoulement sanguin par le conduit auditif droit et la conjonctive.

1er janvier 1878. — Hémorragie de l'oreille gauche, sans trouble fonctionnel de l'ouïe ; cet écoulement dura quatre heures.

A la suite d'une série de crises et d'hémorragies semblables, la malade est perdue de vue.

LUC

(*Arch. internat. de laryngol.*, 1891, p. 14.)

Obs. II. — Femme nerveuse, se plaignant depuis un mois de sensation de pesanteur dans la tête et de bruits subjectifs de l'oreille. Après une forte émotion, hémorragie des deux oreilles, surtout de la droite, de deux jours de durée. Sur la paroi postérieure des deux conduits auditifs externes, près de la membrane tympanique, se voit un piqueté de points noirs correspondant aux orifices de sortie du sang.

Pas d'hémorragie autre part. Pas de rapport avec la menstruation qui est régulière.

RÉMOND

(*Languedoc médical*, 11 décembre 1891, n° 6, p. 63, et Artigalas et Rémond. *Revue de l'hypnotisme*, février 1892, p. 250.)

M. J., vingt-deux ans, hystérique. Vives douleurs dans l'oreille gauche ; léger écoulement sanguin par le conduit auditif. A l'examen otoscopique, surface un peu dépolie, congestionnée, papillomateuse. Puis, larmes de sang par l'œil gauche. Auparavant la malade avait eu des épistaxis à seize ans à la suite d'une contrariété; des hématémèses à vingt et un ans après une crise hystérique. On transforma par suggestion l'hémorragie oculaire en sueur de sang de la paume de la main. On fit ensuite disparaître le tout par le même procédé.

MARCHIAFAVA
(*in* Gradenigo, *loc. cit.*, p. 224.)

Paolina P..., vingt-cinq ans. Depuis longtemps crises hystériques. En décembre 1889, pendant les derniers accès, hémorragies abondantes du nez, des gencives et des deux oreilles, mais surtout de la droite. Les otorragies s'accompagnent de violents éternuements et sont précédées d'hyperesthésie de toute la moitié correspondante de la tête, avec diminution de l'ouïe et douleur lancinante profonde capable de faire évanouir la malade. Deux fois les otorragies furent assez abondantes pour mouiller plusieurs mouchoirs. L'auteur fut témoin de l'une de ces crises : les douleurs apparurent dans l'oreille droite, puis s'étendirent à la gauche et, dans la nuit, s'y ajoutèrent des hallucinations et du délire. Le lendemain matin, issue d'une grande quantité de sang par les deux oreilles. Examen otoscopique négatif.

CASTEX
(*Soc. franc. d'ot., rh. et lar.*, 1er mai 1899.)

Femme de trente ans, présentant depuis un mois des écoulements sanguins par l'oreille gauche exclusivement. Des bourdonnements se produisaient, mais ils diminuaient quand l'écoulement de sang se montrait. Sur la peau, près de la membrane tympanique, des ecchymoses sans varicosités, de forme lenticulaire, l'une en avant, l'autre en arrière. Cette malade avait des hémorragies utérines occasionnées par des fibromes, mais il n'y avait pas simultanéité entre les pertes de sang vaginale et auriculaire.

La malade était hystérique.

Nous pensons, avec *Grossard*, qu'un examen approfondi aurait peut-être, dans le cas qu'il rapporte, abouti à la mise en lumière de quelque trouble nerveux relevant plus ou moins d'une hystérie latente. Il s'agit en effet d'une femme de soixante-trois ans, dont les règles, toujours normales, avaient disparu à cinquante-deux ans ; elle présentait, sans autre signe objectif ou subjectif du côté de l'oreille, des hémorragies auriculaires doubles, revenant tous les dix jours ou tous les mois, et précédées de violents maux de tête. L'âge de la malade et l'absence de phénomènes nerveux antérieurs sont évidemment les facteurs qui tiennent ici le diagnostic en suspens.

Dans une observation d'*Hamon du Fougeray* enfin, il se produisit chez une femme de quarante-cinq ans, qui depuis longtemps déjà avait une otite purulente fétide gauche, des phénomènes cérébraux intenses, avec douleurs dans la moitié gauche de la tête, fièvre, vomissements incoercibles, état syncopal, etc. Ces accidents revinrent, à des degrés divers d'intensité, à trois époques menstruelles successives ; ils disparaissaient avec la fin des règles. L'ablation d'un polype, qui remplissait entièrement la caisse et le conduit gauches, en empêcha définitivement le retour.

Sans doute, ce cas ne rentre pas dans le cadre de ce chapitre, mais il nous a paru intéressant de le rapporter ici, car il montre bien à quel degré peuvent s'élever les troubles nerveux favorisés par la menstruation, quand ils trouvent sur place une cause adjuvante à leur développement.

Étiologie. — L'otorragie hystérique est assez rare : l'oreille, en effet, est en cause six fois seulement dans les 200 cas d'hémorragies hystériques réunis par Puech.

C'est une manifestation de cette disposition spéciale désignée par Gilles de la Tourette sous le nom de diathèse vaso-motrice de l'hystérie. Au point de vue hémorragie, la réalité de cette diathèse a été mettement démontrée par Mabille ; après avoir hypnotisé un hystérique, il lui suggéra qu'un quart d'heure après son réveil apparaîtrait, sur un endroit du bras marqué à l'avance, un V qui saignerait. L'hémorragie eut lieu comme elle avait été suggérée. La diathèse vaso-motrice, voilà donc la cause générale de l'otorragie hystérique.

Le plus souvent du reste la névrose existe avant l'hémorragie ; elle s'est manifestée déjà par quelques-unes de ses réactions habituelles, et c'est après une crise, un accès de colère, une émotion, etc., qu'apparaîtra l'écoulement sanguin ; certaines malades peuvent même le reproduire à leur gré en se plaçant dans l'une de ces circonstances favorisantes : celle de Magnus Hüss était arrivée à jouer véritablement de l'hémorragie.

Dans d'autres cas l'hystérie était restée latente ou, localisée exclusivement sur l'appareil auditif, demandait à être cherchée tout spécialement. L'hystérie seule suffit parfois à produire l'otorragie ; son action est d'ordinaire renforcée ou rendue plus efficace par l'existence de causes locales ; elles consistent en une lésion de l'oreille ou résultent du retentissement local d'un état particulier de l'appareil circulatoire.

Les fongosités, les granulations que l'on rencontre au cours des otites moyennes suppurées, les polypes de l'oreille ont une tendance naturelle aux hémorragies ; les troubles vaso-moteurs de l'hystérie rendront celles-ci plus faciles ; mais c'est surtout la menstruation qui, par la congestion générale qu'elle détermine, favorise les otorragies.

Elles proviennent alors non seulement de lésions auriculaires, mais encore, et c'est le plus souvent, d'un conduit sain, avec caisse et tympan en parfait état. Parmi ces dernières, les unes se surajoutent à une menstruation normale ou affaiblie : ce sont les otorragies complémentaires.

Les autres sont à elles seules toute la menstruation : ce sont les otorragies supplémentaires.

Dans tous les cas l'hémophilie, les varices locales pourront servir de cause adjuvante, mais leur action n'est pas signalée d'ordinaire.

Les otorragies purement névropathiques, sans relation avec les règles, sont de beaucoup les moins fréquentes : 7 fois seulement sur 37 cas.

Les hémorragies produites sous l'influence du molimen menstruel sur une lésion de l'oreille sont également rares.

Parmi les otorragies vicariantes proprement dites, le plus grand nombre est supplémentaire ; quelques alternances se produisent parfois, une otorragie primitivement supplémentaire devenant complémentaire dans la suite, ou réciproquement.

La fréquence de l'action de la menstruation (30 fois sur 37 cas) sur la détermination des otorragies hystériques fait prévoir la prédominance de cet accident chez la femme. En réalité même, parmi les cas publiés, aucun ne se rapportait à l'homme.

L'absence de l'examen du système nerveux ne permet pas en effet de considérer comme relative à un hystérique l'observation de Posthumus Meyjes, dans laquelle est signalé chez un homme un écoulement sanguin des deux oreilles avec intégrité des tympans. L'existence antérieure d'épistaxis, la reproduction de l'hémorragie par attouchement de la partie postérieure du conduit permettent de supposer qu'il s'agissait là d'un cas d'hémophilie.

C'est encore l'hémophilie aidée par la congestion locale qui semble avoir causé les otorragies du malade de von Stein : celui-ci, un garçon de treize ans, avait fréquemment des épistaxis, quand il faisait de la gymnastique, surtout lorsque au cours de ses exercices il penchait la tête en avant ; le jour de l'apparition des otorragies, il avait fait de la gymnastique et n'avait pas eu d'épistaxis. Comme dans le cas précédent le tympan était intact.

Il ne s'ensuit pas cependant que la femme ait le monopole des otorragies hystériques : la connaissance plus complète de l'hystérie auriculaire procurera certainement quelques observations à un cadre dont les travaux de Charcot sur l'hystérie mâle permettent d'affirmer l'existence, mais que la rareté des otorragies indépendantes de la menstruation rendra toujours restreint.

L'otorragie hystérique peut s'observer à tout âge, mais de préférence à la période menstruelle, entre dix et quarante-cinq ans.

Pathogénie.— La menstruation, on le voit, semble dominer l'histoire de l'otorragie ; son influence est-elle donc aussi profonde et comment se réalise-t-elle ?

Pour les anciens auteurs, depuis Schenk jusqu'aux représentants de l'école de Stahl, le processus est des plus simples : la fonction menstruelle a pour objet de débarrasser l'organisme féminin de ses matières peccantes ; vient-elle à être supprimée par les voies habituelles, la nature aussitôt offre à l'évacuation nécessaire un chemin nouveau, l'oreille dans le cas particulier.

Vraiment la nature ne nous a point habitués à tant de prévenance. Aussi, Gendrin et Guéneau de Mussy envisagent-ils l'hypothèse d'une prédisposition réalisée par une cause quelconque et permettant à la congestion de se localiser sur tel ou tel organe et de produire ainsi l'hémorragie.

Avec Négrier, Rouget, Fabre, le mécanisme de la menstruation se précise et le système nerveux se voit accorder une part de plus en plus prépondérante dans l'explication des troubles menstruels : l'origine vasomotrice des perturbations de l'appareil circulatoire est proclamée.

Raciborski va même plus loin et considère comme névrosique le fait d'une hémorragie supplémentaire.

Bouchard et Lorey ramènent à deux les effets de la menstruation : éréthisme nerveux d'une part, éréthisme circulatoire de l'autre. Un organe présente-t-il un état spécial quelconque, qui le rend susceptible de recevoir une plus grande quantité de sang que normalement et de résister moins, l'hémorragie pourra se produire.

Se produira-t-elle toujours dans de pareilles conditions ? assurément non, car les troubles de la menstruation sont cliniquement d'une fréquence incomparablement plus grande que les hémorragies vicariantes. Il faut un facteur de plus, c'est précisément la diathèse vaso-motrice de l'hystérie ; et ce qui montre bien la réalité de l'influence de cette diathèse dans la production de l'hémorragie, c'est que l'hystérie n'a pas besoin pour produire cette dernière d'un terrain préparé par une lésion : les otorragies supplémentaires ou complémentaires se rencontrent plus souvent même sur un conduit sain que sur des fongosités ou des polypes; elle n'a même pas besoin de la coexistence de l'éréthisme circulatoire accompagnant la période menstruelle ou résultant de la suppression des règles : il y a en effet des otorragies hystériques absolument indépendantes de la menstruation, qui pendant ce temps continue son jeu régulier.

Quant à la nature intime du processus hémorragique, Renaut l'a nettement analysée : l'hémorragie n'est qu'un échelon de la série des troubles vaso-moteurs commençant à la congestion vasculaire pour aboutir à la gangrène.

D'après Carrieu, la paralysie vaso-motrice serait sous la dépendance d'une diminution du pouvoir excito-moteur de la moelle.

Toutes les otorragies spontanées sont-elles donc hystériques? Si l'on prend soin d'abord d'éliminer de ce cadre les hémorragies dues à l'hémophilie ou à une congestion purement mécanique, une réponse affirmative nous paraît être justifiée par l'exposé précédent. L'allure clinique de ces otorragies va nous confirmer dans cette opinion.

Symptomatologie. — Le plus souvent unilatérale, sans prédilection pour le côté droit ou le côté gauche, l'otorragie est quelquefois bilatérale ; dans ce dernier cas, l'écoulement sanguin est d'ordinaire plus marqué d'un côté que de l'autre.

L'otorragie s'effectue parfois sans prodromes ; mais généralement son apparition est annoncée par un cortège symptomatique spécial : l'oreille devient le siège de prurit, de douleurs, de bourdonnements ; une sensation de chaleur s'y manifeste ; le pavillon peut être hyperesthésique ; dans certains cas même on a de l'œdème péri-auriculaire pouvant s'étendre de la mastoïde à la clavicule le long du sterno-mastoïdien ; la tête est lourde, il existe de la céphalée, parfois de véritables vertiges, des éblouissements. L'acuité auditive est diminuée, l'oreille paraît bouchée ; il peut même exister une véritable surdité.

Les phénomènes précurseurs ne sont pas exclusivement auriculaires : il se produit des crises de dyspnée, d'éternuements, des palpitations, des douleurs de l'hypocondre et de la région précordiale, parfois des vomissements. Il peut y avoir de la fièvre ; on a même observé des convulsions, du délire, des hallucinations. En même temps l'état général est atteint : le caractère devient maussade, triste, tandis qu'une sensation de fatigue, de prostration. une somnolence irrésistible achèvent de faire ressembler ce tableau à celui que présente une névropathe à la veille de ses règles.

Cette analogie est encore accentuée par le fait de la disparition de ces symptômes généraux dès que se montre l'hémorragie ; cet amendement n'est cependant pas toujours aussi rapide ; il peut être reculé jusqu'à la fin même de l'otorragie.

C'est également avec la terminaison de celle-ci que l'appareil auditif recouvre son état normal. La surdité constatée est ordiuairement incomplète ; elle est accompagnée de bourdonnements et de vertiges. Le Weber est généralement latéralisé au côté indemne ; l'épreuve de Rinne est positive. Gradenigo a observé de l'hypoexcitabilité galvanique, mais ce signe est loin d'être constant. En somme, on peut rencontrer en partie ou en totalité le syndrome otique de l'hystérie.

Enfin, d'autres hémorragies accompagnent parfois celle de l'oreille ou alternent avec elle ; leur nature est la même ; leur siège est des plus variables : on a signalé en effet, des épistaxis, des hématémèses, des hémorragies de la bouche, de l'œil, du cuir chevelu, du mamelon, des angles. etc.

Mais le symptôme autour duquel gravitent tous les autres, c'est l'otorragie : de quantité parfois minime, une once, un dé à coudre, elle peut au contraire dépasser un verre, et nécessiter un véritable tamponnement de l'oreille. De teinte rouge clair ou rouge brun suivant les cas, le sang ne présente pas de modifications dans la quantité ou la qualité de ses globules ; quand il coexiste avec une otorrhée l'écoulement est plus ou moins coloré en jaune par le pus, qui lui est mélangé. Dans les otorragies supplémentaires, comme dans celle de l'observation de Lermoyez, le sang a la couleur du sang menstruel ; il est « rouge brun, non coagulé ; il forme sur le linge une tache centrale rouge entourée d'une large auréole grisâtre due à une imbibition séreuse ».

Anatomie pathologique. — Après avoir été longtemps l'objet d'incertitudes, le point d'où part l'hémorragie semble aujourd'hui bien connu.

Dans le cas de lésions auriculaires, c'est le polype, ce sont les granulations, etc. qui saignent : le moindre attouchement fait reproduire l'otorragie. Dans les autres circonstances, la question était plus délicate ; à l'examen le conduit auditif apparaît libre d'ordinaire ; parfois quelques petites croûtes noirâtres de sang coagulé l'obstruent légèrement ; ces caillots se voient surtout sur la paroi postéro-inférieure du conduit ; celui-ci est fréquemment le siège de varicosités capillaires, une simple friction y détermine une congestion intense ; mais il ne présente ni érosions ni ulcérations. Parmi les otologistes à qui l'on est redevable d'observations d'otorragies, les uns ont été assez heureux pour surprendre l'écoulement sanguin au moment même où il s'effectuait gouttelette par gouttelette, d'autres en ont constaté les traces sous forme de petits points brunâtres ; tous sont d'accord pour considérer comme lieux d'élection de l'hémorragie la paroi supérieure de la portion cartilagineuse du conduit et la paroi postéro-supérieure de sa portion osseuse.

Si, avec Baratoux, on remarque que cette partie du conduit osseux est précisément la seule portion osseuse contenant des glandes cérumineuses, on est amené à faire de celle-ci le siège des otorragies. C'était là déjà l'opinion de Magnus Hüss ; et Parrot, insistant sur l'identité de forme et de structure des glandes cérumineuses et des glandes sudoripares, regardait l'otorragie comme un simple cas d'hémathydrose.

Nous ferons remarquer en passant que c'est également dans cette partie du conduit, comme l'a montré M. Lannois, que se produisent les hémorragies auriculaires chez les pendus, dans les cas où il n'existe pas de rupture du tympan (cas d'Hoffmann, de Zillner, etc.).

Quant au tympan, si l'on y a signalé une exagération de la vascularisation et la présence d'ecchymoses, il est le plus souvent absolument intact, à l'exception, bien entendu, des cas où l'hémorragie a pour point de départ une lésion de la caisse. La loi de Grüber, d'après laquelle il n'y aurait pas d'otorragie sans lésions du tympan, se trouve donc infirmée.

Le pavillon est quelquefois œdématié ; la région péri-auriculaire peut être tuméfiée, on y rencontre même de l'adénite dans quelques cas.

Évolution. — L'évolution de l'otorragie et de l'état qu'elle engendre est sujette à de nombreuses variations.

Dans les cas indépendants de la menstruation, le début, la durée, le mode de répétition de l'otorragie manifestent la plus grande irrégularité ; tantôt tout sera terminé après un écoulement de quelques heures à peine ; tantôt au contraire l'hémorragie se reproduira presque sans interruption pendant des mois.

Dans les otorragies menstruelles complémentaires, c'est quelques jours avant le début des règles ou au cours de celles-ci qu'apparaîtra l'écoulement ; si l'otorragie a précédé les règles, elle disparaît parfois quand se montrent celles-ci, d'autres fois l'hémorragie se continue des deux côtés simultanément ; la quantité de l'écoulement vaginal est alors tantôt normale, tantôt diminuée. Enfin symptômes généraux, symptômes auriculaires, tout s'amende avec la terminaison de l'otorragie ; celle-ci dure de vingt-quatre heures à six jours ; elle peut même persister plus longtemps.

C'est également entre ces limites que varie la durée de l'otorragie supplémentaire ; se répétant d'ordinaire à intervalles réguliers, comme la menstruation qu'elle remplace, elle alterne parfois avec elle, affirmant ainsi davantage encore son caractère de suppléance. Mais cette régularité n'est pas absolument constante. Dans les cas d'otorragies périodiques se produisant avant la première apparition des règles, on peut assister à la transformation progressive de la menstruation auriculaire en menstruation normale : l'observation de Lermoyez est un remarquable exemple de cette évolution.

Quant à assigner des limites à la période pendant laquelle les otorragies pourront se reproduire, il n'y faut pas songer : l'hystérie est trop indépendante pour se plier à un programme ; réduite parfois à une seule manifestation, l'hémorragie auriculaire se dédommagera d'autres fois en tenant la scène pendant des années.

Diagnostic. — Cette répétition plus ou moins périodique facilitera évidemment le diagnostic ; l'existence de stigmates hystériques, de troubles menstruels sera d'une grande importance.

En présence d'une première otorragie, l'affirmation de l'hystérie sera plus délicate.

On s'assurera d'abord que le sang vient bien de l'oreille.

Un lavage, un peu d'observation, c'est plus qu'il n'en faudra pour découvrir la *simulation* possible de quelque détraquée voulant se rendre intéressante.

Les commémoratifs, les symptômes classiques concomitants permettront aisément de rattacher l'otorragie à une *fracture du crâne ;* une hypothèse moins souvent réalisée, à laquelle cependant il faudra toujours songer, c'est la possibilité d'une *migration par la trompe* d'une hémorragie à point de départ nasal ou même stomacal ; les otorragies apparaissant à la faveur d'une perforation tympanique ancienne ou en évolution à la suite d'hématémèses et surtout d'épistaxis (après un tamponnement par exemple, cas de Bernoud) ne sont pas inconnues ; un examen attentif et complet préservera de cette cause d'erreur.

Le sang vient de l'oreille ; pourquoi l'oreille saigne-t-elle ?

L'*otite externe hémorragique*, tout comme l'otorragie hystérique, se rencontre chez des individus jeunes ; elle apparaît sans cause bien appréciable, au milieu d'un cortège de douleurs, de bourdonnements, avec de la diminution de l'acuité auditive ; mais la présence de vésicules hémorragiques soulevant l'épiderme de la paroi postérieure et surtout de la paroi inférieure du conduit osseux, la constatation de ces mêmes vésicules sur le conduit cartilagineux et surtout sur le segment postéro-inférieur du tympan permettront le diagnostic ; quand l'évolution de l'otite hémorragique est plus avancée, les vésicules sont remplacées par de larges plaques.

L'examen de l'oreille fera reconnaître la présence d'un *polype*, de *granulations* de la caisse, etc. ; l'analyse des caractères de l'otorragie dira si celle-ci est banale et due seulement à la lésion, ou si quelque élément nerveux surajouté la tient plus ou moins sous sa dépendance.

Dans tous les cas l'examen du système nerveux et du système génital ne devra jamais être négligé : c'est de lui bien souvent que naîtra la certitude.

Ici, comme toujours, l'hystérie peut être *monosymptomatique* : l'existence du syndrome otique de la névrose aura alors une importance capitale ; il permettra d'affirmer l'hystérie.

Enfin les rapports de l'otorragie avec la menstruation en détermineront la classification.

Pronostic. — Quelle que soit du reste la forme à laquelle on a affaire, le pronostic est le même, il est bénin. Jamais l'hémorragie n'est abondante au point de devenir dangereuse ; les symptômes généraux et auriculaires qui l'accompagnent ne lui survivent pas : la guérison enfin s'opère spontanément, dans un délai plus ou moins court, alors même qu'elle n'est aidée par aucun traitement.

Il ne reste donc que l'hystérie, mais celle-ci avec tous ses désagréments.

Traitement. — Aussi est-ce contre elle que devront porter les efforts thérapeutiques ; les troubles de la sphère génitale seront soignés par les moyens habituels. L'oreille est saine, il n'y a donc pas de traitement local à instituer.

Dans les quelques cas où le sang provient d'une lésion auriculaire, la guérison de celle-ci entraînera la disparition de l'otorragie.

CHAPITRE IX

HYSTÉRO-TRAUMATISME DE L'OREILLE

La possibilité de la provocation de l'hystérie par un traumatisme est aujourd'hui une vérité que l'on ne songe pas à discuter.

Peut-être même est-on allé trop loin et en est-on arrivé quelquefois à oublier que le traumatisme peut produire autre chose que l'hystérie, à savoir une lésion.

Cette tendance, nous allons la retrouver à propos de l'oreille, car, ici comme ailleurs, le traumatisme est capable d'engendrer toutes les manifestations hystériques.

Mais avant de voir ce qui est vraiment hystéro-traumatisme de l'oreille, éliminons ce dont on a, avec trop de libéralité, gratifié la névrose.

Dans certains cas, le doute même n'est pas permis : c'est ainsi qu'il s'agit manifestement d'une rupture du tympan dans le fait rapporté par Itard, d'un enfant de treize ans devenant brusquement sourd d'un côté à la suite d'un soufflet provoquant dans la tête une sensation de froid ; il en est de même dans cet autre cas du même auteur, où la surdité unilatérale fut, pour un jeune élève d'un collège parisien, la conséquence d'un traumatisme sur l'oreille au cours d'une bataille à coups de traversins.

C'est encore à une rupture du tympan qu'était due la surdité complète déterminée dans l'observation de Bonnafont par le bruit produit par l'éclat d'une bombe ; il y avait eu alors une hémorragie des deux oreilles et, consécutivement, une double otite purulente. Mais en même temps que se produisaient ces lésions, apparaissaient des phénomènes hystériques, convulsions, etc. ; ces derniers phénomènes étaient réellement hystéro-traumatiques ; la surdité, elle, était simplement traumatique ; peut-être la névrose l'exagérait-elle, mais c'était la bombe qui l'avait créée.

Il en est de même pour les surdités consécutives au bruit de détonations d'armes à feu, d'explosions de dynamite, etc. : l'hystérie se contente d'ajouter son action à celle d'une cause locale.

Dans les cas signalés par Boucheron, par Catsaras, etc., et qui concernent les ouvriers travaillant dans des cloches à plongeurs et les scaphandriers, les changements trop brusques de pression, la compression de l'air, etc., réalisent sur l'oreille un traumatisme; celui-ci peut produire un enfoncement du tympan, des modifications dans la tension de la chaine des osselets et dans la tension labyrinthique, parfois même une hémorragie *ex vacuo :* il y a là plus de causes qu'il n'en faut pour déterminer une surdité.

Mais la raison d'être de celle-ci ne sera pas toujours

aussi évidente ; un examen très approfondi sera parfois nécessaire pour permettre de la découvrir et faire rejeter l'idée d'hystéro-traumatisme. Ainsi, par exemple, un malade de Ch. Delstanche, mécanicien, entrait un jour dans le cabaret où il avait coutume de prendre ses repas, lorsqu'un de ses amis, plus gai que de raison, vint à lui et voulant l'embrasser lui saisit brusquement la tête entre les deux mains. Celles-ci malheureusement s'appliquèrent avec trop de force sur les oreilles du nouveau venu. Il en resta tout étourdi et l'effet de cette accolade fut désastreux. Le malade devint complètement sourd des deux côtés ; il ressentait en même temps dans l'oreille gauche et aussi un peu dans la droite un bruit comparable, disait-il, au fracas d'une pile d'assiettes précipitées sur le sol. Les tympans étaient rosés, sans trace de solution de continuité et ne paraissaient que légèrement déprimés vers la caisse. L'ouïe pour la montre était complètement abolie ; le diapason n'était perçu par transmission osseuse que sur l'apophyse mastoïde du côté droit. La voix très forte était légèrement entendue de ce côté. Le cathétérisme ne produisit aucun résultat.

Le lendemain, à la suite d'une raréfaction modérée, l'ouïe revint des deux côtés.

Faut-il dans ce cas, penser avec Delstanche que les soufflets appliqués sur l'oreille avaient eu pour conséquence d'engager trop fortement la platine de l'étrier dans la fenêtre ronde et que la raréfaction était venue fort à propos ramener cet osselet à sa place normale ? Doit-on au contraire considérer le raréfacteur comme n'ayant joué ici qu'un simple rôle de suggestion dans une surdité hystéro-traumatique ? Il est malaisé de le dire. En tout cas, cet exemple montre bien la délica tesse du diagnostic.

Un autre exemple des hésitations que peut provoquer la recherche de la valeur causale d'un traumatisme nous est fourni par l'observation d'Habermann. Il s'agit d'un homme de quarante-six ans qui, en fendant une bûche ressentit une violente secousse dans le bras droit et à la tête et tout à coup, « pendant la sensation de l'explosion » devint sourd de l'oreille droite. Trois jours après apparurent des bourdonnements, des douleurs auriculaires et, à son tour, l'audition de l'oreille gauche subit un affaiblissement. Ce malade avait été pendant dix ans conducteur de locomotives ; les deux tympans étaient rétractés, grisâtres ; à droite existait une petite hémorragie superficielle sur la paroi antéro-supérieure du conduit ; à gauche, une petite hémorragie au milieu du segment postéro-supérieur. L'épreuve de Rinne était négative ; la perception osseuse se trouvait notablement diminuée. La première pensée était donc qu'il s'agissait d'une lésion par commotion et les petites hémorragies du conduit et du tympan venaient à l'appui de cette idée.

Mais le malade présentait en outre des troubles hystériques ; son audition subit diverses alternatives d'amélioration et d'aggravation, si bien qu'Habermann en arriva à l'idée que c'était là un cas d'hystéro-traumatisme.

Quelle était en réalité la part de la névrose ; quelle était celle de la prédisposition réalisée par la profession du malade (dix ans mécanicien) ; quelle était celle de l'oreille ; il est évidemment difficile de le savoir. On peut penser du moins que, dans des cas analogues à celui-ci, et, d'une façon générale, dans tous ceux qui se rapportent à un grand traumatisme, l'hystérie n'est pas seule en cause ; qu'elle puisse souvent augmenter les manifestations existant du fait d'une lésion, c'est là un geste auquel elle nous a habitués déjà, et dont il est banal d'affirmer l'exactitude.

Mais pour bien conserver à l'hystéro-traumatisme son entité propre, il ne faut pas en vouloir trop élargir le cadre, et, en présence d'une surdité ou d'un trouble auriculaire quelconque survenant après un accident, c'est à une lésion que l'on doit d'abord songer ; on cherchera ensuite, s'il y a lieu, l'hystéro-traumatisme.

Il ne faut pas oublier, en effet, qu'indépendamment des altérations de l'organe périphérique de l'ouïe, on peut avoir affaire à des troubles de l'oreille interne, du nerf acoustique ou des voies auditives centrales.

C'est là ce que montre bien Baginsky dans son mémoire « sur les affections auriculaires dans le railway-spine ». Comme il le fait remarquer très justement, dans le railway-spine, il s'agit d'un traumatisme de tout le corps ; il peut donc y avoir une commotion sur le labyrinthe et sur le système nerveux auditif comme il s'en produit ailleurs. Pour Baginsky « l'apparition relativement tardive des troubles de l'ouïe dans beaucoup de cas semble parler en faveur de cette manière de voir qu'au moyen de la commotion supposée il se fait d'abord des accidents de dégénérescence ». L'incurabilité, rencontrée dans les cas qu'il a observés, le maintient encore davantage dans cette idée. Les malades de

Baginsky, suivis cependant pendant une période assez longue, ne virent par leur audition s'améliorer sensiblement. Que penser en présence de ces faits ? Faut-il avec certains auteurs refuser un railway-spine la possibilité de réaliser des troubles purement fonctionnels, hystériques ? Cette opinion nous semble exagérée, mais on doit, du moins, ne pas rendre un traumatisme *hystérique magré lui* et admettre, en présence des nombreux faits bien constatés, que la production par un accident de chemin de fer d'une névrose auriculaire est singulièrement moins fréquente que celle d'une lésion de l'oreille ou de ses voies centrales.

Au reste, si dans les cas de railway-spine on peut toujours faire entrer en ligne de compte l'intensité de l'ébranlement, il n'en est pas de même pour d'autres traumatismes, et c'est par eux surtout que l'existence de l'hystéro-traumatisme de l'oreille est bien démontrée. Nous les répartirons en :

1° *Troubles hystéro-traumatiques de la sensibilité acoustique ;*

2° *Surdité hystéro-traumatique ;*

3° *Surdi-mutité hystéro-traumatique ;*

I. Troubles hystéro-traumatiques de la sensibilité acoustique.

VIBERT

(*Ann. d'hygiène*, février 1893, p. 101, et mars, p. 228.)

L'observation suivante est celle de la seule blessée qui m'ait fourni un exemple bien net d'hémianesthésie complète et absolue provoquée par le traumatisme :

Obs. III (résumée). — Accident de voiture. Rachialgie, hémianesthésie et hémiparésie, atrophie musculaire. Troubles psychiques.

Mme L..., pas d'antécédents nerveux personnels ou héréditaires.

Elle a été renversée par une voiture et a reçu des contusions à la région lombo-sacrée et aux membres inférieurs. Trois semaines après, érysipèle de la face, qui a duré une huitaine de jours et s'est accompagné de délire pendant vingt-quatre heures.

Actuellement (quatre à cinq mois après l'accident), douleurs dans la colonne vertébrale sans déformations ni lésions osseuses appréciables.

Hémianesthésie gauche absolue (ignorée de la malade); analgésie à tous les modes d'excitation. L'anesthésie s'étend à tous les organes des sens à gauche et paraît absolue, sauf pour l'œil. Celui-ci présente un rétrécissement très notable du champ visuel (non mesuré au campimètre); il y aurait aussi de la dyschromatopsie, mais assez bizarre (peut-être simulée ?)... Légère parésie gauche... Troubles psychiques... Pas d'attaques convulsives.

GRADENIGO

(*Sulle manifestazioni auricolari dell'isterismo*, p. 67.)

Obs. VIII. — Giuseppe B..., vingt-six ans. Le 14 février 1891, chute sur les pieds d'une hauteur d'environ 4 mètres.

Contracture hystéro-traumatique du membre inférieur droit; hémianesthésie sensitivo-sensorielle droite. Rétrécissement concentrique du champ visuel.

Examen des oreilles: D. V. non latéralisé.

O. G.: pas de diminution notable de l'acuité auditive.

O. D. : voix aphone = o. La montre n'est pas perçue au contact sur la région mastoïdienne; elle n'est entendue qu'appliquée sur la conque. Acoumètre de Politzer = o. Acoumètre téléphonique $\frac{14}{90}$.

Membrane tympanique d'aspect à peu près normal.

Avec 6 M. A., on n'obtient pas la réaction électrique de l'acoustique,

L'examen fonctionnel avec les diapasons donne les résultats suivants :

$$Do = \frac{0}{100}\ ;\ do = \frac{28}{100}\ ;\ do^{1} = \frac{25}{100}\ ;\ do^{2} = \frac{40}{100}\ ;$$

$$do^{3} = \frac{30}{100}\ ;\ do^{4} = \frac{37}{100}\ ;\ do^{5} - \frac{43}{100}.$$

E. COOSEMANS

(*Bulletin de la Société belge d'otologie*, 1898, p. 74.)

Homme de quarante-quatre ans, chaudronnier, sans antécédents morbides ni hérédité nerveuse, reçoit un jour sur le côté droit de la tête une barre de fer qui lui occasionne, du reste, une plaie peu grave, guérie en quelques jours. Au moment du trauma, ni vertige, ni perte de connaissance, et le malade put se rendre à pied à l'hôpital, distant de vingt minutes du lieu de l'accident. Au bout de trois ou quatre jours, on constata à droite une diminution de la vue, de l'ouïe et de la sensibilité cutanée, les oreilles étant d'ailleurs objectivement normales.

II. **Surdité hystéro-traumatique.**

BERMANN

(*Ueber traum. Nevrosen*, 1892.)

Jeune homme de douze ans. A la suite d'une chute, le genou gauche du malade vint heurter une grosse pierre. Perte brusque de la parole; puis retour de celle-ci et perte passagère de l'ouïe.

Plus tard, les alternatives de mutisme et de surdité se répétèrent; il s'y ajouta également de la cécité.

Guérison par l'électricité.

VIBERT

Obs. VI (résumée). — Mme B..., culottière, vingt-neuf ans. Pas d'antécédents nerveux héréditaires ou personnels.

Deux mois avant notre premier examen, elle a été renversée par une voiture et a reçu des contusions à la tête (bosse sanguine au niveau de la suture bipariétale, petite plaie contuse à la queue du sourcil gauche, contusions au pied gauche n'ayant pas laissé de troubles fonctionnels).

Cinq jours après l'accident, douleur dans le côté gauche de la face ; cette douleur a persisté depuis lors et se fait sentir très vivement tous les jours pendant quelques heures ; elle occupe toute la région malaire et paraît siéger uniquement dans la peau.

Champ visuel de l'œil gauche très notablement rétréci (pas de mensuration au campimètre).

L'ouïe est intacte à gauche, bien qu'il y ait parfois des bourdonnements de ce côté, mais elle paraît complètement abolie à droite ; la montre n'est pas entendue au contact de l'oreille ni des os du crâne.

Pas d'anesthésie de la peau ni du pharynx.

Vertiges plusieurs fois par jour, assez forts parfois pour lui faire perdre l'équilibre. Il s'agit alors non seulement de vertiges mais d'un malaise général, indéfinissable, accompagné de nausées, d'obnubilation de la vue et finalement d'une très courte perte de connaissance ; ainsi, après être tombée dans la rue, la malade reste deux ou trois secondes avant de se relever et demande à sa sœur ce qui vient de lui arriver. Ces vertiges surviennent parfois spontanément, mais surtout quand la malade s'applique trop assidûment à une occupation quelconque, « quand elle s'actionne ».

Absences, perte de la mémoire, tristesse, irritabilité.

BOLAND

(*Bulletin de la Société belge d'otologie, de laryngologie et de rhinologie*, 1898, p. 63.)

Un jeune soldat m'est amené à l'hôpital. Une giberne lui est tombée d'assez haut sur la tête et peu à peu il est devenu tout à fait sourd à droite, presque complètement à gauche; c'est à peine si en criant fortement il entend quelques mots de ce côté. Le diapason est mieux perçu et plus longtemps par l'air; placé sur le crâne, il est latéralisé à gauche. Pas de lésion appréciable. Ni vertige, ni bourdonnement.

Ce jeune homme, d'une conduite et d'une moralité au-dessus de tout soupçon, est très nerveux et fortement déprimé par la nostalgie.

Le champ visuel est fortement rétréci; plaque d'anesthésie et d'hyperesthésie; pas d'hémianesthésie; pavillon et conduit auditif sensibles.

Je pose le diagnostic de surdité nerveuse, hystérique, dirai-je maintenant.

Quelques jours après, j'apprends la guérison sans avoir fait de traitement.

L'observation, rapportée dans sa thèse par *Mlle Filitz*, et recueillie dans le service de Castex, est trop incomplète pour qu'on puisse lui reconnaître une marque d'authenticité.

III. **Surdi-mutité hystéro-traumatique.**

LITTRE

(*Académie des siences*, 1705.)

Jeune homme de vingt ans, ayant été violemment serré à la gorge par un fort gaillard, avec lequel il se battait, fut brusquement frappé de surdi-mutité.

KRZYWICKI

(*Berlin. klinische Woch.*, 21 mars 1892.)

Homme de quarante-deux ans. Une poutre de bois lui tomba sur la tête d'une hauteur de 6 mètres. Il fut étourdi et resta à terre, paraissant ne pas entendre et ayant perdu la parole. La déglutition était normale, mais par instants le malade faisait des efforts de vomissements. Pupilles normales.

Rien d'anormal à la surface de la tête, mais à la palpation, on découvrit un point hyperesthésique sur le tubercule pariétal gauche, dont la pression déterminait des contractions cloniques du corps et du visage

Jamais de fièvre, ni otorragie, ni otorrhée.

Pas de trouble de la sensibilité générale, non plus que de la motibilité.

A gauche, bouchon de cérumen dans le conduit auditif.

A droite, tympan rétracté, blanchâtre.

Voix de conversation : au voisinage à droite : au delà de 1 mètre à gauche ; voix chuchotée : au voisinage à droite et à gauche.

Ut_1, ut_2, placés au vertex et sur n'importe quel point de la tête ne sont perçus qu'à droite ; de ce côté, insensibilité absolue pour les tons graves ; les sons aigus sont perçus seulement quand leur intensité est au maximum (de l'oreille gauche ?).

Rinne négatif à gauche : perception diminuée pour tous les tons.

De ce côté le Rinne devient positif après l'extraction du cérumen, mais le Weber n'est pas modifié. Voix chuchotée à 2-3 mètres. Le malade affirme, de plus, avoir toujours moins entendu à gauche.

Deux jours plus tard : à droite, voix chuchotée = 0 m. 50 à 1 m. 50.

Trois jours plus tard : à droite, voix chuchotée = 2 m. 50. Rinne négatif.

D. V. toujours à droite.

Après le cathétérisme, l'audition est augmentée d'environ 1 mètre de chaque côté et le D. V. est latéralisé tantôt à droite, tantôt à gauche.

Le mutisme, d'abord absolu, avait disparu au bout de trente-six heures; quelques jours plus tard, apparition de parésie à la main.

A l'examen otoscopique on constate l'existence d'une otite moyenne catarrhale chronique à droite.

CARTAZ

(*Soc. franç. d'otol.*, 2 mai 1894.)

Obs. I. — Mlle L...., seize ans; pleure sans motif, mais jamais de crise.

Fin décembre 1893, dans la soirée, à la suite d'une discussion avec une camarade d'atelier, la jeune fille reçut sur la joue gauche, en matière de conclusion, un vigoureux soufflet. Étourdie un instant, elle se leva brusquement de sa place, partit sans mot dire et rentra chez elle en courant. A son arrivée, elle se met à fondre en larmes.

Sa mère s'empresse autour d'elle et ne peut obtenir aucune réponse; la malade fait des mouvements des lèvres comme pour parler; il ne sort aucun son. Elle ne semble pas entendre ce qu'on lui dit. Elle se couche et s'endort jusqu'au lendemain.

Au réveil, la surdi-mutité est aussi absolue que la veille.

La malade écrit ces mots : « Je suis sourde, je ne peux plus parler. M... (ici le nom de sa camarade) m'a tuée ».

Le lendemain, je constate : surdi-mutité absolue.

Hémianesthésie totale gauche. Aucune lésion des oreilles. Anesthésie de l'oreille gauche; sensibilité de l'oreille droite normale.

Anesthésie du voile et du pharynx des deux côtés. Rien au larynx. J'écris à la malade que je vais la guérir. « Je ferai tout ce que vous voudrez pour sortir de là », m'écrit-elle.

Je porte un courant de moyenne intensité sur la paroi pharyngienne, l'autre pôle appliqué sur le cou. « Vous me faites mal », me crie-t-elle aussitôt d'une voix claire. Je lui écris qu'elle va entendre et je continue l'application galvanique : la malade crie encore et dit qu'elle entend.

La guérison s'est maintenue définitive sans rechutes.

FRANCOTTE

(*Mercredi médical,* 3 octobre 1894, p. 477.)

X..., trente-cinq ans, ouvrier fondeur. Pas d'accidents nerveux antérieurs autres que deux accès de délire passager.

Il y a une dizaine de jours, il fut assailli par un chien qui le mordit à la jambe ; il éprouva une vive frayeur et, tout égaré, il demanda l'adresse d'un médecin. Son air singulier attira l'attention de la police, qui le conduisit à la permanence. Là il se trouva incapable d'entendre et de parler.

On le ramena à son domicile et, vers minuit, il recouvra la parole et l'ouïe. Il était toujours fort égaré.

Le 1er juin, la surdité et le mutisme se reproduisirent, et le même jour, le malade revint complètement à lui.

Depuis lors — il y a neuf jours — il n'a pas proféré une seule parole, émis le moindre son, et n'a plus rien entendu. Pour s'expliquer il a recours à l'écriture. État mental normal.

Examen : pas de trouble de la motilité, ni de la sensibilité. Oreilles normales. La montre appliquée sur le front ou sur les oreilles n'est pas entendue. Mouvements des lèvres, mais aucun son.

13 juin. — La surdi-mutité persiste absolument complète.

Je lui écris : « Je vais vous endormir pour vous rendre l'ouïe et la parole ». J'essaie de l'hypnotiser par le regard, puis en l'invitant à fixer l'extrémité brillante d'un esthésiomètre de Brown-Sequard. Le sommeil n'arrive pas.

Le malade est fort ému ; il tremble ; sa face est pâle, couverte de sueur. J'introduis alors, à deux reprises, l'esthésiomètre au fond de la cavité buccale, je l'applique sur les deux oreilles, et, d'un ton impératif, je dis au malade en le fixant : « Vous entendez, dites *a.* » En effet, il émet le son indiqué. — « Vous allez entendre complètement et parler comme auparavant. » Peu à peu, le malade se remet de son émotion et finit par parler avec la plus grande aisance.

DELIE

(*Bull Soc. belge d'otologie, loc. et rhin.*, 1898. p. 83.)

Enfant de treize ans. Elle s'était introduite dans un jardin pour y voler des fruits ; le propriétaire la poursuivit et la frappa à la tête d'un coup de canne; l'enfant présenta pendant trois jours une surdi-mutité absolue qui disparut spontanément et brusquement le quatrième jour.

Ainsi l'hystéro-traumatisme peut réaliser toutes les manifestations auriculaires propres à la névrose.

On les retrouve ici avec des caractères absolument identiques à ceux que nous leur avons vus au cours de notre étude, et sur lesquels nous ne reviendrons pas ici.

Ces accidents sont rares, les constatations de Vibert le prouvent.

A l'oreille, comme ailleurs, l'intensité du shock nerveux n'est pas en rapport avec celle du traumatisme, qui l'a déterminé ; une surdité sera produite aussi bien par la simple chute d'une giberne sur la tête, comme dans le cas de Boland, que par un accident de voiture ou de chemin de fer.

Il n'est pas besoin non plus que le traumatisme porte sur l'organe atteint ou à son voisinage ; le malade de Francotte avait été mordu à la jambe par un chien avant de réaliser sa surdi-mutité.

Les règles présidant d'ordinaire aux conditions d'apparition de l'hystéro-traumatisme, à son mode de développement, se retrouvent dans ses manifestations auriculaires.

L'homme, plus exposé aux traumatismes, sera plus généralement atteint ;

L'accident sera fréquemment suivi d'une période d'incubation et l'établissement de la surdité ou de la surdi-mutité pourra être progressif ; souvent cependant, leur apparition est immédiate.

Enfin le pronostic, qui, on le sait, est souvent mauvais dans les cas d'hystéro-traumatisme portant sur les membres, par exemple, revêt ici d'ordinaire la bénignité habituelle à l'hystérie auriculaire.

Les cas de surdité consécutifs aux accidents de chemin de fer semblent cependant faire exception à cette règle, mais nous avons vu plus haut que, souvent, il ne s'agissait pas alors d'hystérie pure et que ceux qui en étaient les plus fréquentes victimes étaient déjà, pour la plupart et par leur profession même, en état d'infériorité otique.

La possibilité d'une simulation viendra encore compliquer le diagnostic si délicat de l'hystéro-traumatisme.

Quant au traitement, il nécessitera une suggestion d'autant plus intense que le malade aura souvent moins d'espoir de guérison.

Plusieurs auteurs rattachent à l'hystéro-traumatisme l'action de la *foudre*. A vrai dire celle-ci est assez mal connue, puisque des contradictions subsistent encore sur les effets de sa représentation maniable, l'électricité. Si Bordier et Piéry, en effet, ne retrouvent pas dans le système nerveux des cobayes qu'ils ont foudroyés, des traces du passage de l'électricité, d'autres expérimentateurs, plus heureux, Corrado et Querton, entre autres, ont pu en constater des manifestations.

En ce qui concerne l'oreille, Oxley a pu voir, à la suite d'un coup de foudre, un enfant de huit ans frappé de surdité totale et d'une paralysie des membres de caractère hystérique ; Sapolini a observé le cas d'un colonel recouvrant, sous l'influence du courant électrique, l'audition de l'oreille droite, qu'il avait perdue d'un coup de foudre trente ans auparavant.

Mais d'autres auteurs ont constaté *in situ* les effets de la fulguration. A l'autopsie d'un sourd par fulguration, faite quinze ans après l'accident, Toynbee trouvait, en effet, un tympan perforé, des osselets brisés et en partie disparus. Clark signalait dans un cas, avec une brûlure du pavillon et du conduit auditif externe, une perforation du tympan.

Sur le cobaye et le lapin, la décharge d'une batterie électrique, quand elle intéresse le bulbe, cause des hémorragies nasales et auriculaires et de la surdité consécutive si la mort ne survient pas.

La production de lésions auriculaires par la foudre n'est donc pas douteuse ; elle n'est cependant pas forcément réalisée. Dans les cas légers, la commotion peut être insignifiante et la fulguration se réduirait, d'après Gellé, à un simple spasme ou à une contracture des muscles de l'accommodation. Cet état pourrait persister un certain temps et, l'hystérie aidant, l'audition serait, au moment du relâchement musculaire spontané, déjà passée dans le domaine de l'inconscient. L'électricité ferait alors cesser le spasme, s'il subsiste, ou agirait simplement comme moyen de suggestion.

CONCLUSIONS

I. A l'oreille, l'hystérie se manifeste sous deux aspects :

1° A l'état d'épiphénomène ;

2° A l'état d'hystérie auriculaire monosymptomatique.

La première de ces modalités est fréquente ; la seconde est relativement rare.

II. Avant d'affirmer la nature hystérique d'un symptôme ou d'un syndrome auriculaire, il ne faut pas, comme on le fait généralement, manquer de s'assurer s'il n'existe pas de lésion susceptible d'en fournir l'explication.

III. **Syndrome otique de l'hystérie**. — En règle générale :

La sensibilité du pavillon et du conduit auditif cartilagineux suit dans ses variations la sensibilité de la face ;

La sensibilité du conduit auditif osseux et du tympan a une allure autonome ;

L'anesthésie absolue du tympan est exceptionnelle ; il en est de même de celle de la caisse et de celle de la trompe.

Les diverses parties de l'oreille peuvent présenter

des points d'hyperesthésie et des zones hystérogènes ; l'existence de ces dernières est assez rare.

La sensibilité acoustique, contrairement aux conclusions de Walton, n'a pas de rapport constant avec la sensibilité cutanée ;

L'hémianesthésie sensitivo-sensorielle absolue et complète est d'une exceptionnelle rareté ;

L'hémianesthésie sensitive est rarement accompagnée d'hémisurdité ; avec elle on rencontre d'ordinaire de l'hypoesthésie acoutisque ; celle-ci porte sur les deux nerfs auditifs et prédomine tantôt du côté de l'anesthésie sensitive, tantôt de l'autre.

Chez les hystériques ne présentant pas de troubles de la sensibilité, il existe presque constamment de l'hypoesthésie acoutisque ; celle-ci se manifeste des deux côtés et est souvent plus accentuée d'un côté que de l'autre.

La diminution de l'acuité auditive porte de préférence sur les tons moyens. On peut toutefois rencontrer des lacunes absolues pour certains tons ; elles sont généralement localisées sur les tons extrêmes.

La diminution de la perception cranio-tympanique est, d'une façon constante, plus considérable que celle de la perception aérienne.

Souvent le Weber n'est pas latéralisé ; pour qu'il le soit, il faut qu'il y ait une différence suffisante entre les acuités auditives des deux côtés ; la latéralisation se fait alors du côté où l'hypoesthésie est le moins accentuée.

Les épreuves de Rinne, de Gellé, de Bing, de Corradi sont positives.

A la réaction galvanique, il n'existe pas d'ordinaire d'hypoexcitabilité marquée.

Le plus souvent les hystériques ne s'aperçoivent pas de leur hypoesthésie acoustique.

L'acuité auditive varie fréquemment au cours de la névrose.

L'hystérie ne détermine pas d'ordinaire de phénomènes auriculaires subjectifs : ceux-ci, lorsqu'ils existent, sont généralement sous la dépendance d'une affection de l'oreille.

On peut cependant rencontrer des bourdonnements, des vertiges, etc., purement hystériques.

Les lésions de l'oreille jouent un rôle d'appel important pour la localisation de la névrose.

Ce rôle peut être assez considérable pour éveiller une hystérie latente et servir d'agent provocateur à des troubles localisés non seulement sur l'oreille, mais encore sur d'autres points de l'organisme.

IV. **Hystérie auriculaire monosymptomatique.** — Cette classe comprend :

1. Des cas où la manifestation auriculaire est le seul symptôme ressortissant à la névrose ;

2. Des cas où il existe d'autres symptômes hystériques, l'élément auriculaire dominant la scène.

L'hystérie peut se manifester ici :

A. *Par des phénomènes d'anesthésie*; ils engendreront :

α. De la surdité ;

β. De la surdi-mutité ;

γ. De la surdi-cécité ;

δ. De la surdi-muti-cécité.

B. *Par des phénomènes d'hyperesthésie*, les algies otiques. Celles-ci peuvent, d'après leur localisation et leur caractère, être réparties en :

α. Hyperacousie douloureuse et hyperacousie hystérogène ;

β. Zones hystérogènes ;

γ Vertige de Ménière hystérique. Il est extrêmement rare ; il peut revêtir la forme apoplectique.

δ. Otalgie. L'otalgie est rarement due exclusivement à l'hystérie ; le plus souvent elle a son point de départ dans une cause locale (carie dentaire, pharyngite, otite, etc.), dont l'effet est exagéré par la névrose.

ε. Algie mastoïdienne. Il y a lieu de distinguer, avec M. Lannois, un cadre pathologique spécial pour les pseudo-mastoïdites dues à l'hystérie ; elles se rencontrent généralement chez des malades ayant eu précédemment des lésions de l'oreille, mais l'intervention démontre l'intégrité de l'apophyse.

C. *Par des otorragies ;* celles-ci, le plus souvent complémentaires ou supplémentaires de la menstruation, peuvent en être indépendantes.

V. L'hystéro-traumatisme existe pour l'oreille comme pour les autres appareils ; il y réalise les diverses manifestations de la névrose.

INDEX BIBLIOGRAPHIQUE

Historique.

Beau, Recherches cliniques sur l'anesthésie, suivies de quelques considérations physiologiques sur la sensibilité *(Arch. gén. de méd.*, 4e série, t. XVI, 1848).

Boerhaave, Aphorismi, Venetiis, 1757, p. 267, 1283-1292.

Briquet, *Traité clinique et thérapeutique de l'hystérie*, Paris, 1859.

Boland et Coosemans, *Bull. de la Soc. belge d'otologie, de lar. et de rhin.*, 1898, p. 52-83.

Castex, *Bull. de la Société française d'otologie, lar. et rhin.*, t. XV, p. 80, 1899.

Charcot, *Leçons sur les maladies du système nerveux*, t. I, p. 304, Paris, 1875, et *Leçons sur les localisations dans les maladies du cerveau et de la moelle épinière*, p. 115-117, Paris, 1876-1880.

Desbrosse, *Arch. gén. de méd.*, 1877, II, p. 407.

Eeman, *Bull. de la Société belge d'otologie, de lar. et de rhin.*, 1897.

Fabricius Hildanus, *Opera quæ extant omnia. Francofurti ad Mœnum, centuria* I, obs. IV.

Favrot, *De la catalepsie, de l'extase et de l'hystérie* (th., Paris, 1844).

Féré, Notes pour servir à l'histoire de l'hystéro-épilepsie *(Arch. de neurol.*, t. III, 1882, p. 283).

Mlle Filitz, *Contribution à l'étude de l'oreille hystérique* (th., Paris, 1899).

Gellé, *Suites d'études d'otol.*, 1875-1881, t. I, Métalloscopie.

Gendrin, *Bulletins de l'Acad. de méd.*, t. XI, p. 1367-1369, 1846.

Gilles de la Tourette, *Traité clinique et thérapeutique de l'hystérie*, Paris, 1891, I, p. 126 et suiv.

Gradenigo, *Sulle manifestazioni auricolari dell'isterismo*, Turin, 1895.

Hammond, *Traité des maladies du système nerveux*, Paris, 1879.

Hasse, *Maladies du système nerveux.*

Henrot, *De l'anesthésie et de l'hyperesthésie hystériques* (th. Paris, 1847).

Itard, *Traité des maladies de l'oreille et de l'audition*, Paris, 1821.

Jaccoud, *Traité de pathologie interne*, Paris, 1877, vol. I, p. 492.

Jolly, Hypochondrie und Hysterie (in *Ziemssen's Handbuch d. spec. Pathol. und Ther.*, 2 Auflage, p. 519, 1877).

Landouzy, *Traité de l'hystérie* (prix Crivieux, 1845).

Lichtwitz, *les Anesthésies hystériques des muqueuses et des organes des sens et les zones hystérogènes des muqueuses*, Paris, 1887.

Löwenfeld, *Pathologie und Therapie der Neurasthenie und Hysterie* (Wiesbaden, 1894, p. 34).

Macario, De la paralysie hystérique (*Ann. méd. psychol.*, janvier, 1844).

Mesnet, *Etude des paralysies hystériques*, th. Paris, 1852.

Pitres, *Leçons sur l'hystérie et l'hypnotisme*, Paris, 1891, vol. I, p. 92.

Rosenthal, *Traité clinique des maladies du système nerveux* (traduit de l'allemand sur la 2e édit., Paris, 1878).

Sollier, *Genèse et nature de l'hystérie*, Paris, 1897, t. I, p. 248.

Szokalsky, *Von der Anæsthesie und der Hyperæsthesie bei den hysterischen Frauen Vierteljahrsschr. für die practische Heilkunde*, 1851, p. 130.

Thomsen et Oppenheim, Ueber das Vorkommen und die Bedeutung der sensorischen Anæsthesie bei Erkrankungen des centralen Nervensystems (*Arch. für Psychiatrie*, XV, Bd Heft 2, no 3, p. 559, u 633, 1884).

Voisin, De l'anesthésie cutanée hystérique (*Gaz. hebd. de méd. et de chir.*, 1858, n° 48).

Walton, Deafness in hysterical hemianesthesia (*Brain*, vol. V., p. 458-472, 1883).

Traités généraux.

Bing, *Vorl. über Ohrenkrankh.*, 1890.

Bonnafont, *Traité des maladies de l'oreille*, 1873.

Bonnier, *l'Oreille* (collection Léauté).

Brenner, *Unters. u. Beob. über die Wirkung alektischer*, etc., Leipzig, 1868.

Castex, *Maladies du larynx, du nez et des oreilles*, Paris, 1899.

Collet, *les Troubles auditifs dans les maladies nerveuses* (collection Léauté).

Garnault, *Précis des maladies de l'oreille*, Paris, 1895.

Gellé, *Précis des maladies de l'oreille*, Paris, 1885.

— *l'Audition et ses organes*, Paris, 1899.

Gradenigo, *in Schwarze's Handbuch*, II, p. 542.

Hartmann, *Die Krankheiten des Ohres und deren Behandlung*, Berlin, 1885.

Haug, *Die Krankheiten des Ohres in ihrer Beziehung zu der Allgemeinerkrankungen*, Leipsig, 1893.

Hermet, *Maladies de l'oreille*, Paris, 1892.

Itard, *Traité des maladies de l'oreille et de l'audition*, Paris, 1821.

Körner, *Die eitrigen Erkrankungen des Schläfenbeins*, Wiesbaden, 1899.

Miot, *Maladie des oreilles*, Paris, 1871.

Moos *in Schwarze's Handbuch*, I, p. 524.

Ostino, *Guida alla diagnosi medico-legale della sordita*, Florence, 1900.

Politzer, *Traité des maladies de l'oreille* (trad. Joly), Paris, 1884.

Roosa, *Lehrbuch*, Berlin, 1889.

Schwartze, *l'Oreille ; Maladies chirurgicales* (trad. Rattel), Paris, 1897.

Toynbee, *Maladie des oreilles*, Paris, 1874.

Tröltsch, *Lehrbuch der Ohr*, 1877.

Urbantschitsch, *Lehrbuch der Ohr*, 1890.

Syndrome otique de l'hystérie.

D'Aguano, *Sur la paracousie de Willis* (Congr. intern. d'ot. de Florence, septembre 1895).

Alt, Sur la perte de perception auditive d'une oreille (*Monatschr. f. Ohr.*, mars 1895, p. 159).

Arteaga, Un cas de paracousie de Willis d'origine hystérique (*Revista de lar.*, t. VII, mars 1892).

Bezold, Méthode d'examen fonctionnel d'une oreille (*Arch. of otol.*, février 1900, p. 34).

Blau, Note sur un cas de spasme clonique du tenseur du tympan accompagné de sensations subjectives (*Ann. des mal. de l'or.*, 1879, p. 244).

Brühl, l'Épreuve de Rinne et celle de Gellé (*Arch. of otol.*, février 1900, p. 24).

Chevallier, Deux observ. de syndrome de Ménière chez deux hystériques (*Soc. fr. d'otol.*, 7 mai 1896).

Cozzolino, *Une nouvelle forme d'intermittence auditive* (XIe congr. de méd. internat. Rome, 4 avril 1894).

— Troubles psychiques provoqués ou entretenus par les maladies de l'oreille (*la Psichiatria*, 1887).

Le Dantec, Rétréciss. du champ auditif dans l'hystérie (*Arch. de méd. navale*, avril 1894, p. 284).

Delsaux, Essai de topométrie cranio-acoumétrique (*Soc. belge d'otol.*, 4 juin 1899).

Gellé, Hémianesth. de la face et de la tête au cours d'une otorrhée (*Soc. d'otol. lar. et rh. de Paris*, 5 février 1892).

— Les inhibitions auriculaires (*Soc. franç. d'otol.*, 2 mai 1894).

Hyperesthésie auditive chez un éthéromane.

Gradenigo, Association de l'hystérie avec les lésions de l'oreille (*Gaz. degli osp.*, 28 septembre 1893).

Hammerschlag, *Monatschrift für Ohrenheilkunde*, mai 1899.

Hoover, Otite aiguë d'origine menstruelle (*Med. Record.*, 26 février 1898).

Knapp, *Utilité d'adopter une notation uniforme de l'acuité auditive* (Congr. int. d'otol. de Bruxelles, 14 septembre 1888).

Lannois et Tournier, les Lésions auriculaires sont une cause déterminante de l'agoraphobie (*Ann. des mal. de l'or.*, 1898).

Luzzati, le Champ auditif dans l'espace (*Ann. des mal. de l'or.*, 1896, p. 553).

Miot, *Rev. mens. de lar.*, 1883, n° 9.

Sune y Molist, Réflexes tympaniques [(*Revista de laryngol., otol. y rinol.*, mai 1890).

Trifiletti, l'Otite externe chez les névropathes (*Bolletino delle maladie dell' orecchio*, n° 10, octobre 1891).

Urbantschitsch, Effets de certains sons sur l'oreille (*Wiener klin. Woch.*, 2 décembre 1897).

erdos, l'Hyperesthésie auditive et son traitement (*Revista di lar.*, t. V, n° 1, juillet 1889).

Surdité hystérique.

E. Barth, *Deutsche med. Woch.*, n° 22, 31 mai 1900.

Bernheim, De l'anesthésie hystérique; son mécanisme psychique (*Rev. de médecine*, mars 1901, p. 193).

Bermann, *Ueber traumatische Nervosen*, 1892.

Boland, *Bull. de la Soc. belge d'otol., de lar. et de rhin.*, 1898, p. 64.

Bride (Mac), la Surdité nerveuse (*Ann. des mal. de l'or.*, 1881, p. 315).

Briquet, *Traité sur l'hystérie*, 1859, p. 293.

Cartaz, *Soc. franç. d'otol.*, 2 mai 1894

W.-B. Dalby, *Brit. med. journal*, 16 mars 1895, p. 574.
Edinger, *in* Moos, *Schwartze's Handbuch*, I, p. 526.
Eeman, *Soc. belge d'ot.*, 18 juillet 1897.
Freund et Kayser, *Deutsche med. Woch.*, 30 juillet 1891.
Fulton, *Zeitschr. f. Ohrenheilkunde*, 1886, p. 307-310.
Gellé, *Revue hebd.*, 1888, et *Soc. franç. d'otol., rh. et l.*, 4 mai 1898.
Giraudy, *in* Itard, *loc. cit.*, II, p. 339.
Gradenigo, Otologie et surdité hystérique complète (*Giorn. di Accad. med. di Torino*, décembre 1894).
Guillaume, *Union médicale du Nord-Est*, 15 janvier 1896, p. 12.
Habermann, *Prager med. Woch.*, n°s 22, 23, 24, juin 1880.
Haug, *Die Krankh. des Ohres in ihrer Beziehung zu den Allgemeinerk Krankungen*, p. 199.
Itard, *Maladies de l'oreille*, II, p. 296.
Krakauer, *Congrès des médecins et naturalistes allemands à Cologne*, 1888.
Launois et le Marc'Hadour, *Ann. des mal de l'or.*, octobre 1899, p. 349.
Mackenzie, Un cas de surdité hystérique (*Brit. med. journ.*, 1895, 16 mars, p. 587).
Miomandre, *Contribution à l'étude des surdités d'origine nerveuse* (th., Paris, 1880).
Oseretzkowsky, *Archives de Neurologie*, n° 36, novembre 1886, p. 283.
Ouspensky, *Ann. mal. de l'oreille*, 1881, p. 331.
Rohrer, *Sur la surdité hystériq. et la torpeur du nerf acoustique* (66e réunion des natur. et méd. allemands à Vienne, 25 septembre 1894).
Taptas, *Rev. hebd. de lar.*, n° 3, 20 janvier 1900, p. 65.
Terrien, *Archives de Neurol.*, 1893, décembre, p. 447.
Trifiletti, Aphonie et surdité hystériques (*Arch. ital. di otol.*, juillet 1895).
Vibert, *Ann. d'hygiène*, février 1893, p. 101, et mars, p. 228.
W. Woods, *New-Orleans med. and. surg. journal*, septembre 1894.

Woakes, Surdité parésique (*American journ. of otol.*, octobre 1879 et janvier 1880).
Wurdemann, *in* Moos, *Schwartze's Handbuch*. I, p. 526.

Surdi-mutité hystérique.

Antony, *Soc. méd. des hôp.*, 3 mars 1899, et th. Filitz, p. 65 et p. 68.
Ball, *Encéphale*, 1881, vol. I, p. 5.
Betti, *Sopra una pretesa sensazione instantanea da congenita sorda-mutita*, Florence, 1822.
Cartaz, *Progrès médic.*, 1886, n°s 7, 9, 10.
Courtade, *Archiv. intern. de lar., ot., rhin.*, XII, n° 6, novembre 1899, p, 508.
Dalby, *Brit. med. journal*, 16 mars 1895.
Eeman, *Soc. belge d'otol.*, 1897.
Fage, *in* Natier, *Rev. mens. de laryng*, 1888, n°s 4, 5, 8, 9.
Francotte, *Ann. de la Soc. méd. chir. de Liège*, juillet 1894.
Gradenigo, *Sulle manifestazioni auricolari, dell' isterismo* (Turin, 1895), p. 236.
Lemoine, *Méd. mod.*, n° 43, 31 mai 1893, p. 542.
Macario, *Ann. médico-psychologiques*, 1844, III, p. 78.
Marinesco, *Gaz. des Hôpitaux*, 11 avril 1899, p. 382.
Mendel, *Neurol. Centralblatt*, 1887.
Mingazzini, *Arch. ital. di ot., rin. e lar.*, 1897, p. 177.
Ortolani, *Progresso medico*, I, 1887.
Oseretzkowsky, Quelques cas de surdité dans les troupes russes (*Arch. de neurologie*, n° 36, nov. 1886, p. 268).
Ranson, *Brit. med. journal*, mars 1895, p. 470.
Revilliod, *Rev. méd. de la Suisse romande*, 1883, p. 566.
Rizu, *Bull. de la Soc. de méd. et natur. de Jassy*, 1887.
Schlosser, *Gazette médicale de Paris*, octobre 1843.
Suné y Molist, *in Revue hebdom. de laryngol.*, 1890, n° 4, p. 138.
Uckermann, *Zeitschr. für Ohr.*, XXI, p. 313.

Van Dyck, *Brit. med. journal*, 1895, p. 973.
Weis, *Münch. med. Woch.*, 1899, p. 415.

Algies otiques.

Clarence Blake et Walton, *Ann. des mal. de l'or.*, septembre 1884, p. 203.
Coosemans, *Bulletin de la Soc. belge d'ot. et de lar.*, 1898, p. 74.
Delie, *Bulletin de la Soc. belge d'ot. et de lar.*, 1898, p. 83.
Frankl-Hochwart, *Path. und Therapie (in* Rybalkin).
Furet, *Arch. intern. de lar.*, 1896, n° 6, p. 650.
Hartmann, Congrès des otologistes allemands à Nuremberg, mai 1896.
Lichtenberg, Operirter und geheilter Fahl von Mastalgie. (*Société des ot. et lar. hongrois*, 24 mai 1895).
Ricard, *Rev. heb., de lar.*, n° 16, 21 avril 1900, p. 452.
Rybalkin, *Deutsche Zeitschrift für Nervenheilkunde*, 1900, t. XII, p. 199.
Sheppard, *New-York med , journal*, 9 mai 1896, p. 603 et suiv.
Shiffers, *Rev. hebd. de lar.*, n° 23, p. 811.
Steinbrugge, *Arch of otol.*, 3-4, 1889.

Otorragies hystériques.

Alibert, *Journal de méd. et de chir. de Toulouse*, 1845-46.
Artigalas et Rémond, *Revue de l'hypnotisme*, février 1892, p. 250.
Baratoux (Hémorragies périodiques de l'oreille chez les hystériques (*Rev. hebd. de lar.* 1 octobre 1890, p. 621).
— *Des affections auriculaires et de leurs rapports avec celles de l'utérus*, Paris, 1880.
Barnes, *Journal des Sc. méd. d'Edimbourg*, 1826-27.
Benni, 2e Congres international d'otologie, Milan, 9 septembre 1880.

Bouchard, *Pathogénie des hémorragies* (th. agrég., 1869).
Bourlon, *Des hémorragies menstruelles de l'oreille* (th. Paris 1899).
Carrieu, *Montpellier médical*, 1892.
Castex, *Soc. franç. d'otol., rhin. et lar.*, 1er mai 1899.
Dunn, Un cas d'otite externe hémorragique (*Arch. of otol.*, n° 3, 1894).
Eitelberg, *Int. klin. Rundschau*, nos 3-4, 1888.
Ferreri, *Sperimentale*, maggio 1883, p. 476.
Field, *Med. Press. and. circ.*, 1882.
Gellé, *Précis des maladies de l'oreille*, 1885, p. 72.
Gendrin, *Traité philosophique de médecine pratique*, 1838.
Glaser, *in* J. Franck, *Traité de pathologie*.
Gradenigo, *Giorn. Accad. med. di Torino*, 1889, nos 2 et 3, et *Sulle manifestazioni*, etc., p. 215.
Grossard, Un cas d'hémorragies auriculaires doubles chez une femme de soixante-trois ans (*Bull. de lar., ot. et rhin.*, 1900, p. 238).
Guéneau de Mussy, *Pathogénie des hémorragies*, 1847.
Haug, *Die Krankheiten des Ohres in ihrer Beziehung zu den Allgemeinerkrankungen*, p. 196.
Harder, *Menstrua per aures*.
Hamon du Fougeray, Notes sur les polypes de l'oreille (*Ann. des mal. de l'or.*, XVIII, août 1892, p. 587).
Jouilleton, *Journ. de méd., de chirur. et de pharm.*, Paris, 1813, XXVI.
Lannois, Rupture du tympan chez un pendu (*Ann. des mal. de l'or.*, n° 6, juin 1895).
Lermoyez, Un cas de menstruation par l'oreille droite (*Ann. des mal. de l'or.*, 1899, XXV, 2, p. 202).
Lorey, *Pathogénie de la menstruation* (th., Paris, 1875).
Luc, Contribution à l'étude des hémorr. névropatiques de l'oreille sans perforation de la membrane du tympan (*Arch. intern. de lar.*, février 1891, p. 14).
Mabille, Note sur les hémorragies cutanées : auto-suggestion dans le sommeil provoqué (*Progrès médical*, 1885, n° 35, p. 155).

Magnus Hüss, *Arch. gén. de méd.*, 1857.

Marchiafava, *in* Gradenigo, *loc., cit.*, p. 224.

Négrier, *Recherches anat. et physiol. sur les ovaires dans l'espèce humaine, considérés sous le rapport de leur importance avec la menstruation*, 1860.

Noquet, *Bull. méd. Nord*, 1880, n° 10.

Parrot, Etude sur les hémorragies névropathiques (*Gaz. hebd.*, 1859).

Petiteau, *in* Sirus-Pirondi et Constantin Oddo (Quelques considérations sur les hémorr. dites supplémentaires) (*Marseille méd.*, 1887).

Pinel, *Dict. des sciences médicales*, 1817.

Posthumus Meyjes, Un cas d'hémorragie des oreilles, les tympans restant intacts (*Rev. de lar.*, 1er mai 1894, p. 339).

Puech, *Acad. des sciences*, 1863.

Raciborski, *Traité de la menstruation*, 1868.

Rémond, *Languedoc médical*, 11 décembre 1891, n° 6, p. 63.

Renaut, art. DERMATOSES du *Dictionnaire encyclopédique des Sciences médicales*.

De Rossi, *Gaz des hôp.* 1868, n° 110, p. 437.

Schenk, *Hœmorragia ex auribus, menstruatio*. Obs. med. raræ. L. IV.

Seppili et Maragliano, *Rivista di Freniatria*, 1878, p. 345.

Spendler, *in* J. Franck, *Traité de pathologie*.

Stepanow, *Monatschrift für Ohrenheilkunde*, n° 11, 1885.

Triquet, *Leçons cliniques sur les maladies de l'oreille*, Paris, 1866, p. 138 et p. 155.

Von Stein, Ein Fall von Ohrenblutungen bei einem Knabe mit imperforirtem. Trommelfelle. (*Zeitschrift für Ohr.*, XXIV, p. 294, 1893).

— Trommelfelle (*Zeitschrift fur Ohr.*, XXIV, p. 294 . 1893).

Ysambert, *Séméiologie des hémorragies spontanées de l'oreille* (th. Bordeaux, 1896).

Hystéro-Traumatisme

Baginsky, Mémoire sur les affections auriculaires dans le railway-spine (*Berliner klinische Woch.*, n° 3, 16 janvier 1888. p. 42).

Bates, Surdité traumatique (*New-York méd. journ.*, 11 novembre 1893.)

Bermann, *Ueber Traum. Nervosen*, 1892.)

Boland, *Bull. de la Soc. belge d'ot., de lar., et de rhin.*, 1898, p. 63.

Bordier et Piery, *Lyon médical*, 17 février 1901, p. 239.

Boucheron, Des troubles auditifs par détonation d'armes à feu (*Rev. mens. de lar.*, 1er mai 1885).

Cartaz, *Bull. de la Soc. belge d'ot., de lar., et de rhin.*, 1898, p. 74.

Castex, Lésions de l'oreille par explosion de dynamite (*Soc. franç. d'ot.*, 15 mai 1893).

Catsaras, *Arch. de neur.*, 1887, mars, 242.

Chauvel, Du traumatisme dans l'étiologie des affections de l'app. auditif (*Acad. de med.*, 27 septembre 1892).

S. Clark, Perforation de la membrane du tympan, par un coup de foudre (*Arch. of Otol.*, vol. XXI, n° 1).

Coosemans, *Soc belge d'ot.*, 1898.

Delie, *Bull. de la Soc. belge d'ot., de lar. et de rhin*, 1898, p. 83.

Delstanche, Surdité bilat. presque complète (*Annales des mal. de l'or.* XI, 1885, p. 116.

Francotte, *Mercredi médical*, 3 oct. 1894, p. 477.

Gellé, *Précis des maladies de l'oreille*, p. 577.

Gradenigo, *Sulle manifestazioni auricolari dell'isterismo*, p. 67.

Habermann, *Soc. allem. d'otol.*, 6e congrès, séance 4 et 5 juin 1897 *(Un cas de névrose traumatique)*.

Heimann, Un cas de mort à la suite de soufflets (*Zeitschf. Ohr. in Bull. méd.*, n° 88, 5 novembre 1893).

Krzywicki, *Berlin. klinische Woch*, 21 mars 1892.

Littre, *Académie des Sciences*, 1705.

Müller, Diagn. des affections traum. de l'or. int. — (*Charité — Annalen* XXIII Jahrgang).

Oxley, *Congrès de l'assoc. des médecins anglais*, août 1876.

Querton, La mort par l'électricité (*Journ. médic. de Bruxelles*, 1899, p. 361).

Sapolini, Perte de l'ouïe par la foudre (*Ann des mal. de l'or.* 1877, p 20)

Verdos, Troubles auriculaires provoqués par les explosions de la dynamite (*Ann. mal. de l'or.*, t. XXII, 1896, p. 66.)

Vibert, Contribution à l'étude de la névrose traumatique (*Ann. d'hygiène*, février 1893, p. 101 et mars, p. 228.

TABLE DES MATIÈRES

PREMIÈRE PARTIE

DEUXIÈME PARTIE

TROISIÈME PARTIE

Lyon. — Imp. A. R... rue Gentil. — 25761

Lyon — Imprimerie A. REY, 4, rue Gentil — 2060

www.ingramcontent.com/pod-product-compliance
Ingram Content Group UK Ltd.
Pitfield, Milton Keynes, MK11 3LW, UK
UKHW021847190726
13855UKWH00001B/199

9 782012 980174